读经典 跟名师 做临床 成大医
——郑佳新辨用经方临证心悟

主　编　郑佳新

副主编　张春戬　李　莹

编　委　郑佳新　张春戬　李　莹　刘晓艳
　　　　张云竹　李　娜　尚　婧　郑金玲
　　　　郑金凤　常艳宾　李姝花

U0227467

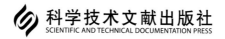

科学技术文献出版社

SCIENTIFIC AND TECHNICAL DOCUMENTATION PRESS

·北京·

图书在版编目（CIP）数据

读经典　跟名师　做临床　成大医：郑佳新辨用经方临证心悟 / 郑佳新主编.
—北京：科学技术文献出版社，2022.10（2023.10重印）
ISBN 978-7-5189-9292-8

Ⅰ. ①读…　Ⅱ. ①郑…　Ⅲ. ①医案—汇编—中国—现代　Ⅳ. ① R249.7

中国版本图书馆 CIP 数据核字（2022）第 108626 号

读经典　跟名师　做临床　成大医——郑佳新辨用经方临证心悟

策划编辑：薛士滨　责任编辑：刘英杰　张雪峰　责任校对：张吲哚　责任出版：张志平

出　版　者	科学技术文献出版社	
地　　　址	北京市复兴路15号　邮编　1000438	
编　务　部	(010) 58882938，58882087（传真）	
发　行　部	(010) 58882868，58882870（传真）	
邮　购　部	(010) 58882873	
官 方 网 址	www.stdp.com.cn	
发　行　者	科学技术文献出版社发行　全国各地新华书店经销	
印　刷　者	北京虎彩文化传播有限公司	
版　　　次	2022 年 10 月第 1 版　2023 年 10 月第 2 次印刷	
开　　　本	710×1000　1/16	
字　　　数	214千	
印　　　张	13　彩插4面	
书　　　号	ISBN 978-7-5189-9292-8	
定　　　价	48.00元	

主编简介

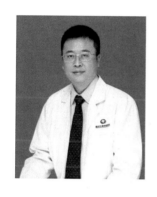

郑佳新，男，49岁，出生于1972年7月，教授，主任医师，医学博士，博士后，毕业于黑龙江中医药大学，硕士研究生导师。现任黑龙江省中医药科学院中医临床研究所所长。黑龙江省中医医院香安院区负责人，肾一科主任，慢性肾小球疾病专病教研室主任，医疗第五支部党支部书记。师从国医大师张琪教授、全国名中医王铁良教授、全国老中医药专家学术经验继承工作指导老师周亚滨教授。

龙江名医；第三批全国优秀中医临床研修人才；第四批全国老中医药专家学术经验继承人；享受黑龙江省政府特殊津贴专家；黑龙江省卫生健康系统突出贡献中青年专家；黑龙江省首批青年名中医；2019年黑龙江省头雁计划"中医药防治重大疑难疾病创新研究团队"骨干人才；黑龙江省抗震救灾标兵（汶川）。

兼任：中华中医药学会内科分会、肾病分会、亚健康分会常委；中国中医药信息学会全科医学分会副主任委员；黑龙江省中西医结合学会循证医学分会主任委员；黑龙江省康复学会肾病血液透析专业委员会主任委员；黑龙江省络病学会副理事长；黑龙江省民族医药学会副会长；黑龙江省中西医结合学会肾病分会副会长；黑龙江省中医药学会内科分会副主任委员；黑龙江省中西医结合学会疫病分会副主任委员；黑龙江省民族医药学会中西医结合肾病分会副主任委员；中国中医药杂志编委。

主编专著5部，发表论文20余篇（其中SCI收录论文2篇）。主持黑龙江省自然科学基金重点项目1项。获得黑龙江省政府科技进步二等奖 2 项，三等奖 2 项；教育部科技进步二等奖 1 项；黑龙江省中医管理局科学技术一等奖 2 项；黑龙江省卫生健康委员会新技术一等奖 1 项；黑龙江省中西医结合学会科学技术一等奖 1 项。

从事中医肾病临床、科研、教学等工作 20 余年，主要擅长应用中医药治疗各种原发性和继发性肾病、男科疾病及各种内科疑难杂病、老年病。所在科室肾病科是国家临床重点专科、国家中医药重点学科。

前　言

　　"登高而招，臂非加长也，而见者远"，学习中医，如果说悟性决定了学习速度，老师的指点迷津就是加速度。"师带徒"的教育模式一直是中医传承最重要的途径，沿用至今，仍然发挥着它的魅力和价值。临床优才培养项目就是在当前院校教育之外，对传统"师带徒"模式的创新之举！

　　为贯彻落实《医药卫生中长期人才发展规划（2011—2020年)》在各省、自治区、直辖市和有关单位组织选拔考试，择优录取，2012年7月27日，国家中医药管理局公布了第三批全国优秀临床人才研修项目培养对象名单，我经过层层考试选拔成为这其中的一员。临床优才培养项目采取的是集中学习、跟师面授、临床实践的培养方式。三年的学习期间分别拜国医大师张琪教授、段富津教授、孙光荣教授、全国名中医王铁良教授为师，耳听面授，手把手指点临床；集中学习的授课教师也都是国医大师，如路志正、陆广莘、郭子光、熊继柏教授，名中医《内经》王庆其、《伤寒论》郝万山、《温病条辨》刘景源、五运六气大家顾植山与王克勤等教授，课程内容丰富，都是在自己深耕的领域选题，讲解精辟，发人深省，在此特别感谢这些老师的无私传授，至今这些知识仍可指导我的临床工作，使我受益匪浅。

　　在三年的学习过程中积累了大量的课堂笔记、跟师笔记、跟师心得、临床实践病案，从枯燥的经典学习到临床疗效提高的喜悦，从反复实践到临床精华的凝练，在"知识的两次飞跃"中反复锤炼，勤于笔耕，但是将其跃然纸上成书，还是有些惶恐，拖沓至今，现有些老师已经故去，他们的经验鲜有人知，甚觉可惜，故把部分跟师病案、理论心得，还有自己在老师指导下的临床治验病案成书于此，以飨读者！望能在中医的传承中贡献一点力量！不辜负优才的"今日之莘莘学子，明日之国家栋梁"之口号！

郑佳新于哈尔滨

目　录

第一章　经典研习

第一节　东垣升阳除湿法

升阳除湿法亦是东垣治疗内伤脾胃病的一个常用方法。因为在正常情况下，"饮食入胃，阳气上行，津液与气，入于心，贯于肺，充实皮毛，散于百脉"（《脾胃论·脾胃盛衰论》）是"冲气以为和"。假如脾胃虚衰，则阳气不能上行，浊阴反而有余，即水谷不化精微，反生湿浊。脾胃都主湿，阳气不升，则湿盛之病丛生，升阳除湿法就是针对这种病而设的，东垣谓"湿能滋养于胃，胃湿有余，亦当泻湿之太过也"。（《脾胃论·用药宜禁论》）

阳气不升，湿邪为患，可以出现许多病证。例如脾胃湿盛的湿泻，见四肢困倦、身重节痛、大便泄泻无度、肠鸣腹痛、小便涩少、脉弦、苔腻而胖等症，这是中气不足、脾湿下陷"阴胜乘阳"之变，东垣提出，不能用淡渗分利之剂，因为脾气已经下陷，又分利之，这是降之又降，复益其阴而重竭其阳也，则阳气愈消，而精神愈短矣，阴重强而阳重衰也。应该用升阳之药如羌活、独活、升麻、柴胡、防风、炙甘草等味，或升阳除湿防风汤、升阳除湿汤等，着重风药升阳。因为风药气味温辛，其气升浮，具有升发清阳、舒展经络之气的作用。张元素在《医学启源》中概括为："风、升、生。"风药在这里作为主药，使阳气升腾，则浊阴自生；而其又能胜湿，则阴湿亦自除，而泄泻可止。这是"寒湿之胜，助风以平之，又曰下者举之"等方法，即升阳除湿法。

另外，风湿、热合而为邪，即有风湿，观阴火上冲。见肩背疼痛，并伴燥热汗出、小便数而少等症。风湿之邪和阴火俱乘于肺，肺气被郁极甚，气不宣通则身痛，湿热上乘而汗出溲少，病情较为复杂，当用通气防风汤，其方即于升阳除湿法中再加黄芪、人参、炙甘草、黄柏，甘寒以清火；并用陈皮、青皮、白豆蔻，理气以宣肺，配合而用，使散火与清火相合，能泻去风湿与热，则肺气宣通，诸症可解。又如麻黄复煎散证，四肢无力，困倦懒言，周身走湿疼痛，燥热汗出，在阴室中则疼痛加剧，亦是风湿而兼阴火者。麻黄复煎散即于通气防风汤中再加地黄以加强清火作用。尚有当归拈痛汤、苍术复煎散、羌活苍术汤等，用治肢节疼痛、筋骨强痛、脚膝无力等症，其病情用药，基本与上相同，大法是升阳除湿，不过因有阴火，故配伍甘寒泻火热之药。临床可以参考应用。

又如治疗夏令湿热痿证，因为湿热气盛，兼夹风证，伤及筋骨，见下肢痿软麻木、心烦气短、小便黄涩等症。东垣认为，这是"已中痿邪，湿热乘于肾肝"所致，因为肝主筋，肾主骨，湿热乘之，所以下肢痿软无力。进一步发展，有成为软瘫的可能。治当用防风湿羌活汤。

夏令湿热大旺，肺金受损，则寒水绝其生化之源，源绝则肾阴大亏，亦致痿病。腰以下痿软瘫痪，不能行动。湿热软甚而肺肾阴伤，此时，东垣又创清燥汤一方，并明确指出，这是"湿热成痿，肺金受邪"。大法仍然以升阳除湿法为主，减少了辛苦温药，易以滋肺肾和脾胃，尤其是生脉散，清金保肺，治痿病诸源，亦是夏令保元清暑之法，这就充分反映了东垣的观点。

第二节　读《脾胃论》论脾胃内伤

脾胃内伤致病，是人体升降浮沉的气化运动发生障碍所致。"百病皆由脾胃衰而生也。"脾胃气虚，升降功能失常，则百病生，"元气之充足，皆由脾胃之气无所伤，而后能滋养元气。若胃气之本弱，脾胃之气既伤，而元气亦不能充，而诸病之所由生也"。脾升胃降是全身气机升降运动的枢纽，一旦脾胃的升降作用失常，或只有下降而不升元气，或只有脾气升浮而不降浊气，即会导致气机逆乱。因为升降浮沉的失常，以致"浊气不降，清气不升，清浊相干，乱于胸中，使周身气血逆乱而行"。《素问·六微旨大论》云："出入废则神机化灭，升降息则气立孤危。故非出入，则无以生长壮老已；非升降，则无以生长化收藏。是以升降出入，无器不有。故器者，生化之宇，器散则分之，生化息矣。故无不出入，无不升降。"脾胃居中州，斡旋饮食精微，化生气血，灌溉四肢百骸、五脏六腑，是人体气机升降运动的枢纽，也是气血精微及糟粕升降、转输、运化的枢纽。《脾胃论》云："万物之中，人一也，呼吸升降，效象天地，准绳阴阳。盖胃为水谷之海，饮食入胃，而精气先输脾归肺，上行春夏之令，以滋养周身，乃精气为天者也；

升已而下输膀胱，行秋冬之令，为传化糟粕，转味而出，乃浊阴为地也。"

李东垣认为脾胃内伤主要有三方面的原因：七情所伤、劳倦伤脾、饮食伤胃。《脾胃论》曰："若胃气本弱，饮食自倍，则脾胃之气既伤，元气亦不能充，而诸病之所由生也。""因喜怒忧恐，损耗元气……此所以病也。"七情过极影响脾胃的气机升降，可致脾失健运升清，胃失和降，出现腹泻、食欲不振、腹胀满等症状。"饮食不节则胃病……胃既病，则脾无所禀受……亦从而病焉。""形体劳役则脾病，脾病则嗜卧怠惰，四肢不收，大便泄泻；脾既病，则其胃不能独行津液，故亦从而病焉。"喜怒忧恐耗脾胃元气，饮食不节易发胃病，形体劳役易发脾病，三者在内伤脾胃病中先后影响。

脾升胃降，喜用升柴：对于脾胃的升降，李东垣尤其强调生长和升发的一面。他认为只有脾气升发，谷气上升，生机才能活跃，阴火才能潜藏收敛。与此相反，若脾气下流，谷气不升，则元气亏虚，生机必然受到影响。这样，阴火即可因之上冲而发为诸病，故东垣非常重视升发脾之阳气。东垣之方，多以升阳益胃药物补益脾胃之气为主，其性辛甘温，避免苦寒之品伤脾败胃，处处保护脾胃的升发之气。他常用黄芪、白术、人参、炙甘草等药。升阳益胃汤、补中益气汤、升阳散火汤等均为其代表方，这些方剂都是通过和降胃气、升提脾气而促使胃降脾升。根据《黄帝内经》"陷者举之"原则，善用风药以升举中阳，常用药物如防风、羌活、独活、升麻、柴胡等。东垣学说为脾胃学说的诊断和治疗开拓了新的思路与方法，在中医发展史上是一个重要的里程碑。特别是他倡导的"内伤脾胃，百病由生"之说，使后世医家有"外感宗仲景，内伤宗东垣"之说，故将东垣学说与仲景学说等量齐观，并不过誉。

第三节　读《丹溪心法》论痰

1. 百病多兼痰

丹溪明确指出："痰之为物，随气升降，无处不到。"《素问·经脉别论》云："饮入于胃，游溢精气，上输于脾，脾气散精，上归于肺，通调水道，下输膀胱，水精四布，五经并行"，这是对津液代谢过程的简单概括。痰是水液代谢障碍形成的病理产物，朱丹溪深得《黄帝内经》之旨，认为痰的产生是多方面的，可由外感、内伤及其他原因导致脏腑功能失调，津液输布失常，聚津成痰。

2. 气机郁结是痰病关键

"人之气道贵乎顺，顺则津液通，决无痰饮之患。"反之，气机不畅，则津液不行，留滞为痰。因而有"痰之为物，随气升降"之说。人的情志活动与五脏有密切的关系，《丹溪心法》中指出："七情郁而生痰动火""惊则神出舍，舍空则痰生也""气结则生痰""七情相干，痰涎凝结"。朱丹溪此说是重在强调气病。

3. 瘀血内阻生痰

瘀血导致脏腑功能失调而成痰。痰瘀互为因果，而成癥瘕痼疾。故朱丹溪在《丹溪心法》中云："积聚人身之血以为窠囊""痰挟瘀血，遂成窠囊"，并常以痰瘀并论以阐述疾病的病因病机，如《丹溪心法·卷三·积聚痞块》中云："气不能作块成聚，块乃有形之物也，痰与食积死血而成也。"

4. 阴亏灼津成痰

丹溪认为，阴虚生内热，热灼津液而成痰，而其成因多因劳而得，其在《丹溪心法·卷二·劳瘵》中指出："劳瘵主乎阴虚，痰与血病……劳瘵之证，非止一端。其始也，未有不因气体虚弱，劳伤心肾而得之，以心主血，肾主精，精竭血燥，则劳生焉。"又说："盖劳之由，因人之壮年，气血完聚，精液充满之际，不能保养性命，酒色是贪，日夜耽嗜，无有休息，以致耗散真元，虚败精液，则呕血吐痰"，也是朱氏"阳常有余，阴常不足"论点的依据。

5. 饮食失宜，湿浊酿痰

气机升降的枢纽在中焦，故丹溪将痰生之源归于脾胃。脾胃损伤，脾不运湿，湿聚成痰。《丹溪心法·卷三·赤白浊》中云："饮食肥美，中焦不清，浊气流入膀胱，下注白浊，白浊即湿痰也。"并在《丹溪心法·卷五·妇人》中又云："肥胖饮食过度之人，而经水不调者，乃是湿痰。"另外若饮食停滞也可出现食滞酿痰，故朱丹溪在《丹溪心法·卷三·积聚痞块》云："食积即痰也"。

第四节　读《医宗金鉴》论《妇科心法要诀》

《医宗金鉴》是清代乾隆年间由吴谦等奉当朝之命撰写的一部各科综合性医著。该书内容丰富，辨证详明，理法方药融为一体，辨证施治独具一格。

全书共九十卷，《妇科心法要诀》有六卷（以下简称《要诀》），为中医妇科入门之佳作。《要诀》反复强调"详审其因，按证施治"之则，尝谓"当详审表里虚实寒热以施其治""何邪所干，随证医治也""临证之时，须详审其因而细细辨之，虚者补之，瘀者消之，热者清之，治之得法，自无不愈"。

在月经病诊治中，根据不同症情，详分热而实、热而虚、血多无热、血多有块、血少浅淡、血赤涩少者等七个类型。

在带下病中，吴氏认为带为湿邪，随人脏气所察而化，临床所见多从热化而为湿热、寒湿、瘀血所化。

如谓女子不孕之故，或继发于其他妇科病之后，《要诀》指出："若为三阴之邪伤其冲任之脉，则有月经不调、赤白带下、经漏经崩等病生焉。或因宿血积于胞中，新血不能成孕；或因胞寒胞热，不能摄精成孕；或因体盛痰多，脂膜壅塞胞中而不孕，皆当细审其因，按证调治，自能有子也。"

又如产后发热，分为伤食、外感、瘀血、血虚、劳伤、蒸乳等证型，随证治之；崩漏分为气虚不摄、中气下陷、血热、血瘀、肝郁等证型，按证施治。又谓"产后腹痛，若因失血过多而痛者，为血虚痛；若因恶露去少及瘀血阻滞而痛者，为有余痛；若因伤食而痛者，必恶食胀闷；若因风寒乘虚入于胞中作痛者，必兼冷痛症状。"

第五节　东垣"热中论"

"人以胃气为本也"，何以谓之？经云："肾为先天之本，脾胃为后天之本""盖饮食入胃，游溢精气，上输于脾，脾气散精，上归于肺，通调水道，下输膀胱；水精四布，五经并行，冲和百脉，颐养神明，利关节，通九窍，滋志意者也"。

《黄帝内经》中亦广而论之，东垣先生又专著《脾胃论》加以补充论述，强调脾胃在日常调理及辨证论治中的重要作用，并提出了"内伤脾胃，百病由生"的理论。

若饮食失节、起居不时、妄作劳役及情志损伤，则脾胃病。致"脾胃气衰，元气不足，而心火独盛。心火者，阴火也。起于下焦，其系于心。心不主令，相火代之。相火，下焦胞络之火，元气之贼也。火与元气不两立，一胜则一负。脾胃气虚，则下流于肾，阴火得以乘其土位，故脾证始得……此皆脾胃之气不足所致也。"《黄帝内经》中亦云："有所劳倦，形气衰少，谷气不盛，上焦不行，下脘不通，胃气热，热气熏胸中，故曰内热。阴盛生内寒，厥气上逆，寒气积于胸中而不泻；不泻则温气去，寒独留；寒独留则血凝泣；血凝泣则脉不通，其脉盛大以涩，故曰中寒。"

东垣云："脾胃之证，始得则热中。"并依据"劳者温之，损者温之"，创立了"惟当以辛甘温之剂，补其中而升其阳，甘寒以泻其火则愈矣"之法，治脾胃始得之证。

脾胃因过食肥甘，醇酒厚味，辛辣香燥，而致中满，令人内热；或者因情志损伤，郁久化火，火热内燔，消灼脾胃阴津；或者因劳欲过度，肾精亏损，虚火内生，则火因水竭益烈，水因火烈而益干，均可致脾胃损伤，胃中燥热，即所谓"热中"。

东垣在《脾胃论》《兰室秘藏》之"大便燥结门"篇均提出："治大便难，幽门不通，上冲，吸门不开，噎塞不便，气不得上下，治在幽门闭，大便难，此脾胃初受热中，多有此证，名之曰下脘不通，以辛润之。"即所谓"通幽汤"。

桃仁泥、红花各一分，生地黄、熟地黄各五分，当归身、炙甘草、升麻各一钱，上咀。都作一服，水二大盏，煎至一盏，去渣，稍热服之，食前。

通幽汤具有养血活血、滋阴润燥通幽之功效，主治噎膈、便秘。幽门不通，逆气上冲，吸门不开，饮食不下，或食入反出，大便燥结。本方为治疗胃中燥热，浊气不降之噎膈、便秘的有效方剂。"幽"指深谙隐微之处。这里指幽门，即胃之下口，宜通小肠，如曲径通幽之处。本方用滋补阴血、活血升阳、生津润肠之品，入药相伍，滋阴养胃，升清降浊，从而使脾阳发越，胃气和调，幽门通畅，噎塞得平，便秘可愈，故名"通幽汤"。

案1：王某，男，76岁，2018年4月23日初诊。

既往史：糖尿病肾病、慢性肾衰竭、冠心病、心功能不全、高血压病史。

初诊：患者自诉近1个月，晚12点至凌晨3点时有恶心呕吐，胸闷气短，喘促，不能平卧，大便3～4日一行，便干，食纳差。舌质红，苔薄腻，脉沉细。

中医诊断：噎膈。

治法：养血活血，滋阴润燥。

方剂：通幽汤加减。

方药：当归 35 g，桃仁 30 g，红花 15 g，生地黄 50 g，熟地黄 50 g，升麻 25 g，炙甘草 20 g，大黄 15 g，砂仁 5 g。日一剂，水煎服。

二诊：服药 1 剂，患者自诉大便通。继服 1 剂，恶心呕吐减轻，食纳好转，胸闷气短减轻，喘促减轻，半卧位。

三诊：继服 5 剂，患者自诉恶心呕吐无，食纳可，大便日行一次，胸闷气短不明显，喘促无，夜间可以平卧。继服 7 剂巩固疗效。

案 2：冯某，男，59 岁，2018 年 6 月 13 日初诊。

既往史：糖尿病肾病、慢性肾衰竭、冠心病、高血压、脑梗死病史。

初诊：周身乏力，双下肢水肿，恶心，食纳差，尿少，大便 4～5 日一行，便干。舌质红，苔黄腻，脉沉。

中医诊断：噎膈。

治法：养血活血，滋阴润燥。

方剂：通幽汤加减。

方药：当归 35 g，桃仁 20 g，红花 15 g，生地黄 25 g，熟地黄 20 g，升麻 20 g，炙甘草 15 g，火麻仁 20 g，麦冬 20 g。日一剂，水煎服。

二诊：服药 1 剂，大便通，服药 2 剂，恶心减轻。

三诊：继服 5 剂，周身乏力缓解，双下肢水肿减轻，恶心无，食纳好转，大便日行一次。继服以巩固疗效。

按语：噎膈：噎即噎塞，指吞咽之时哽噎不顺；膈为格拒，指饮食不下，或食入即吐。所以古有"因噎废食"的成语。《千金方衍义》指出："噎之与膈，本同一气，膈证之始，靡不由噎而成。"两案患者均有多年糖尿病病史，病之根本为阴虚血燥，故有胃中燥热，浊气不降，则见恶心或恶心呕吐，案 1 患者因病久阴至极则阳虚，致阴阳两虚，故至阴阳虚之时发病，则见午夜 12 点至凌晨 3 点有恶心呕吐；气不得上下，下不通则便秘。方中当归、二地，滋阴以养血；桃仁、红花，润燥而行血；升麻者，天地之道：能升而后能降，清阳不升，则浊阴不降。故经所云："地气上为云，天气下为雨也。"随症略有加减，共奏养血活血、润燥通便之效。此两案均服药 1 剂，则便通，服药 2 剂，则恶心减轻，食纳好转。7 剂后已无明显不适症状。继服以巩固疗效。

第六节 "因瘀致虚"临床应用

慢性肾衰竭为临床疑难病症，是各种原发性或继发性慢性肾脏疾病晚期，由于肾单位进行性破坏，残存肾单位不能充分排出代谢废物和维持内环境稳定，使体内发生代谢产物蓄积，水、电解质和酸解平衡紊乱及肾脏内分泌功能障碍，最终出现的一系列临床综合征。目前尚无理想的治疗药物。

慢性肾衰竭属于中医学中"虚劳""癃闭""关格"诸门，是一种严重危害人民健康生命的常见病。中医慢性肾衰竭的病机为本虚标实，脾、肾、肝的阴阳气血虚损为本，脾肾阳衰为标，尤其肾阳衰，气化失职，升清泌浊功能障碍，不能及时疏导、转输、运化水液及毒物，因而形成湿浊、湿热、溺毒、瘀血等病理产物。标实的存在源于本虚，反过来又阻碍气血的生成，如此互为因果，恶性循环，是慢性肾衰竭迁延难治的重要因素。

"因瘀致虚，内有干血，肌肤甲错，两目黯黑。"因其多病势缠绵，病程久长，正气内伤，血脉凝聚，以致有干血积于体内，瘀血凝结，留而不去，新血无以化生，为虚实夹杂之证。

瘀血内结阻遏血行，法当祛瘀，然久病其正气已不足，而活血化瘀之品性多破泻，仅用攻邪之药，更为损伤其正，故仲景在祛瘀之中兼以扶正，攻补兼施，使瘀消而正不伤，瘀去则生新。

故而采用《金匮要略》大黄䗪虫丸主之。"五劳虚极羸弱，腹满不能饮食，食伤，忧伤，房室伤，饥伤，劳伤，经络营卫气伤，内有干血，肌肤甲错，两目黯黑，缓中补虚，大黄䗪虫丸主之。"

大黄十分（蒸），黄芩二两，甘草三两，桃仁一升，杏仁一升，芍药四两，干地黄十两，干漆一两，虻虫一升，水蛭百枚，蛴螬一升，䗪虫半升。

上十二位，末之，炼蜜和丸小豆大，酒饮服五丸，日三服。

五劳，即五脏之劳，心、肝、脾、肺、肾五脏的虚劳。虚劳至极，人当瘦弱，称作"五劳虚极羸弱"。由于正气内伤，血脉凝聚，以致有干血积于体内，所以其人主要的症状是"腹满不能饮食"，在这里腹满的原因不是气滞，而是瘀血。瘀血的成因为"食伤，忧伤，饮伤，房事伤，饥伤，劳伤，经络营卫气伤"，称作七伤。饥饱不节日久造成食伤，忧愁过度造成忧伤，饮酒过度或者喝冷水造成饮伤，房事过度造成房室伤，饮食不节造成饥伤，劳累过度造成劳伤，经络营卫之气损伤也会造成血脉不通。"内有干血"，就是体内存在干血。"肌肤甲错，两目黯黑"为"内有干血"的外候，即皮肤粗糙、干燥，呈褐色，如鳞甲交错状；眼眶周围呈有黑褐色。这是瘀血不去、新血不生、肌肤失去营养所致。五劳七伤造成"内有干血"，表现为"腹满不能饮食""肌肤甲错"。

本方以大黄、䗪虫为君药，大黄入血分，能够活血去瘀，并且通过它的泻下作用使瘀血排出体外；䗪虫就是土鳖虫，祛瘀作用很好。还有虫类药水蛭、虻虫、蛴螬加强了活血祛瘀的功效。《伤寒论》中的抵当汤，是攻下逐瘀的著名方剂。俞岳贞老中医提到抵当汤的趣味记忆：将军带海陆空抵挡敌人。"将军"指的是大黄，"海陆空"分别指的是水里游的水蛭、陆地上的桃仁和空中的虻虫。大黄䗪虫丸包含了抵当汤，所以祛瘀作用很强。另外还有干漆活血化瘀；桃仁入血分，杏仁入气分，通畅气血，润肠通便，帮助大黄排出瘀血；芍药、生地养血活血，凉血，有瘀血故要活血，血分有热故要凉血，五劳虚极故要养血；再用黄芩清热，甘草调和诸药。本方制成丸剂，用酒饮服，酒能够加强活血祛瘀的功效，一天三次，一次五丸，使得瘀血慢慢排出体外。本方峻剂丸服，意在缓攻，瘀血排出则"腹满不能饮食"得以缓解；干血去，新血生，也就达到了补虚的功效，故称"缓中补虚"。

综上所述，《金匮要略》中治疗虚劳的规律和特点，适合于慢性肾衰竭的辨证论治。进一步探讨和研究《金匮要略》虚劳理论，对现代慢性肾衰竭的防治具有重要临床指导意义。

第七节　东垣用升麻

李东垣的《脾胃论》是其代表著作。《脾胃论》里治疗胃脘痛的独特体系以"升阳益气""升阳泻火""调畅升降"为主。下文探析东垣治疗脾胃病中升麻的用药特点。

1. 升阳益气法

李东垣曰："真气又名元气，乃先身之精气也，非胃气不能滋之。"又曰："脾胃之气既伤，而元气亦不能充，而百病之所由生。"元气亏虚，中气下陷，中州失于气血濡养，正所谓"不荣则痛"，故胃脘胀满疼痛，此皆脾胃之气不足所致。"内伤脾胃，乃伤其气""伤其内为不足，不足者补之""惟当以辛甘温之剂，补其中而升其阳"，此为经曰："劳者温之，损者益之"。《脾胃论》中升阳益气、补益脾胃的代表方剂有升阳益胃汤、补中益气汤、调中益气汤等。其中升麻引胃气上腾，使复其本位，使足行春生之冷；柴胡、升麻又鼓舞清气上升，以防中气下溜之害，最终使胃气得充，气血流通，进而清气上升，气机通畅，则胃痛得止。

2. 升阳泻火法

李东垣在《脾胃论》中创造了著名的"阴火论"，其曰："脾胃气衰，元气不足，而心火独盛。心火者，阴火也。起于下焦，其系于心。心不主令，相火代之。相火，下焦胞络之火，元气之贼也。火与元气不两立，一胜则一负。脾胃气虚，则下流于肾，阴火得以乘其土位，故脾证始得。"脾胃气虚，元气不足，火与元气不两立，则"心火"独炽，阴火乘其土位，致使胃液耗伤，胃失濡养而胃脘灼热隐痛。故李东垣首创"补脾胃泻阴火升阳汤""升阳散火汤""清胃散""安胃汤"等方剂，方中升麻、柴胡既能升下陷之阳气，又能升发脾胃之清气，升阳以散火；《神农本草经》指出升麻主解百毒，所以二者更能升阳散火。诸药合用，使脾胃气虚得补，清阳得升，阴火得降，胃热自除，则胃痛自止。可用于胃脘部灼热疼痛，喜冷饮，烦热，口干，舌红苔少，辨证为胃热阴虚的患者，在临床上随症加减。

3. 调畅升降法

《黄帝内经》曰："升降出入，无器不有。"而脾胃为人体气机升降之枢纽，李东垣在《脾胃论·天地阴阳生杀之理在升降浮沉之间论》中指出："升已而降，降已而升，如环无端，运化万物，其实一气也。"又曰："万物之中，人一也，呼吸升降，效象天地，准绳阴阳。盖胃为水谷之海，饮食入胃，而精气先输脾归肺，上行春夏之令，以滋养周身，乃清气为天者也；升已而下输膀胱，行秋冬之令，为传化糟粕，转味而出，乃浊阴为地者也。"脾的升清作用，使精微得以散布；胃的和降作用，保持着"胃实而肠虚""胃虚而肠实"的正常虚实交替。清阳自脾而升，浊阴由胃而降，升降均以脾胃为核心。一旦升降失常，中气壅滞，气机不通，不通则痛，即发生胃脘疼痛。清代医家唐笠山云："尝考之脾胃莫详于东垣，求东垣治脾胃之法，莫精于升降。"在治疗胃痛气机不通，调理脾胃升降时，要权衡升降多少缓急来遣方用药，对于元气不足、清阳不升为主的病证，重在益气升阳；对于浊阴不降者，重在理气通降；对于二者兼之者，则升清降浊同施。李东垣常用升麻、柴胡升发清阳。《脾胃论》中所论方剂，补中益气汤、升阳汤只升不降。临床上患者除了胃脘疼痛外，常伴有胃脘胀满、嗳气、胸闷、大便不畅、舌淡苔薄、脉弦等脾胃气滞之症，遣方用药随症加减。

4. 结语

在《脾胃论》中，关于胃痛的内容散见于其对脾胃生理病理及其他病证治疗的条文中，虽其未明确指出"胃痛"二字，但我们也可从其用药及描述中进行总结。《脾胃论》是脾胃学说领域的专著，李东垣开创了"元气论""升降论"等重要学说，特别是升麻的应用，把这些学说应用到胃痛病证，抓病机，求根本，可以为胃痛的治疗开辟新的思路。

第八节　东垣辨证用药治"汗证"

汗证，是指由于阴阳失调，腠理不固，而致汗液外泄失常的病证，根据出汗时间的异常可分为自汗、盗汗。这些疾病多归属于西医学中的甲状腺功能亢进、自主神经功能紊乱、风湿热、结核病等。

李东垣治疗汗证从"人之汗，以天地之雨名之"出发，认为若真气已亏，胃中火热，汗出不休，则说明胃中真气已竭；若阴火已衰，无汗皮燥，则说明阴中之阳、阳中之阴俱衰。医案中曾记载"东垣治一人，二月天气，阴雨寒湿，又因饮食失节，劳役所伤，病解之后，汗出不止，沾濡数日，恶寒，重添厚衣，心胸间时烦热，头目昏聩上壅，食少减。此乃胃中阴火炽盛，与外天雨之湿气峻然，二气相合，湿热大作，汗出不休，兼见风邪，以助东方甲乙。以羌活胜湿汤主之。"上述医案之人，胃中阴火与外感寒湿形成湿热相搏之象，故以羌活、防风、升麻等风药祛其湿，黄芩、薄荷等寒药泄其热。终于一服而止，诸症悉去。羌活胜湿汤以辛苦温散之品为主组方，其中羌活善祛上部风湿，独活善祛下部风湿，二药相合，散一身上下之风湿，主治风湿客表之证。羌活胜湿汤如今在临床虽多用于治疗头痛头重等湿气在表之证。然而，我们也应继承东垣的辨证思维，不能忽略其用于治疗汗证的功效。《兰室秘藏》记载当归地黄汤，李东垣称本方为"治盗汗之圣药"，全方由当归、生地黄、熟地黄、黄柏、黄芩、黄连各等份，黄芪倍量组成，后世医家对本方推崇备至，皆称本方功能滋阴泻火、固表止汗，为治疗阴虚盗汗之效方。所据之"阴虚"也仅是本方中"生地黄、熟地黄"的应用，而"黄芩、黄连、黄柏"的应用则被解释为"阴虚者阳必凑之""虚火"。此论又载于其另一部代表著作《脾胃论·阳明病胜》中，以"阳明病湿胜自汗论"为题，题目虽异但内容及其后方药均同。在《脾胃论·阳明病自汗论》中李东垣根据《素问·阴阳应象大论》"地气上为云，天气下为雨，雨出地气，云出天气""阳之汗，以天地之雨名之"，提出"西南坤土也，在人则为脾胃也""阴滋其湿，则为雾露为雨也。阴湿寒，下行之地气也，汗多则亡阳，阳去则阴胜也"，论述了"湿与（异常的）汗"均为阴邪，脾胃为湿困则易伤（卫）阳，表虚不任风寒、卫外不固则自汗出的道理，并制益气固卫、祛风除湿、活血养阴的"调卫汤"以治之。

　　另外从李东垣的辨证思维与用药特点来看，其临证选方用药多依据甘温除热法、风药升阳观等。而从其使用黄连的量与现代临床用量对比，显示东垣方用量小，应与其顾护脾胃之思想有关。有关专家对李东垣的《脾胃论》《内外伤辨惑论》《兰室秘藏》中以顾护脾胃为辨证思想的角度分析，发现其组方药量规律是药味多，剂量小，每日服量少，循序渐进，甘温助脾，调畅气机，习用风药，养正为先，补血养阴，相机辨证，剂型多样，因时制宜，食物入药等且制成粗末，水煎分服，适合内伤杂病的调治。

　　近年来随着现代科学技术的发展，有关学者对李东垣所开具的方药进行数据分析，在药物的四气五味归经、组方用药、风药运用、治疗单纯湿邪、汗证，用药剂量等方面均显示了东垣的组方配伍特色。

　　综上所述，东垣在治疗汗证中的用药特点主要体现为补气升阳和除湿并重。注重肺、脾、胃三经药物的配伍，随证用药，不泥成方，注重顺应"四时"。用药体现了喜用苦寒泻火药、喜用风药、巧用当归、药多量轻等特色。

第二章 跟师传承

第一节 跟师国医大师张琪

一、参芪地黄汤

【侍诊验案】

案1 参芪地黄汤加减治慢性肾衰竭

刘某，男，43岁，2012年9月17日初诊。

初诊：现症腰酸乏力，痰多，食即腹胀，足跟痛，大便2次/日，质稀，舌淡红，无苔有津，脉弦数。生化：Cr 577.0 μmol/L，BUN 20.6 mmol/L，UA 608 μmol/L；尿常规：PRO（+ + +），BLD（+），RBC 4 ~ 8个/HP；血压150/（110 ~ 120）mmHg（服药后）。

中医诊断：虚劳（脾肾两虚，湿浊内蕴）。

西医诊断：慢性肾小球肾炎；慢性肾衰竭。

处方：党参20 g，白术25 g，茯苓20 g，甘草15 g，黄芪30 g，山药20 g，薏仁20 g，陈皮20 g，枳壳15 g，川朴15 g，内金15 g，砂仁15 g，草果仁15 g，熟地20 g，山萸20 g，菟丝子15 g，仙灵脾15 g，巴戟15 g，桃仁15 g，丹参20 g，赤芍15 g，川芎15 g，当归20 g，红花15 g，葛根15 g，连翘15 g，柴胡15 g。21剂，日1剂，水煎服，分早晚温服。

二诊：2012年10月10日，患者乏力、腹胀症状减轻，久坐后腰疼，怕冷，饮食少，大便2次/日，不成形，舌体大，舌红少苔，脉弦。生化：Cr 522.1 μmol/L，BUN 26.15 mmol/L，UA 630.2 μmol/L，CO_2CP 20 mmol/L；血压（140 ~ 150）/（80 ~ 90）mmHg。

处方：党参20 g，白术30 g，茯苓20 g，黄芪40 g，山茱萸20 g，山药20 g，菟丝子15 g，仙灵脾15 g，巴戟天15 g，附子10 g，桃仁15 g，丹参

20 g，赤芍 20 g，川芎 15 g，当归 20 g，红花 15 g，葛根 15 g，柴胡 15 g，黄精 20 g，玉竹 20 g，首乌 20 g，大黄 7 g，草果仁 15 g，砂仁 15 g，黄芩 10 g，金银花 10 g，紫苏 15 g，甘草 15 g，黄连 10 g。30 剂，日 1 剂，水煎服，分早晚温服。

三诊：2012 年 11 月 7 日，患者疲劳乏力，饮食尚可，大便 3～5 次/日，质稀，恶心，反酸，舌淡红苔滑润，脉弦。生化：Cr 510.1 μmol/L，BUN 30.85 mmol/L，UA 719.1 μmol/L，CO_2CP 19.9 mmol/L；尿常规：PRO（＋＋＋），BLD（＋），RBC 3～5 个/HP；血压（160～170）/110 mmHg。

处方：黄连 15 g，半夏 15 g，黄芩 10 g，砂仁 15 g，干姜 15 g，白术 30 g，太子参 20 g，黄芪 40 g，仙灵脾 15 g，菟丝子 20 g，巴戟天 15 g，山药 20 g，薏仁 30 g，茯苓 30 g，莲子 20 g，泽泻 20 g，草果仁 15 g，紫苏 15 g，桃仁 20 g，丹参 20 g，赤芍 20 g，当归 20 g，葛根 15 g，红花 15 g，大黄（单包）5 g，甘草 15 g。30 剂，日 1 剂，水煎服，分早晚温服。

四诊：2012 年 12 月 5 日，患者疲劳乏力，食欲不振，恶心，大便 2 次/日，成形，舌红苔白。生化：Cr 496.2 μmol/L，BUN 30.77 mmol/L，UA 657.8 μmol/L，CO_2CP 20.8 mmol/L；尿常规：PRO（＋＋），BLD（＋），RBC 5～6 个/HP；血压（130～140）/90 mmHg。

处方：半夏 15 g，川连 15 g，黄芩 10 g，砂仁 15 g，干姜 15 g，白术 30 g，茯苓 20 g，太子参 20 g，黄芪 40 g，仙灵脾 15 g，菟丝子 20 g，巴戟天 15 g，山药 20 g，薏仁 30 g，莲子 20 g，金樱子 20 g，泽泻 20 g，草果仁 15 g，紫苏 15 g，桃仁 20 g，丹参 20 g，赤芍 20 g，当归 20 g，葛根 15 g，红花 15 g，大黄 5 g，甘草 15 g。30 剂，日 1 剂，水煎服，分早晚温服。

五诊：2013 年 1 月 23 日，患者腰酸痛，饮食尚可，恶心，口干，大便干，舌淡红少苔。生化：Cr 662.0 μmol/L，BUN 24.45 mmol/L，UA 618.3 μmol/L，CO_2CP 17.8 mmol/L；尿常规：PRO（＋＋），BLD（＋＋），RBC 2～3 个/HP；血压（130～140）/90 mmHg。

处方：生地 20 g，寸冬 15 g，玄参 15 g，黄芩 15 g，枳壳 15 g，枇杷叶 15 g，石斛 20 g，茵陈 15 g，大黄 10 g，桃仁 20 g，丹参 20 g，黄连 15 g，草果仁 15 g，半夏 15 g，赤芍 20 g，枳实 15 g，川朴 15 g，砂仁 15 g，神曲 15 g，麦芽 30 g，山楂 15 g，甘草 15 g。30 剂，日 1 剂，水煎服，分早晚温服。

六诊：2013 年 2 月 27 日，患者乏力，腰酸痛，大便 2 次/日，成形，晨起恶心，舌红苔少，饮食尚可。生化：Cr 629.1 μmol/L，BUN 27.48 mmol/L，UA 659.8 μmol/L，HGB 100 g/L，Ca 1.67 mmol/L，P 1.99 mmol/L，PTH 403.9 pg/mL；尿常规：PRO（++），BLD（+），RBC 3~4 个/HP。

处方：熟地 20 g，山萸 20 g，山药 20 g，茯苓 15 g，丹皮 15 g，泽泻 15 g，黄芪 30 g，太子参 20 g，桃仁 20 g，丹参 20 g，赤芍 20 g，葛根 20 g，连翘 20 g，红花 15 g，当归 20 g，柴胡 15 g，生地 15 g，大黄 10 g，白术 25 g，莲子 20 g，水蛭 10 g，首乌 15 g，黄精 15 g，玉竹 15 g。30 剂，日 1 剂，水煎服，分早晚温服。

七诊：2013 年 3 月 27 日，患者腰酸痛，口干渴，大便 4 次/日，不成形，饮食尚可，恶心，舌红干边有白苔，脉弦滑。生化：Cr 595.8 μmol/L，BUN 30.2 mmol/L，UA 641.1 μmol/L，CO_2CP 19.6 mmol/L；尿常规：PRO（++），BLD（+），RBC 1~2 个/HP；血压150/（80~90）mmHg。

处方：熟地 20 g，山萸 20 g，山药 20 g，茯苓 15 g，丹皮 15 g，泽泻 15 g，黄芪 30 g，太子参 20 g，桃仁 20 g，丹参 20 g，赤芍 20 g，葛根 20 g，连翘 20 g，红花 15 g，柴胡 15 g，生地 15 g，玄参 15 g，水蛭 10 g，首乌 20 g，玉竹 15 g，黄精 15 g，甘草 15 g，大黄 10 g。30 剂，日 1 剂，水煎服，分早晚温服。

按语：此病例西医诊断为慢性肾衰竭，应进行血液透析治疗，患者选择中医保守治疗，属中医虚劳范畴，辨病与辨证相结合，为脾肾亏虚，湿浊内蕴，瘀血内阻，正虚邪实。张琪教授认为此病例病程日久脾肾两虚，脾失健运，水湿内停；肾虚气化不利，浊不得泄，升降清浊功能紊乱，湿浊日久化为浊毒，浊毒日久致血络瘀阻为患。故用党参、甘草、黄芪、山药益气健脾以扶正，枳壳、川朴、砂仁、草果仁化浊毒以除邪，血瘀是本病的重要环节，予活血之品桃仁、丹参、当归、红花，诸药合用扶正祛邪相辅相成；二诊服前方后腹胀症状明显减轻，久坐后腰疼，怕冷，饮食少，大便日 2 次，不成形，舌体大，舌红少苔，脉弦，上方去枳壳、川朴、陈皮，加附子以温阳，黄精、玉竹以滋肾阴，使阴阳调以增肾气，黄芩、黄连、金银花清热解毒泄浊；三诊因患者恶心、反酸症状较重，予大黄、黄连、黄芩苦寒泄热，有利于脾胃运化；四诊患者病情平稳，血肌酐下降，继续原方口服，茯苓减至 20 g，加金樱子；五诊患者腰酸痛，饮食尚可，恶心，口干，大便干，舌淡红少苔，予甘露饮加减，以清胃热、养胃阴、化湿浊治疗为主，加用活血化瘀药。

案2 参芪地黄汤合理血汤加减治疗 IgA 肾病血尿

何某，女，25岁，2013年2月27日初诊。

病史：13年前出现肉眼血尿，PRO（+++），BLD（+++），2001年外院肾活检示 IgA 肾病，2011年外院活检示局灶增生性 IgA 肾病（Lee Ⅲ），伴缺血性肾损伤。去年发现肺结核，服利福平治疗，用过激素，免疫抑制剂尿化验未转阴，后用雷公藤总苷转阴1次。

初诊：现症腰疼，略乏力，眼睑水肿，小腿痒，手足凉，舌红苔白干。PRO（+++），BLD（+++），RBC 38.3个/HP，WBC 3.4/μL，24小时尿蛋白0.92 g，ALP 144 U/L，GLO 22.4 g/L。

中医诊断：腰痛（脾肾两虚夹有湿热）。

西医诊断：局灶增生性 IgA 肾病。

处方：黄芪40 g，太子参20 g，熟地20 g，山萸20 g，山药20 g，枸杞20 g，女贞子20 g，旱莲草20 g，茜草20 g，海螵蛸20 g，龙骨20 g，牡蛎20 g，仙鹤草30 g，芡实20 g，石莲子20 g，地骨皮15 g，金樱子20 g，三七10 g，阿胶15 g，龟板20 g，白鲜皮15 g，甘草15 g。30剂，日1剂，水煎服，分早晚温服。

二诊：2013年3月20日，患者手足见暖，眼睑水肿消失，但仍不舒，乏力，舌红苔白干。PRO（+），BLD（++），RBC 30.6个/HP。

处方：黄芪40 g，太子参20 g，熟地20 g，山萸20 g，山药20 g，枸杞20 g，女贞子20 g，旱莲草20 g，茜草20 g，海螵蛸20 g，龙骨20 g，牡蛎20 g，芡实20 g，石莲子20 g，地骨皮15 g，金樱子15 g，三七10 g，阿胶15 g，龟板20 g，白鲜皮15 g，甘草15 g。30剂，日1剂，水煎服，分早晚温服。

三诊：2013年7月3日：PRO（±），BLD（+），RBC 10.5个/HP，效不更方，仍以上方治疗。

按语：参芪地黄汤原出于《沈氏尊生书》，方中六味地黄汤补肾加党参、黄芪健脾益气。该患者病程较久，临床症状以脾肾两虚之腰痛、乏力为主，同时伴有眼睑水肿、舌红苔白干，病以脾肾两虚为本，湿热内停为标，选用补肾健脾为主的参芪地黄汤加味治疗。理血汤为张锡纯所拟方，原方用于治疗血淋及溺血、大便下血之由于热者，用茜草、海螵蛸、龙骨、牡蛎、三七以固摄尿血，因久病伤阴，故加阿胶以滋阴养血，以补脾肾和收涩止血获效。

【传承验案】

案1　参芪地黄汤加减治慢性肾炎（气阴亏虚）

庄某，男，44岁，2014年9月10日初诊。

初诊：患者发现尿中蛋白1月余，糖尿病3个月，尿中少量泡沫，腰部酸软无力。尿常规：PRO（＋＋），BLD（＋），TRU 23.4 mg/L，MA 415.00 mg/L，A1M 66.00 mg/L，IGU 27.30 mg/L；生化：TBIL 47.6 mmol/L，DBIL 6.5 mmol/L，IBIL 41.10 mmol/L，GLU 7.93 mmol/L，P 0.94 mmol/L；血压：140/110 mmHg。舌质淡红，苔薄白，脉沉细。

中医诊断：慢肾风（气阴亏虚，湿热下注）。

西医诊断：慢性肾炎，糖尿病，高血压。

处方：黄芪30 g，党参30 g，熟地20 g，山萸肉20 g，山药20 g，茯苓20 g，泽泻20 g，丹参30 g，枸杞子30 g，女贞子30 g，何首乌30 g，杜仲20 g，焦三仙各20 g，鸡内金20 g，石韦20 g，白花蛇舌草30 g，半枝莲20 g，鱼腥草30 g，三棱15 g，莪术15 g，青风藤30 g。14剂，日1剂，水煎服，分早晚温服。

二诊：2014年9月25日，患者自述腰酸症状缓解，其余无明显不良症状。尿常规：PRO（＋）；生化：TBIL 30.2 mmol/L，IBIL 23.4 mmol/L，BUN 7.69 mmol/L，P 0.99 mmol/L。上方继服14剂。

三诊：2014年10月10日，患者腰酸症状明显好转，继9月25日方案治疗。服药14剂后，加减上方，继服半年，患者尿常规正常，建议服用降糖药，余药停。

按语：上方由参芪地黄汤加减而成。参芪地黄汤出自清代名医沈金鳌《沈氏尊生书》，此方由六味地黄汤加补气药组成，在补肾阴的基础上增强健脾补气的功能。肾病的根本病机以脾肾两虚为本，湿热瘀毒为标。湿热贯穿肾病始终，因此方中加入清热利湿之药鱼腥草、半枝莲、白花蛇舌草；其中又加入何首乌、女贞子、枸杞子、山萸肉补肾滋阴；黄芪、党参、山药补气健脾；丹参活血化瘀，补而不滞；焦三仙、鸡内金助脾运化；青风藤既有祛风通络的作用，又可作免疫抑制剂。对慢性肾炎蛋白尿具有良好效果。

案2　参芪地黄汤加减治慢性肾炎（脾肾两虚）

张某，女，32岁，2016年3月30日初诊。

初诊：患者慢性肾炎史2年，高血压史2年，腰酸，乏力，脱发，伴有耳鸣，尿中有泡沫，月经量少，舌淡苔黄腻，脉沉。尿蛋白（＋＋）。

中医诊断：尿浊（脾肾两虚）。

西医诊断：慢性肾炎。

处方：黄芪 30 g，党参 30 g，熟地 20 g，山萸肉 20 g，炒山药 20 g，茯苓 20 g，泽泻 20 g，丹参 30 g，枸杞子 30 g，女贞子 30 g，何首乌 30 g，杜仲 30 g，焦山楂 30 g，炒麦芽 30 g，神曲 30 g，鸡内金 20 g，石韦 20 g，白花蛇舌草 30 g，半枝莲 20 g，鱼腥草 30 g，萹蓄 15 g，瞿麦 15 g。14 剂（颗粒），日 1 剂，水冲服，分早晚温服。

二诊：2016 年 4 月 6 日，患者自述耳鸣症状消失，仍有脱发、心悸、口苦等症状。舌红苔薄，脉沉。原方继用 14 剂治疗。

三诊：2016 年 4 月 20 日，患者自述仍脱发、心烦、多梦，舌质淡红，苔薄干，脉沉。考虑患者血虚有热，加当归补血活血，枣仁安神，侧柏叶清湿热，补骨脂补养脾肾。遂 4 月 6 日方加补骨脂 20 g，侧柏叶 30 g，枣仁 30 g，当归 20 g，继用 14 剂治疗。

四诊：2016 年 5 月 4 日，患者自述脱发明显减轻，无心烦多梦，睡眠好，舌质淡红，苔薄，脉沉。4 月 20 日方继用 21 剂，巩固治疗。

按语：参芪地黄汤出自清代名医沈金鳌的《沈氏尊生书》。该书云："或溃后疼痛为甚，淋漓不已则为气血大亏，须用峻补，宜参芪地黄汤。"其中熟地、山萸肉、枸杞子、杜仲、何首乌、女贞子补肾滋阴；黄芪、党参、山药健脾益气；茯苓、泽泻、石韦、白花蛇舌草、鱼腥草、半枝莲清热利湿解毒；丹参活血化瘀使诸药补而不滞，仙灵脾补肾阳取"阳中求阴""壮火之源，以消阴翳"之意，二药共为佐；焦三仙、鸡内金、砂仁醒脾行气，助脾运化共为使。诸药合用共奏补脾益肾、清热利湿之效。

案 3　参芪地黄汤加减治慢性肾衰竭（脾肾亏虚，湿浊内蕴）

石某，男，54 岁，2014 年 4 月 9 日初诊。

初诊：该患者因周身乏力 1 年，加重 1 周，就诊于我院，经检查发现血肌酐 190 μmol/L，诊断为慢性肾功能不全（失代偿期）。现患者乏力，恶心，纳差，食少，腰酸痛，大便正常，舌质淡，舌苔白，脉沉弱。

中医诊断：虚劳（脾肾亏虚，湿浊内蕴）。

西医诊断：慢性肾衰竭（失代偿期）。

处方：黄芪 30 g，党参 20 g，熟地 20 g，山茱萸 20 g，山药 20 g，茯苓 20 g，丹参 30 g，泽泻 15 g，枸杞子 20 g，女贞子 20 g，首乌 20 g，杜仲

20 g，焦三仙各 30 g，砂仁 15 g，洋火叶 15 g，鱼腥草 30 g，舌草 30 g，半枝莲 30 g。7 剂，日 1 剂，水煎服，分早晚温服。

二诊：连服 7 剂，乏力、恶心、纳差减轻，原方再服 7 剂，诸症缓解。

按语：《理虚元鉴·治虚有三本》指出："治虚有三本，肺、脾、肾是也。肺为五脏之天，脾为百骸之母，肾为性命之根，治肺、治脾、治肾，治虚之道毕矣。"患者以乏力为主症，辨证为脾肾亏虚，湿浊内蕴，当以补气健脾、补肾益元为首务，故用黄芪、党参、山药以益气健脾；六味地黄汤大补肾阴，辅以枸杞、首乌、杜仲、女贞子等以加强滋肾之效，肾与脾一为先天，一为后天，为人体生命之根基。上述治则以扶正为主。其次由于脾之运化功能失调，湿浊内蕴，故应化湿浊、泄毒热以除邪，如用砂仁、鱼腥草、舌草、半枝莲以健脾清热解毒。诸药相配，补脾益肾、化湿降浊，诸症得解。

案 4　参芪地黄汤加减治腰痛（肾阴虚）

战某，男，51 岁，2014 年 4 月 1 日初诊。

初诊：该患者自述腰痛，手足心热，阴囊潮汗，舌淡红，苔黄，脉沉。

中医诊断：腰痛（肾阴虚）。

西医诊断：慢性前列腺炎。

处方：黄芪 30 g，党参 30 g，熟地 20 g，山萸肉 20 g，炒山药 20 g，茯苓 20 g，丹参 30 g，枸杞子 30 g，女贞子 30 g，首乌 30 g，鸡内金 20 g，石韦 20 g，茜草 30 g，半枝莲 20 g，鱼腥草 30 g，地肤子 20 g，蛇床子 20 g，续断 15 g，桑寄生 20 g，桃仁 20 g，红花 15 g。14 剂，日 1 剂，水煎服，分早晚温服。

二诊：2014 年 5 月 30 日，服上药后，症状明显好转。

按语：参芪地黄汤由六味地黄汤减泽泻，加党参、黄芪组成，熟地滋阴补肾，填精益髓，山萸肉补养肝肾，固涩精气，山药补益脾阴，固肾涩精，三种药合用三阴并补，重在补肾；茯苓淡渗脾湿，并助山药之健运，丹参凉血活血，并制山萸肉之温涩；党参补中益气养阴，黄芪补气升阳，六味地黄汤大补肾阴，辅以枸杞、首乌、女贞子等以加强滋肾之效，肾与脾一为先天，一为后天，为人体生命之根基。上述治则以扶正为主。蛇床子、地肤子加强清热之效；续断、桑寄生滋补肝肾，强腰壮膝；桃仁、红花活血化瘀；鸡内金、石韦健脾和胃。诸药相配，诸症得解。

案5　参芪地黄汤合养阴清肺汤治过敏性紫癜性肾炎（气不摄血）

潘某，男，49 岁，2013 年 9 月 9 日初诊。

初诊：患者 2 个月前双下肢出现青紫斑点，在外院住院治疗，诊断为过敏性紫癜性肾炎，刻下双下肢仍有少许斑疹，腰酸痛，神疲倦怠乏力，劳累后加重，平素易感冒，尿频，夜尿多，舌淡红，苔薄，脉沉细。PRO（＋＋），BLD（＋＋＋），RBC 192/μL，RBC 34.6 个/HP。

中医诊断：紫斑（气不摄血）。

西医诊断：过敏性紫癜性肾炎。

处方：黄芪 20 g，太子参 10 g，丹参 10 g，白术 10 g，茯苓 10 g，生地 20 g，山萸 6 g，山药 10 g，泽泻 10 g，丹皮 6 g，贯众炭 20 g，血余炭 20 g，甘草 3 g。14 剂，日 1 剂，水煎服，分早晚温服。

二诊：2013 年 9 月 24 日，患者自述初诊症状明显减轻，仍有尿频，夜尿 3 次/晚，舌质淡红，苔薄，脉沉细。BLD（＋＋＋），PRO（＋），RBC 3~5 个/HP，RBC 35.4/μL。上方继用 14 剂治疗。

三诊：2013 年 10 月 9 日，患者自述仍有少许尿频，口苦，舌质淡红，苔薄，脉沉。BLD（＋＋＋），PRO（＋），RBC 0~2 个/HP，RBC 26.7/μL。患者潜血减轻，遂上方去止血药茜草、生地榆、藕节。加青风藤以降尿蛋白同时抑制机体对自身组织的异常免疫反应。上方去茜草、生地榆、藕节，加青风藤 20 g，继用 14 剂治疗。

四诊：2013 年 10 月 23 日，患者自述仍有少许尿频，舌质红，苔薄，脉沉。BLD（＋＋＋），PRO（＋），RBC 5~7 个/HP，RBC 108.4/μL。考虑患者气血虚弱症状减轻，紫癜日久则耗伤肾阴致阴虚火旺，现阴虚血热之候突显，遂改养阴清肺汤加减。

处方：生地 10 g，玄参 10 g，麦冬 10 g，白芍 10 g，丹皮 10 g，双花 10 g，连翘 10 g，茅根 15 g，茜草 10 g，藕节 20 g，生地榆 20 g，侧柏叶 20 g，贯众炭 15 g，白头翁 10 g，仙鹤草 20 g，血余炭 10 g，公英 30 g，地丁 20 g。14 剂（颗粒），日 1 剂，水冲服，分早晚温服。

五诊：2013 年 11 月 6 日，患者自述上述症状不明显，出现视物模糊，舌质红，苔薄，脉沉细。BLD（＋＋），RBC 8~10 个/HP，RBC 53.1/μL。考虑为紫癜日久，伤及肝血，使双目失去濡养，故上方加茺蔚子 10 g，菊花 6 g，继用 21 剂治疗。

六诊：2013 年 12 月 19 日，患者自述上述症状均不明显，舌质淡红，苔薄，脉沉。尿常规（－）。予上方去茺蔚子、菊花，继用 21 剂，巩固治疗。

按语：《理虚元鉴·治虚有三本》指出："治虚有三本，肺、脾、肾是也。肺为五脏之天，脾为百骸之母，身为性命之根，治肺、治脾、治肾，治虚之道毕矣。"患者以紫斑为主症，辨证为脾肾亏虚，气不摄血，当以补气健脾、补肾益元为首务，故用黄芪、太子参、白术、白芍以益气健脾；六味地黄汤大补肾阴，辅以玄参、麦冬以加强滋肾之效；紫草、水牛角、茜草、藕节、生地榆、贯众炭、血余炭、丹参凉血止血；甘草调和诸药。诸药相配，补脾益肾，佐以凉血止血药，诸症得解。过敏性紫癜性肾炎多为阴虚血热所致，患者气血虚弱之象已解，阴虚血热之象突显，故继以养阴清肺汤治之。养阴清肺汤始于《重楼玉钥》，该方中重用生地甘寒入肾，养阴清热；玄参养阴生津，泻火解毒利咽；麦冬养阴清肺；丹皮清热凉血；白芍益阴养血；双花、连翘、茅根、公英、地丁清热解毒；茜草、藕节、生地榆、贯众炭、侧柏叶、白头翁、仙鹤草、血余炭清热凉血止血。

二、清心莲子饮

【侍诊验案】

案　清心莲子饮加减治疗慢性肾小球肾炎

李某，男，26 岁，2013 年 6 月 5 日初诊。

初诊：患者自觉乏力，口干，手足心热，舌红苔薄白，脉沉细。24 小时尿蛋白：154 mg；尿常规（－）；生化：ALT 64 U/L，GGT 96 U/L，GLU 6.5 mmol/L，UA 440 μmol/L；血压：130/90 mmHg。

中医诊断：慢肾风（气阴两虚，湿热内蕴）。

西医诊断：慢性肾小球肾炎。

方药：清心莲子饮加减。

处方：黄芪 40 g，太子参 20 g，山药 20 g，山萸 20 g，生熟地各 20 g，丹皮 15 g，泽泻 15 g，芡实 20 g，石莲子 15 g，金樱子 15 g，丹参 20 g，赤芍 20 g，决明子 30 g，桃仁 20 g，五味子 15 g，虎杖 20 g，败酱草 20 g，大青叶 20 g，板蓝根 20 g，公英 20 g，地骨皮 15 g，天花粉 15 g，半夏 15 g，石菖蒲 15 g，白芍 15 g，甘草 15 g。30 剂，日 1 剂，水煎服，分早晚温服。

二诊：2013 年 7 月 7 日，患者自觉体虚，动则汗出，舌紫苔薄白干，脉沉。24 小时尿蛋白：59 mg；尿常规（－）；生化：ALT 37 U/L，GGT 52 U/L，GLU 8.02 mmol/L，UA 465.7 μmol/L；血压：140/100 mmHg。

处方：黄芪 40 g，太子参 20 g，山药 20 g，山萸 20 g，生熟地各 20 g，丹皮 15 g，泽泻 15 g，芡实 15 g，石莲子 20 g，金樱子 20 g，丹参 20 g，赤芍 20 g，桃仁 20 g，半夏 15 g，陈皮 15 g，茯苓 20 g，决明子 30 g，枸杞 20 g，地骨皮 15 g，白芍 20 g，天冬 15 g，天花粉 15 g，虎杖 20 g，大青叶 15 g，玉竹 20 g，首乌 20 g，菊花 15 g，桑叶 15 g。30 剂，日 1 剂，水煎服，分早晚温服。

按语：清心莲子饮出自《太平惠民和剂局方》卷五，谓："本方治小便白浊，夜梦走泄，遗沥涩痛，便赤如血。男子五淋，气不收敛，阳浮于外，五心烦热。"初诊辨为气阴两虚夹有湿热，病位在脾胃，脾气统摄失职，肾气不足，固摄失司，精微外泄则有蛋白尿；正虚无力祛邪外出，湿热毒邪内蕴下焦，精微外泄。治宜益气滋阴补肾，清热解毒利湿。黄芪、太子参、山药益气健脾固摄，黄芪为益气的要药；石莲子、地骨皮、天花粉滋阴清热，制参芪之温燥；芡实、金樱子补肾涩精；大青叶、板蓝根、公英清热利湿解毒；白芍、虎杖、五味子、败酱草疏肝清热解毒；二诊舌紫有血瘀之象，继予丹参活血化瘀，陈皮行气，虚证得补，疏肝解毒治疗肝病明显收效。效不更方，继续以益气滋阴补肾，疏肝清热解毒法治疗，肝肾同治。

【传承验案】

案1 清心莲子饮加减治疗慢性肾小球肾炎

苏某，男，21 岁，2015 年 10 月 12 日初诊。

初诊：患者尿中有泡沫 3 个月，腰酸，周身乏力，时时汗出，手足心热，咽干口燥，舌淡红苔薄白，脉沉。尿常规：PRO（＋），BLD（＋）。

中医诊断：尿浊（气阴两虚）。

西医诊断：慢性肾小球肾炎。

处方：黄芪 30 g，党参 30 g，茯苓 20 g，地骨皮 15 g，麦冬 20 g，黄芩 15 g，柴胡 15 g，车前子 15 g，金樱子 20 g，芡实 20 g，水蛭 10 g，防风 15 g，白术 20 g，青风藤 30 g，当归 20 g。14 剂，日 1 剂，水煎服，分早晚温服。

二诊：2015 年 10 月 30 日，患者自述初诊症状均减轻，舌红苔薄，脉沉。尿常规（－）。继用 2 周，巩固治疗。

按语：清心莲子饮首见于《太平惠民和剂局方》，黄芪补益脾气，有消除尿蛋白作用，故尿中蛋白多者，用量应加大；党参补气升阳，且现代药理研究表示可以全面增强机体的免疫功能；茯苓淡渗利湿；柴胡、黄芩清上焦心肺之热；地骨皮、麦冬滋阴清热，此外地骨皮有调节免疫、降低血清胆固醇的作用；车前子通利水道，渗湿泄热；芡实既能与白术合用益肾健脾，同时又能与金樱子合用收敛固涩；再加当归补血活血，水蛭补肾益气，活血利湿；加青风藤以减少尿蛋白；病后气不收敛，阳浮于外，予以黄芪、白术、防风以增强机体正气。此方补气与养阴并重，兼清热利湿，诸药合用相辅相成，诸症得解。

案2　清心莲子饮加减治疗肾病综合征

尹某，男，35岁，2014年3月29日就诊。

初诊：该患者既往肾病综合征病史3年，2个月前出现尿中多沫，1周前因劳累病情加重，就诊于我院门诊。现患者尿中多沫，食少纳差，四肢倦怠，五心烦热，腰酸痛，舌淡红，舌苔白，脉沉。

中医诊断：尿浊（脾肾亏虚，湿浊内蕴）。

西医诊断：肾病综合征。

处方：黄芪30 g，党参30 g，麦冬20 g，地骨皮15 g，茯苓20 g，车前子15 g，柴胡15 g，黄芩15 g，金樱子20 g，芡实20 g，鸡内金20 g，石韦20 g，石莲子20 g。7剂，日1剂，水煎服，分早晚温服。

二诊：连服7剂，尿中多沫、四肢倦怠、五心烦热减轻，原方再服7剂，尿中泡沫明显减少，食纳可，余诸症缓解。

按语：清心莲子饮首见于《太平惠民和剂局方》，原文曰："治心中蓄积，时常烦躁，因而思虑劳力，忧愁抑郁，是致小便白浊，或有沙膜，夜梦走泄，遗沥涩痛，便赤如血；或因酒色过度，上盛下虚，心火炎上，肺金受克，口舌干燥，渐成消渴，睡卧不安，四肢倦怠，男子五淋，妇人带下赤白；及病后气不收敛，阳浮于外，五心烦热。"此外《校注妇人良方》等多部著作中对本方在肾病应用方面皆有论述。石莲子清心火，养脾阴，又秘精微，对蛋白尿外泄有收涩作用。此方补气与养阴并重，兼清热利湿、秘精，诸药合用相辅相成，诸症得解。

三、犀角地黄汤

【侍诊验案】

案 犀角地黄汤加减治疗急性肾小球肾炎之血尿

张某，男，12 岁，2013 年 3 月 13 日初诊。

初诊：急性肾小球肾炎 2 个月，年前患膀胱炎，肾静脉受压综合征，发烧 2 天后肉眼血尿，尿中有蛋白，咽红，舌尖红，少苔，脉滑数。现症见尿色深赤，咽痛，腰痛。尿常规：RPO（+），BLD（+++），RBC > 50 个/HP；生化：ALP 190 U/L，C - 反应蛋白 3.15 mg/L，抗 "O" 54.3 IU/mL；彩超：双肾轻度炎性改变（以肾盂为著），膀胱炎（轻度）。

中医诊断：尿血（肾阴亏虚，湿热内蕴）。

西医诊断：急性肾小球肾炎。

处方：水牛角 20 g，生地 15 g，丹皮 15 g，侧柏叶 20 g，女贞子 15 g，枸杞 15 g，旱莲草 20 g，双花 20 g，白花蛇舌草 20 g，公英 20 g，瞿麦 15 g，萹蓄 15 g，车前子 15 g，知母 15 g，黄柏 10 g，甘草 15 g。5 剂，日 1 剂，水煎服，分早晚温服。

二诊：患者服前方 5 剂尿色转黄赤，咽痛、腰痛均减轻，化验尿常规：PRO（±），RBC 10～15 个/HP。

三诊：患者继服前方 7 剂，症状基本消失，PRO（-），RBC 5～10 个/HP，继续口服院内制剂清心莲子丸，以益气利湿止血治疗半年，未再复发。

按语：该患者感受热毒之邪，邪热疫毒久居体内不除，久病入肾，伤及肾之血络，使血随尿而出则尿血，舌尖红、少苔、脉滑数皆为毒热为患之征。以毒热盛为主，故用犀角地黄汤以清热解毒，凉血止血；兼滋肾阴之品知母、黄柏以防被毒热所伤；因热蕴下焦，每与湿邪搏结，致湿热蕴结于下，故加白花蛇舌草、公英、瞿麦、萹蓄、车前子，清利湿热以止血；湿热之邪上循咽喉则咽红，予金银花清热解毒利咽。张琪教授用药时分多个层次与治疗靶点，用药全面且不多余。

【传承医案】

案 犀角地黄汤加减治疗过敏性紫癜

赵某，女，52 岁，2014 年 2 月 28 日初诊。

初诊：患者皮肤出现紫斑，手足心热，舌质淡红，苔薄白，脉沉细。

中医诊断：紫癜（阴虚内热，血热妄行）。

西医诊断：过敏性紫癜。

处方：生地 50 g，麦冬 20 g，玄参 20 g，白芍 20 g，丹皮 15 g，紫草 30 g，水牛角 30 g，双花 30 g，连翘 20 g，藕节 30 g，茜草 30 g，生地榆 30 g，侧柏叶 30 g，槐花 20 g，蝉蜕 20 g，苦参 20 g，甘草 15 g。14 剂，日 1 剂，水煎服，分早晚温服。

二诊：2014 年 3 月 7 日，患者自述劳累后上肢皮肤有出血点，手足心热，入睡困难，面色萎黄，舌质淡，苔白滑，脉沉无力，属心脾两虚，气不摄血。

处方：黄芪 30 g，人参 25 g，茯苓 20 g，白术 20 g，炙甘草 15 g，川芎 15 g，当归 15 g，生地 50 g，白芍 20 g，玄参 20 g，麦冬 20 g，茜草 30 g，生地榆 30 g，藕节 50 g，槐花 30 g，侧柏叶 30 g，紫草 30 g，水牛角 30 g，陈皮 20 g，龙眼肉 20 g。14 剂，日 1 剂，水煎服，分早晚温服。

三诊：2014 年 3 月 22 日，服用上方后皮肤紫斑全部消退，睡眠稍差。继服 3 月 7 日方加枣仁 30 g，7 剂，巩固疗效。

按语：上方为犀角地黄汤合归脾汤加减而成。治疗紫癜根本上离不开滋阴凉血，同时加以补益心脾。犀角地黄汤出自《外台秘要》，主治热入血分证、热伤血络造成的出血，具有清热解毒、凉血散瘀之功效。方中水牛角凉血清热解毒，为君药；甘苦寒之生地，凉血滋阴生津，一助牛角清热凉血止血，一恢复已失之阴血；丹皮清热凉血，活血散瘀。归脾汤出自《正体类要》，具有益气补血、健脾养心之功效。《医方集解·补养之剂》："此手少阴、足太阴药也。血不归脾则妄行，参、术、黄芪、甘草之甘温，所以补脾；茯神、远志、枣仁、龙眼之甘温酸苦，所以补心，心者，脾之母也。当归滋阴而养血，木香行气而舒脾，既以行血中之滞，又以助参、芪而补气。气壮则能摄血，血自归经，而诸症悉除矣。"

四、甘露饮

【侍诊验案】

案　甘露饮合解毒活血汤加减治疗慢性肾衰竭

王某，女，70 岁，2012 年 10 月 31 日初诊。

初诊：2012 年 5 月发现 Cr 197 μmol/L，现症见周身乏力，口干渴，时有恶心，眼干痛，眼眶痛延及眉棱骨，右眼红充血，足趾麻木，大便 1～2 次/日，舌暗，苔白、干燥。生化：Cr 262 μmol/L，BUN 15.23 mmol/L，UA 390 μmol/L，CO_2CP 21.3 mmol/L，TAG 1.34 mmol/L，ALP 144 U/L；血常规：HGB 130 g/L。

中医辨证：虚劳（胃阴亏虚，湿浊瘀血阻滞）。

西医诊断：慢性肾衰竭。

处方：生地 20 g，麦冬 15 g，石斛 20 g，茵陈 15 g，黄芩 15 g，枳壳 15 g，枇杷叶 15 g，紫苏 15 g，砂仁 15 g，陈皮 15 g，半夏 15 g，黄连 10 g，桃仁 15 g，丹参 20 g，赤芍 15 g，连翘 15 g，红花 15 g，当归 20 g，葛根 15 g，柴胡 15 g，熟地 15 g，文军 7 g，草果仁 10 g，甘草 15 g。15 剂，日 1 剂，水煎服，分早晚温服。

二诊：2012 年 11 月 14 日，患者头痛、眼痛减轻，食欲不振，打嗝，时冷时热，出汗多，乏力，口干减轻，手心热，大便成形，3～4 次/日。生化：Cr 235 μmol/L，BUN 16.64 mmol/L，UA 414 μmol/L，CO_2CP 20.8 mmol/L，TAG 1.34 mmol/L，ALP 133 U/L，GLO 22.8 g/L；血常规：HGB 70 g/L，RBC 2.0×10^{12}/L；血压：140/90 mmHg。

处方：生地 20 g，麦冬 15 g，石斛 20 g，茵陈 15 g，黄芩 15 g，枳壳 15 g，枇杷叶 15 g，紫苏 15 g，川朴 15 g，砂仁 15 g，川连 10 g，半夏 15 g，赭石 30 g，麦芽 30 g，神曲 15 g，山楂 15 g，桃仁 15 g，丹参 20 g，赤芍 15 g，连翘 20 g，红花 15 g，当归 20 g，葛根 15 g，柴胡 15 g，文军 5 g，草果仁 15 g，甘草 15 g，太子参 20 g。15 剂，日 1 剂，水煎服，分早晚温服。

按语：甘露饮源于《太平惠民和剂局方·卷六》，由枇杷叶、熟地、天冬、枳壳、茵陈、生地、麦冬、石斛、甘草、黄芩十味药组成，具有养肺胃之阴、清利湿热的作用，主治"齿龈肿烂，时脓血……及目赤肿痛，不任凉药，口舌生疮，咽喉肿痛……"及因"脾胃受湿，瘀热在里，或醉饱房劳，湿热相搏"导致的黄疸等。张琪教授认为慢性肾衰竭虽由脾肾两虚、湿浊内蕴而致，但湿热日久伤及胃阴，符合甘露饮证的病机，本病由肾病日久导致，因此无论是慢性肾衰竭的早期还是晚期，一般均有瘀血阻络，治疗时应适当地加活血化瘀药。方中生地、麦冬、石斛滋养脾胃之阴，清虚热；茵陈、黄芩清热祛湿；枇杷叶降气，枳壳行气和胃，共用养阴降气，清上蒸之湿热；桃仁、丹参、赤芍、连翘、红花、当归、葛根活血化瘀，半夏、黄连降逆止呕，草果仁、砂仁化浊；大黄攻下导滞；二诊口干症状减轻，出现食欲不振、打嗝，故予甘露饮适量加入麦芽、神曲、山楂理脾消食之药。

五、补脾肾、清热化浊、活血解毒法

【侍诊验案】

案 补脾肾、清热化浊、活血解毒法治疗慢性肾衰竭

薛某，男，38岁，2013年4月10日初诊。

初诊：患者后背凉，身冷，恶心，食欲不振，偶腹胀，乏力，大便不成形，2~3次/日，舌红紫，苔滑润。生化：Cr 419.3 μmol/L，BUN 23.13 mmol/L，UA 577.7 μmol/L，CHOL 4.0 mmol/L，TAG 2.7 mmol/L，HDL 0.62 mmol/L，LDL 2.02 mmol/L。

中医诊断：脾肾两虚，湿浊瘀血内停。

西医诊断：慢性肾衰竭。

处方：黄连15 g，黄芩15 g，半夏15 g，砂仁15 g，草果仁15 g，干姜10 g，紫苏15 g，藿香15 g，腹皮15 g，川朴15 g，白术20 g，茯苓20 g，太子参20 g，黄芪30 g，桃仁20 g，丹参20 g，赤芍15 g，柴胡15 g，连翘20 g，葛根15 g，水蛭10 g，巴戟天15 g，山萸肉20 g，黄精15 g，玉竹20 g，甘草15 g。21剂，日1剂，水煎服，分早晚温服。

二诊：患者晨起恶心，多梦，腹胀消失，饮食尚可，大便不成形，1~2次/日，舌体大，舌红少苔。尿常规：BLD（＋），PRO（＋＋＋），RBC 0~1个/HP；生化：Cr 367.7 μmol/L，BUN 15.10 mmol/L，UA 529.8 μmol/L，CO_2CP 20.30 mmol/L。

处方：黄连15 g，黄芩15 g，半夏15 g，砂仁15 g，草果仁15 g，干姜10 g，紫苏15 g，藿香15 g，腹皮15 g，白术20 g，茯苓20 g，太子参20 g，黄芪30 g，桃仁20 g，丹参20 g，赤芍15 g，连翘20 g，柴胡15 g，葛根15 g，水蛭10 g，巴戟天15 g，山萸肉20 g，黄精15 g，玉竹15 g，甘草15 g，川朴15 g。21剂，日1剂，水煎服，分早晚温服。

按语：本病例张琪教授辨证为脾肾两虚，湿浊瘀血内停，湿邪化热，犯胃上逆，慢性肾衰竭患者体内毒素潴留增多，虚实夹杂，湿邪蕴久化热，形成湿热，痰浊中阻。临床多表现为恶心、食欲不振、腹胀等。治宜化湿浊，以苦寒泄热，本方中黄连、黄芩苦寒泄热，砂仁、藿香、草果芳香开散，两类药相互调剂，使湿浊毒热得以除。症见乏力，身冷，方中太子参、白术、茯苓、甘草合用取四君子汤益气健脾之意，助气血生化之源；山萸肉、巴戟天补肾；桃仁、丹参、赤芍活血化瘀；补而不留邪、泻而不伤正。二诊患者腹胀症状消失，血肌酐下降明显，继续服上方治疗。本病例病机错综复杂，虚实寒热夹杂，采取多元化治疗。

六、解毒活血汤

【侍诊验案】

案 解毒活血汤加减治疗慢性肾衰竭

杨某，女，56岁，2012年7月18日初诊。

初诊：患者2012年6月份体检发现双肾弥漫性改变，现症见乏力，舌红无苔。尿常规：PRO（＋）；血常规：HGB 121 g/L；生化：Cr 139 μmol/L，BUN 7.84 mmol/L，UA 380 μmol/L，TAG 2.09 mmol/L；彩超：双肾萎缩，双肾中重度弥漫性损伤，双肾血流减少。

中医诊断：虚劳（浊毒内蕴，血络瘀阻）。

西医诊断：慢性肾衰竭（失代偿期）。

处方：桃仁20 g，赤芍15 g，连翘20 g，红花15 g，当归20 g，葛根15 g，柴胡15 g，生地15 g，山萸20 g，枸杞20 g，熟地20 g，女贞子15 g，黄芪20 g，太子参20 g，甘草15 g，白芍15 g。21剂，日1剂，水煎服，分早晚温服。

二诊：2012年8月15日，患者胃胀，腹泻，10余次/日，舌红紫干，无苔。尿常规：WBC（＋），WBC 15/μL；生化：Cr 127 μmol/L，BUN 7.86 mmol/L，TAG 1.84 mmol/L。

处方：桃仁20 g，赤芍15 g，连翘20 g，红花15 g，当归20 g，葛根15 g，柴胡15 g，生地15 g，白术20 g，茯苓20 g，山药20 g，扁豆15 g，山萸20 g，枸杞20 g，女贞子20 g，黄芪30 g，太子参20 g，甘草15 g，白芍15 g。21剂，日1剂，水煎服，分早晚温服。

三诊：2012年9月12日，患者偶感胃胀，时有指尖发紫，服药后好转，舌紫苔白。尿常规：PRO（±），WBC（＋＋＋），WBC 213/μL。生化：Cr 123 μmol/L，BUN 7.45 mmol/L，UA 451 μmol/L，TAG 1.97 mmol/L。

处方：桃仁20 g，赤芍15 g，连翘20 g，葛根15 g，红花15 g，当归

20 g，柴胡 15 g，生地 15 g，山萸肉 20 g，枸杞 20 g，熟地 20 g，女贞子 15 g，黄芪 30 g，太子参 20 g，白芍 15 g，甘草 15 g。21 剂，日 1 剂，水煎服，分早晚温服。

按语：解毒活血汤乃王清任《医林改错》之方，由连翘、葛根、柴胡、当归、生地、赤芍、桃仁、红花、枳壳、甘草组成。原方主治"瘟毒烧炼，气血凝结，上吐下泻"，张琪教授认为虽与此证病因相异，但病机相同，故以此方加减化裁治疗，大多有效。慢性肾衰竭是由肾病日久而致，肾病日久不愈，湿热毒邪内蕴，入侵血分，血络瘀阻。血瘀存在于慢性肾衰竭的整个病程中，方中桃仁、赤芍、当归、红花、生地活血散瘀；葛根、柴胡、甘草、连翘解毒清热；黄芪、太子参益气健脾；山萸肉、枸杞、熟地、女贞子滋肾以扶正；标本兼治；二诊患者出现腹泻，活血化瘀药有伤脾之弊，因此在应用解毒活血汤时，要注意适当加补脾之品，故方中加入白术、茯苓、山药、扁豆健脾益气；三诊患者腹泻症状好转，血肌酐下降，继续以一诊方药治疗。

第二节　跟师国医大师段富津

一、月经后期

【侍诊验案】

案　月经后期医案

乔某，女，22 岁，2012 年 2 月 19 日初诊。

初诊：月经量少 3 月余，月经后期 7 日，3 日净，经来腹胀，有血块，舌淡苔白，脉弦细弱。

辨证分析：营血亏虚，冲任不能按时充盛，血海不能如期充盈，故月经延期，量少；血虚致瘀，瘀血阻滞，故经血有块；瘀血阻滞气机，故经来腹胀；舌淡苔白，脉细弱为血虚之象。

中医诊断：月经后期（血虚致瘀）。

治法：养血活血，温经行气。

方药：熟地 20 g，当归 15 g，酒芍 15 g，川芎 15 g，桃仁 15 g，红花 10 g，香附 15 g，首乌 15 g，砂仁 15 g，木香 10 g，炙草 15 g，肉桂 6 g。7

剂，日 1 剂，水煎服，分早晚温服。

二诊：患者痊愈，继服 7 剂巩固疗效。

按语：本案为血虚致瘀，《丹溪心法·妇人八十八》云："过期而来，乃是血虚。"营血亏虚，冲任不充，以致血海不能及时充盈，月经周期因而错后。血海空虚，最易受寒，寒客胞宫，血得寒而凝，故成瘀血。《景岳全书》云："凡血寒者，经必后期而至。"治以养血活血，温经行气之法，方用过期饮加减。方以四物汤养血和血，加入桃仁、红花活血化瘀；辛温之肉桂，有散寒止痛、活血通经之效；香附理气解郁，调经止痛；砂仁、木香行气止痛，助香附行气开郁；首乌补益精血以补血虚；炙草调和诸药。诸药合用，共奏养血活血、温经行气之功。服药 7 剂后患者诸症皆愈。

二、咳嗽

【侍诊验案】

案　痰湿咳嗽医案

岳某，女，41 岁，2013 年 6 月 30 日初诊。

初诊：咳嗽白痰 2 年余，量多质稠，冬季尤甚，胸闷，偶头眩，双手胀，腰痛，口苦，膝踝关节疼痛，舌淡苔白，脉滑略弦。

辨证分析：痰湿蕴肺之咳嗽，病位在肺，根源在脾胃，《证治汇补》曰："脾为生痰之源，肺为贮痰之器。"脾湿生痰，痰湿蕴肺，肺失宣降，则咳嗽痰多，色白质稠，胸闷；痰蒙清窍，则见头眩；痰湿阻滞经络，经脉失养则双手憋胀，腰痛，膝踝关节疼痛；脉滑为痰湿之象。

中医诊断：咳嗽（痰湿蕴肺）。

治法：健脾燥湿，理气化痰。

方药：瓜蒌 15 g，半夏 15 g，陈皮 15 g，茯苓 20 g，天麻 15 g，枳实 15 g，郁金 15 g，白前 15 g，蜜杷叶 20 g，甘草 15 g，蜜紫菀 20 g，海蛤壳 30 g。7 剂，日 1 剂，水煎服，分早晚温服。

二诊：2013 年 7 月 7 日，患者咳轻，痰仍质稠。上方加川贝 8 g，威灵仙 15 g，7 剂，日 1 剂，水煎早晚分服。

按语：本患者患病多年，冬季易受寒邪，寒邪易伤脾胃，脾虚聚湿生痰，上泽于肺，壅遏肺气则见咳嗽白痰，量多质稠，胸闷，冬季尤甚。治当健脾燥湿，理气化痰，以二陈汤加减，半夏燥湿化痰，茯苓渗湿健脾，治生痰之源；陈皮、枳实行气化痰，取治痰先治气之理；痰稠，口苦，脉弦可见痰湿有化热之势，加用瓜蒌清热祛痰，理气宽胸；甘草理气和中；海蛤壳、白前降气清肺化痰；蜜杷叶、蜜紫菀有润肺化痰，利肺止咳之功；头眩，腰痛，关节疼痛加用天麻祛风通络，止眩晕；郁金行气止痛。二诊时咳嗽减轻，但痰质稠，仍有化热之势，加用川贝清热化痰，润肺止咳，加用威灵仙增强祛湿之功。

三、胃痛

【侍诊验案】

案 胃痛医案

刘某，男，17 岁，2013 年 9 月 8 日初诊。

初诊：胃胀痛 1 年余，嗳气，腹胀，大便次数增多，咽痛，咳白痰，舌微红，苔白，脉弦数。

辨证分析：该患者病久，气机郁滞，胃气壅滞，失于通降，则胃胀痛；脾虚聚湿生痰，痰湿阻滞气机，则嗳气、腹胀；痰湿蕴肺，肺失宣降，则咳嗽、咽痛；脾虚清浊不分则大便次数增多。

中医诊断：胃痛（痰湿阻滞）。

治法：健脾燥湿，理气止痛。

方药：半夏 15 g，陈皮 15 g，云苓 20 g，大腹皮 15 g，川朴 15 g，桔梗 15 g，砂仁 10 g，炙草 15 g，焦术 15 g。7 剂，日 1 剂，水煎服，分早晚温服。

二诊：2013 年 9 月 15 日：咳痰、咽痛消失，上方去桔梗，加木香 10 g，香附 20 g，枳壳 15 g，7 剂，日 1 剂，水煎早晚分服。

按语：本案为痰湿阻滞，治当健脾燥湿，理气止痛，方用二陈汤加减。方中半夏燥湿化痰，陈皮健脾理气化痰，气顺痰自消，二者共为君药；茯苓健脾渗湿，以治生痰之本；大腹皮、砂仁行气宽中，焦术健脾燥湿，共助半夏、陈皮祛痰；桔梗宣肺祛痰，利咽；炙草调和药性，调和脾胃。二诊患者痰去咳止，去桔梗加木香、香附、枳壳，以加强行气之力，促进排痰之功，继服 7 剂，诸症皆消。

四、眩晕

【侍诊验案】

案　眩晕医案

刘某，女，50 岁，2013 年 7 月 7 日初诊。

初诊：头眩 10 年余，视物旋转，乏力，恶心甚至呕吐，项强，胸闷气短，心悸，肩背疼痛，胃胀，嗳气，双眼干涩，双足跟麻，舌淡苔白，脉缓无力。血压：（80~90）/（55~60）mmHg，心电图：心律过缓；胃镜：浅表性胃炎；有腰椎间盘突出、颈椎病病史。

辨证分析：该患者病久脾虚，脾虚聚湿生痰，痰阻清阳，加之肝风内动，风痰上扰清空，故头晕目眩、双眼干涩；风性主动，肝风内动，则视物旋转、项强；痰湿上泛，痰气上逆，则恶心呕吐、嗳气；痰气交阻，故胸闷气短、心悸；痰湿阻滞经络，络脉不通则肩背疼痛、双足跟麻；脾虚，脾胃不和，则胃胀；舌淡苔白，脉缓无力皆为风痰上扰之象。

中医诊断：眩晕（风痰上扰证）。

治法：化痰息风，健脾祛湿。

方药：半夏 15 g，白术 15 g，天麻 15 g，陈皮 15 g，茯苓 20 g，人参 15 g，大枣 3 枚，元芪 30 g，枳实 15 g，姜黄 15 g，炙草 15 g，砂仁 15 g，生姜 15 g。7 剂，日 1 剂，水煎服，分早晚温服。

二诊：患者眩晕、背痛减轻，目干涩，上方去白术，加菊花 20 g，草决明 25 g，石决明 25 g，14 剂，水煎服，分早晚温服。

按语：本案由风痰互结，上蒙清窍而致，《素问·至真要大论》云："诸风掉眩，皆属于肝。"风性主动，肝风夹湿痰，上犯清窍，故眩晕；治宜化痰息风，健脾祛湿，方用半夏白术天麻汤加减。初诊头晕眼花，非天麻不能除，故方中以天麻平肝息风而止头晕，半夏燥湿化痰，降逆止呕，两者合用为君药，乃治风痰眩晕之要药；白术、茯苓健脾祛湿，治生痰之本；陈皮、枳实、砂仁理气化痰，气顺痰自消；人参、元芪补气健脾，增强祛痰之力；姜黄行气通经止痛；生姜、大枣、炙草和脾胃而兼制半夏之毒。初诊服药后痰湿已去，肝风未平，故去白术加菊花、草决明、石决明以平肝风。诸药合用，共奏化痰息风之效，前后二诊病已告愈。

【传承医案】

案　头痛医案

赵某，男，21 岁，2015 年 2 月 26 日初诊。

初诊：患者眩晕，头痛，太阳穴部位跳痛，尤其在下午和晚上症状明显加重，舌淡红，苔薄润，脉沉弦。

辨证分析：痰浊内盛，夹肝风内扰，痰浊蒙蔽清窍则眩晕、头痛；痰为阴邪，下午及夜间阳气渐弱，阴气渐盛，故尤其在下午和晚上症状明显加重；舌淡红，苔薄润，脉沉弦为痰浊夹风之象。

中医诊断：头痛（痰蒙清窍）。

治法：化痰息风，健脾祛湿。

方药：天麻 15 g，钩藤 15 g，半夏 15 g，白术 15 g，川芎 15 g，菊花 15 g，白芷 20 g，陈皮 20 g，苏子 15 g，蜈蚣 2 条，僵蚕 10 g，全虫 20 g，防风 15 g，羌活 15 g，当归 20 g，白芍 15 g，生地 20 g，甘草 15 g。7 剂，日 1 剂，水煎服，分早晚温服。

二诊：2015 年 3 月 4 日，眩晕、头痛已经 7 天未发作，服药后便秘，舌质暗，苔白薄润，脉沉，上方加入火麻仁 15 g，14 剂巩固。

按语：半夏白术天麻汤出自《医学心悟》，为治风痰眩晕、头痛之常用方，以眩晕头痛、舌苔白腻、脉弦滑为辨证要点。方中半夏性辛温而燥，功善燥湿化痰，且能降逆消痞，天麻入肝经，善平肝息风而止眩晕，与半夏相配，化痰息风而止眩之力尤强，二药均为治风痰眩晕、头痛之要药，故用以为君；伍以白术健脾而燥湿为臣药；治痰须理气，气顺痰自消，陈皮理气化痰，燥湿和中，既助半夏祛痰湿，又理气消痰为佐药；使以甘草和中而调和诸药。加芎芷石膏汤去石膏，防药过凉，方中防风、羌活、白芷发表散风，川芎能上行头目，祛风止痛，蜈蚣、僵蚕、全虫加强化痰息风之力。加四物汤防风药燥性太过，养血润燥。以上诸药相合，共奏化痰息风、健脾祛湿之效，为治风痰头痛之良方。二诊：患者出现便秘，为风药及化痰祛湿之药燥性太过，加用火麻仁润肠通便，14 剂巩固治疗。

五、心悸

【侍诊验案】

案1　心悸医案（气阴两虚，痰火扰心）

刘某，女，55岁，2013年6月30日初诊。

初诊：患者心悸10年余，寐差，胸闷气短，乏力，潮热汗出，唇暗，胃胀微痛，吞酸，口臭，自述心电图正常，血压正常，偶心律不齐，舌淡苔白，脉沉弦数，有力。

辨证分析：该患者病久，耗气伤阴，气阴两虚，心失所养，则心悸、寐差；气虚痰湿阻滞，气机不畅则胸闷气短、乏力；气虚不能敛汗则潮热汗出；气虚，气机运行不畅，瘀血阻滞则胃胀微痛、唇暗；阴虚生热则口臭；舌淡苔白、脉弦主气阴两虚之象。

中医诊断：心悸（气阴两虚，痰火扰心）。

治法：益气养阴，宽胸理气，宁心安神。

处方：人参15 g，麦冬20 g，五味子15 g，当归15 g，炒酸枣仁20 g，柏子仁20 g，煅龙牡各30 g，半夏15 g，茯苓20 g，蜜远志10 g，郁金15 g，丹参20 g，炙草15 g，枳壳15 g。7剂，日1剂，水煎服，分早晚温服。

二诊：2013年7月14日，患者诸症减轻，臂痛，潮热，上方加姜黄、知母各15 g，继服14剂。

按语：本患者为气阴两虚之证，治以益气养阴，方用生脉散加减。方中人参补中气，麦冬养心阴，二药配伍，补气以生阴；五味子补五脏之气，酸收敛气，与人参配伍可收敛欲散耗之气，与麦冬配伍则收敛欲竭之阴，三药相配，一补一润一敛，能大补气阴；久病入络，当归、丹参补血活血以行瘀滞而止痛；枳壳、半夏、郁金行气祛痰解郁以宽胸；心藏神，酸枣仁、柏子仁、蜜远志养心安神；茯苓宁心安神；龙骨、牡蛎镇心安神，止心之动悸。二诊加用姜黄加强行气止痛之功，加用知母清热生津以退潮热。继服药14剂，气阴渐复，心神得养，心悸自消。

案2　心悸医案（肝郁气滞心神不宁）

王某，女，38岁，2013年6月30日初诊。

初诊：患者心悸6年余，寐差，胸闷气短，乏力，双乳癖，经来双乳胀痛，急躁易怒，经来腹痛，便秘，舌微红略暗，苔白，脉弦。

既往史：双侧乳腺增生，子宫内膜异位症。

辨证分析：该患者病久，情志不畅，郁久伤肝，肝失条达，肝郁气滞，气滞日久致心脉瘀滞，心脉失养则心悸、胸闷气短；肝郁气滞，血不归肝，魂无所藏，故寐差；肝脉夹乳，冲脉过乳，乳络气血不畅致双乳癖、双乳胀痛；肝气不疏，气机不畅，则见急躁易怒；肝郁气滞，血行不畅，气滞血瘀，不通则痛故经来腹痛；舌微红略暗，脉弦，为肝郁气滞之象。

中医诊断：心悸（肝郁气滞，心神不宁）。

治法：疏肝解郁，宁心安神。

处方：柴胡15 g，白芍15 g，当归15 g，茯苓20 g，郁金15 g，香附15 g，炒酸枣仁20 g，柏子仁20 g，枳壳15 g，丹皮15 g，甘草15 g，川芎10 g。14剂，水煎服，分早晚温服。

二诊：2013年7月14日，患者诸症减轻，便秘，上方加瓜蒌仁15 g，桃仁15 g，继服14剂。

按语：情志不舒，郁久伤肝，肝郁气滞，治以逍遥散加减。方中柴胡疏肝解郁，使肝气条达，为君药。白芍养血敛阴，柔肝缓急，与柴胡相配，疏肝而不劫阴，又可敛阴养血，条达肝气；当归养血活血，疏通心脉；共为臣药。君臣相配，补肝体而助肝用，使血足则肝和。气为血帅，气滞则血凝，故以枳壳、川芎行气活血；香附、郁金疏肝解郁，行气止痛；炒酸枣仁、柏子仁养心安神；茯苓健脾利湿，安神定志；共为佐药。甘草调和诸药，为使药。诸药相配，以奏疏肝解郁、安神定悸之功。二诊患者出现便秘，加用瓜蒌仁、桃仁既能润肠通便，亦可宽胸理气，活血化瘀，使心脉通则悸止。

案3　心悸医案（气虚血瘀）

王某，女，58岁，2013年5月5日初诊。

初诊：患者心悸2年余，胸闷气短，偶心微痛，寐可，唇暗，头晕，舌淡有齿痕，苔白，脉缓无力。

病史：2013年1月24日，动态心电图：窦性心律，频发房性期前收缩，短阵房速。高血压病史，服高血压药后130/90 mmHg；脑梗病史。

辨证分析：该患者病久，耗伤正气，心气虚弱，心失所养则心悸、胸闷气短；气行则血行，气虚无力行血，血停成瘀，心脉瘀滞，故胸痛；心主血脉，心气不足，血不能上达清窍，则头晕；舌淡有齿痕，苔白，脉缓无力主气虚之象；唇黯为血瘀之象。

中医诊断：心悸（气虚血瘀）。

治法：益气活血。

处方：人参 15 g，元芪 30 g，当归 15 g，川芎 15 g，丹参 20 g，炒酸枣仁 20 g，柏子仁 20 g，煅龙骨 30 g，煅牡蛎 30 g，郁金 15 g，炙甘草 15 g，蜜远志 10 g，石菖蒲 15 g。7 剂，水煎服，分早晚温服。

二诊：2013 年 5 月 12 日，脉细结，上方加薤白 15 g，茯苓 20 g，桂枝 10 g，7 剂。

三诊：2013 年 5 月 19 日，无力脉促，自服美托洛尔，上方去桂枝，加五味子 15 g，黄芪加 10 g，7 剂。

四诊：2013 年 5 月 26 日，上方加乌药 15 g，龙骨、牡蛎各 10 g，7 剂。

五诊：2013 年 6 月 2 日，脉细结，上方加桂枝 20 g，瓜蒌 15 g，7 剂。

六诊：2013 年 6 月 23 日，脉结气短，原方加桂枝 15 g，薤白 15 g，黄芪加 10 g，7 剂。

七诊：2013 年 6 月 30 日，脉时结，上方加赤芍 15 g，生龙骨、牡蛎各 35 g，7 剂。

八诊：2013 年 7 月 7 日，脉二三动一止，气短，原方加五味子 15 g，桂枝 15 g，元芪 10 g，赤芍 15 g，陈皮 15 g，7 剂。

九诊：2013 年 7 月 14 日，脉偶结，原方龙骨、牡蛎生用各 30 g，14 剂。

按语：《灵枢·邪客》曰："心者，五脏六腑之大主也，精神之所舍也。"久病耗伤心气，心气虚弱，心失所养而发本病。治宜益气养心治法，方用养心汤加减。方中人参大补元气，《本草经疏》称其能"回阳气于垂绝，却虚邪于俄顷"；黄芪补中益气，固表实卫，张锡纯称其"能补气，兼能升气，善治胸中大气下陷……为其补气之功最优，故推为补药之长，而名之曰耆也"；二药共为君药。丹参活血祛瘀，养血安神为臣。当归养血和血，血为气之舍，使气有所附，使之补而不失；酸枣仁、柏子仁、远志、石菖蒲养心安神；龙骨、牡蛎既能重镇安神，又能收敛心神；川芎为血中气药，行气活血，既能祛瘀生新，又能使之补而不滞；郁金活血行气止痛，气行则血行；共为佐使。炙甘草调和诸药，与君药相配，又能补中益气。二诊患者脉细结，加用薤白、茯苓健脾理气宽胸，桂枝合薤白开通心阳。三诊患者乏力，脉促，去桂枝减其温性，加大黄芪用量，增强补气之力；加用五味子补五脏之气，李东垣称其"补元气不足，收耗散之气"。四诊加大龙骨、牡蛎用量以收敛心神；加用乌药增强行气之力。五诊患者仍气虚未复，鼓动无力，脉来不能自续，而见脉细结，故加用桂枝温通经脉，瓜蒌理气宽行，桂枝合瓜蒌共同鼓动血脉运行。六诊脉结气短仍为虚象，原方加桂枝温通经脉，加大黄芪用量以增补气之力，薤白通阳散结理气止痛，三药共同增强补气行血之功。七诊脉结好转，瘀久易生内热，故加赤芍凉血活血，煅龙骨、牡蛎改为生用，增强其重镇安神之用。八诊脉二三动一止，气短，仍为虚象，原方加大黄芪用量以增强补气之力；加用陈皮健脾理气，桂枝温通心脉，赤芍凉血活血；五味子补元气不足，收耗散之气。九诊患者诸症减，脉偶结，原方煅龙骨、牡蛎改为生用以增强其重镇安神之用。

【传承医案】

案 心悸医案（气阴两虚）

杨某，女，40 岁，2014 年 12 月 16 日初诊。

初诊：患者口干舌燥数月，加重半个月。现感心慌，气短，多梦，头晕，困倦乏力，眼干涩，经常咳嗽，受凉后大便不成形，余时正常，月经正常，经期腹痛，舌质淡紫，苔腻，脉沉。

辨证分析：病久耗气伤阴，心气虚，故心悸气短、多梦、头晕、乏力；心阴虚，阴虚生内热，故口干舌燥、眼干涩；心阴虚，火旺克金，肺失宣降则咳嗽；脾气虚，湿为阴邪，受凉后湿困脾阳故大便不成形；舌质淡紫，脉沉主气阴两虚之象。

中医诊断：心悸（气阴两虚）。

治法：补气养心，养血安神。

处方：生黄芪30 g，炙甘草20 g，人参20 g，茯苓20 g，茯神20 g，川芎15 g，当归20 g，柏子仁20 g，半夏15 g，神曲15 g，远志20 g，桂枝15 g，五味子20 g，枸杞20 g，沙参20 g，玉竹20 g，菊花20 g，夜交藤20 g，合欢皮20 g，枣仁20 g。7 剂，日 1 剂，水煎服，分早晚温服。

二诊：2014 年 12 月 23 日，患者述服上药后，心慌好转，大便正常，多梦好转，仍乏力，咳嗽，舌质淡红紫，苔腻，脉沉。12 月 16 日方加杏仁10 g，薏苡仁20 g，7 剂，水煎服。

三诊：2014 年 12 月 31 日，经期 2 天，有血块，痛经明显减轻，略心慌，气短，多梦，乏力，四肢麻木，心烦，眼不干，舌质淡红紫，苔薄黄，脉沉。继服12 月 23 日方 7 剂。

四诊：2015 年 1 月 9 日，患者自述多梦易醒，唇干，纳可，大便正常，

身困、乏力好转，舌质淡红，舌体中部苔腻润。继 12 月 23 日方去桂枝，7
剂巩固疗效。

按语：《金匮要略·惊悸吐衄下血胸满瘀血病脉证治》："寸口脉动而
弱，动则为惊，弱则为悸。"该患者以气阴两虚为主，方用养心汤加减。方
中人参、黄芪补益心气；当归、川芎养心血；沙参、玉竹滋补阴液；酸枣
仁、柏子仁、五味子、茯神养心安神；半夏、神曲和胃化痰以助运；夜交
藤、合欢皮、远志宁心安神；桂枝温通血脉，阳中求阴。二诊患者仍乏力、
咳嗽、舌苔腻，脾主四肢肌肉，脾虚湿盛，湿邪阻滞，则乏力，加用薏苡仁
健脾渗湿；加杏仁宣肺止咳。随症加减后获得满意疗效。

六、胸痹心痛

【侍诊验案】

案 1 胸痹心痛医案（气虚血瘀）
杨某，男，45 岁，2013 年 9 月 8 日初诊。

初诊：胸痛 2 月余，劳则尤甚，偶心悸，乏力，寐可，唇略黯，心痛含
硝酸甘油缓解，自述心电图正常，舌淡苔白，脉弦芤。

辨证分析：气为血帅，气行则血行，气虚则推动无力，血行停滞则血脉
瘀阻，不通则痛，故胸痛；劳则耗气，故劳则尤甚；瘀血阻滞，心脉失养则
心悸；乏力，舌淡苔白，脉芤为气虚之象；唇黯，脉弦为瘀血之象。

中医诊断：胸痹心痛（气虚血瘀）。

治法：益气活血。

处方：人参 15 g，黄芪 30 g，当归 15 g，川芎 15 g，丹参 20 g，元胡
15 g，半夏 15 g，郁金 15 g，薤白 15 g，三七粉 8 g，炙草 15 g，炒酸枣仁
20 g，柏子仁 20 g，云苓 20 g。7 剂，日 1 剂，水煎服，分早晚温服。

二诊：2013 年 9 月 15 日，好转，上方加赤芍 15 g，继服 14 剂。

案 2 胸痹心痛医案（气虚血瘀）
吴某，女，46 岁，2013 年 6 月 30 日初诊。

初诊：胸闷气短 8 年余，胸痛，偶背痛，寐可，唇略黯，乏力，双腿水
肿，口角、舌向右歪，2005 年曾患心力衰竭，心电图示心肌缺血，左束支
传导阻滞，舌淡略黯，向右歪斜，苔白，脉滑，沉取无力。

辨证分析：该患者病久，久致心气不足，心主血脉，气为血帅，气行则

血行，气虚鼓动无力而致瘀，血脉瘀阻，不通则痛，故见胸背痛；心气不足则见胸闷气短、乏力；气虚血瘀阻络则口舌歪斜；唇黯，舌淡略黯，苔白，脉滑，沉取无力主气虚血瘀之象。

中医诊断：胸痹心痛（气虚血瘀）。

治法：益气活血。

处方：人参15 g，黄芪30 g，当归15 g，川芎15 g，丹参20 g，炙草15 g，茯苓25 g，瓜蒌15 g，天麻15 g，土鳖虫10 g，石菖蒲15 g，郁金15 g，姜黄15 g。7剂，日1剂，水煎服，分早晚温服。

二诊：2013年7月7日，胸闷气短好转，肿渐消，上方加泽泻15 g，7剂。

三诊：2013年7月14日，手心热，上方加青皮20 g，枳壳15 g，14剂。

案3 胸痹心痛医案（气虚血瘀）

殷某，男，48岁，2013年6月30日初诊。

初诊：胸闷气短5年余，加重1个月，乏力，心悸，偶心痛，寐略差，面赤，唇黯，自述心电图示心律不齐，期前收缩，舌略暗，苔白略腻，脉沉滑无力、结。

辨证分析：该患者病久，久致心气不足，心主血脉，气为血帅，气行则血行，气虚鼓动无力而致瘀，血脉瘀阻，不通则痛，故见心前区痛；心气不足则见胸闷气短、乏力；心气虚，心脉失养则心悸；心藏神，主血，心气不足，不能行血，心神失养则寐差；瘀久生热，故面赤；舌略暗，苔白，脉沉结无力主气虚血瘀之象。

中医诊断：胸痹心痛（气虚血瘀）。

治法：益气活血。

处方：白参15 g，黄芪30 g，当归15 g，川芎15 g，丹参20 g，郁金15 g，桂枝15 g，薤白15 g，赤芍15 g，炒酸枣仁20 g，柏子仁20 g，炙甘草15 g，砂仁15 g，乌药15 g。7剂，日1剂，水煎服，分早晚温服。

二诊：2013年7月7日，症好转，脉不缓，偶结，上方加石菖蒲15 g，7剂。

三诊：2013年7月14日，气短乏力，大便频，脉未止，上方去桂枝加莲子肉20 g，芡实20 g，14剂。

按语：上述三案既见气虚之象，又见血瘀之证，为气虚与血瘀并重之证，故治以益气活血，方用养心汤加减。方中人参、黄芪大补一身表里之气，益气以助血行，故为君药；丹参活血祛瘀为臣；当归、川芎养血活血，二药合用既能祛瘀不伤正，又能祛瘀生新，共为佐药；炙甘草既能助君药补气，又能调和诸药，故为佐使。在案1中，三七散瘀定痛，亦为佐药；加用半夏、茯苓健脾理气散结；气行则血行，故加元胡、郁金、薤白既能活血祛瘀，又能行气宽胸止痛；炒酸枣仁、柏子仁养心安神，神安悸自止。二诊患者诸症减轻，瘀久化热，故加用赤芍凉血活血。案2中，姜黄活血行气止痛，亦为佐药；瓜蒌理气宽胸，行胸膈气滞，血随气行；天麻、土鳖虫搜风通络，破血逐瘀；气行则血行，郁金既能活血又能行气止痛；加用石菖蒲、茯苓宁心以安心神，茯苓又能健脾利湿消肿。二诊加用泽泻，增强健脾渗湿作用，脾健则气血生化有源。三诊，瘀热内生，气行则血行，瘀血通行则内热自消，故加青皮、枳壳破血行气。案3中，加郁金、薤白既能活血祛瘀，又能行气宽胸止痛，气行则血行；砂仁、乌药促进行气之力止痛；桂枝温经通脉定悸；炒酸枣仁、柏子仁养心安神，神安悸自止；赤芍凉血止血以祛瘀热。二诊加用石菖蒲宁神。三诊气短乏力，脉未止，气虚仍未纠正，加用莲子肉交通心肾，益肾养心，固涩敛气，以防心气耗散而止悸；病久脾虚生湿，大便频，加芡实除湿健脾止泻。

七、不寐

【侍诊验案】

案 不寐医案

潘某，女，38岁。

初诊：2013年6月9日，寐差1年余，腰酸痛，乏力，脱发，健忘，左手麻木，两侧头胀头昏，月经正常，伴血块，自述血压低，喜怒，舌淡暗有齿痕，苔白，脉弦，略细无力。

辨证分析：《素问·灵兰秘典论》曰："肝者，将军之官，谋虑出焉。胆者，中正之官，决断出焉。"又曰："肝者，罢极之本，魂之居也。"肝血不足，魂无所居，故见寐差。乙癸同源，肝藏血，肾藏精，肝血不足，血不化精，肾精不足，故见腰酸痛、脱发、健忘；头两侧为少阳经循行，胆虚则两侧头胀头昏；肝血虚，筋脉失养则乏力、手麻木；肝郁气滞，肝气不舒，气机郁滞则喜怒；舌淡暗有齿痕，苔白，脉弦，略细无力主肝血虚之象。

中医诊断：不寐（肝血不足，心失所养）。

治法：补肝养心，安神定志。

处方：熟地20g，枸杞20g，五味子15g，山茱萸15g，人参15g，菊花20g，炒酸枣仁20g，柏子仁20g，黑芝麻20g，甘草15g，杜仲15g，桑寄生15g。7剂，日1剂，水煎服，分早晚温服。

二诊：2013年6月23日，眠仍较差，上方加生龙骨、牡蛎各30g，7剂。

三诊：2013年6月30日，好转，苔白略厚，上方加半夏15g，7剂。

四诊：2013年7月7日，苔转薄，眠可，头略昏，上方加薄荷8g，7剂。

五诊：2013年7月14日，舌略淡，上方，7剂。

按语：该患者肝血不足，心神失养，治以补肝养心，安神定志，方用仁熟散加减。方中熟地甘温，养血补肝，《药品化义》称其"主温胆，能益心血……养心神，宁魂魄"，《本草正》云："阴虚而神散者，非熟地之守不足以聚之。"人参大补元气，宁神益智，与熟地配伍则有气血双补之用，阳生阴长，气旺血生，共为君药。柏子仁补心气，养心血，安心神；酸枣仁养心血，益肝血，宁心安神，共为臣药。枸杞、山茱萸、杜仲、桑寄生助熟地滋补肝肾；菊花平肝止眩；五味子宁心安神，收敛欲散之神；黑芝麻补益精血，并能乌发；以上共为佐药。甘草调和诸药，为使药。二诊睡眠仍差，心神不安，加用生龙骨、生牡蛎重镇安神。三诊苔厚，病久痰浊内生，加用半夏燥湿化痰。四诊头略昏，加用薄荷疏肝行气，清利头目。五诊诸症皆消，继服上方病瘥。

【传承医案】

案1　不寐医案（气阴两虚）

王某，男，17岁，2015年7月27日初诊。

初诊：患者失眠2个月，多梦，易醒，神疲乏力，心悸，头昏，口干，手足心热，舌红，苔薄黄，脉细数且无力。

辨证分析：失眠属中医学"不寐"范畴，其病位在心。患者多梦，易醒，神疲乏力，心悸，为气血亏虚之象；心之气血不足，心失所养，故心悸不舒；心气不足，心气不能下交于肾，加之肾气阴亏虚，肾精不能上承于心，神不守舍，阳不入阴则寐差、多梦、易醒；心肾阴虚，阴虚生热，则口干、手足心热；舌红，苔薄黄，脉略数且无力，主气阴两虚之象。

中医诊断：不寐（气阴两虚）。

治法：益气养阴，调理阴阳。

处方：黄芪 20 g，炙甘草 10 g，人参 20 g，五味子 10 g，茯神 10 g，茯苓 10 g，川芎 10 g，当归 10 g，柏子仁 20 g，炒酸枣仁 20 g，半夏 10 g，神曲 10 g，远志 10 g，麦芽 20 g，山楂 10 g，莱菔子 10 g，熟地 10 g，山茱萸 10 g，山药 10 g，枸杞子 10 g，玉竹 10 g，沙参 10 g。14 剂，日 1 剂，水煎服，分早晚温服。

二诊：2015 年 8 月 11 日，患者自述初诊症状明显减轻，舌红，苔薄，脉沉。原方继用 14 剂治疗。

三诊：2015 年 8 月 28 日，患者自述仍多梦，其他初诊症状均消失，舌质淡红，苔薄，脉沉。初诊方加石菖蒲 20 g，龟板 20 g，郁金 10 g，陈皮 20 g，继用 14 剂，巩固治疗。

按语：养心汤最早见于宋代杨士瀛的《仁斋直指方》，方中药物有黄芪、人参、当归、茯苓、茯神、酸枣仁、柏子仁、远志、五味子、川芎、半夏、肉桂、炙甘草、生姜、大枣等。方中人参、黄芪补益心气；当归补养心血；柏子仁、炒酸枣仁、茯神、五味子养心安神，收敛心肺之气，且五味子酸收，与人参相伍，可补救欲耗之气；远志安神定志。加玉竹、沙参养阴清热；茯苓、川芎、当归养血活血；熟地、山药、山茱萸、枸杞子肝脾肾三阴并补；同时加半夏、麦芽、山楂、神曲、莱菔子醒脾和胃，故而达到气阴兼治的目的。二诊患者诸症减轻，继服上药。三诊患者仍多梦，考虑心血亏虚、阴虚内热之证仍在，遂加石菖蒲、龟板、郁金、陈皮以滋阴清热、开心窍、安心神、行气健脾。

案 2　不寐医案（气血亏虚，心神失养）

金某，女，38 岁，2015 年 6 月 30 日初诊。

初诊：患者失眠半年，多梦，易醒，神疲乏力，心悸，不思饮食，手脚发凉，月经不规律，量少，色淡，双目干涩，舌淡苔白，脉沉。

辨证分析：失眠属中医学"不寐"范畴，其病位在心。患者病久气血亏虚，心神失养，致心神不安，神不守舍则见多梦、易醒、心悸；气血亏虚，周身失养则神疲乏力；气血亏虚，冲任失调则月经不规律、量少、色淡；气虚不能温煦四末则手脚发凉；血虚肝不藏血则双目干涩；舌淡苔白，脉沉均为气血亏虚之象。

中医诊断：不寐（气血亏虚，心神失养）。

治法：补养气血，养心安神。

处方：黄芪 30 g，炙甘草 30 g，人参 20 g，茯苓 20 g，茯神 20 g，川芎 10 g，当归 20 g，柏子仁 20 g，半夏 15 g，远志 20 g，肉桂 15 g，五味子 20 g，炒酸枣仁 30 g，知母 20 g，生龙骨、舌牡蛎各 30 g。7 剂，日 1 剂，水煎服，分早晚温服。

二诊：2015 年 7 月 8 日，患者自述失眠、心慌心悸症状好转，舌淡红，苔薄，脉沉。原方继用 14 剂治疗。

三诊：2015 年 7 月 27 日，患者自述睡眠佳，月经正常，双目干涩症状完全消失，舌质淡红，苔薄，脉沉。原方继用 14 剂，巩固治疗。

按语：该患者为气血亏虚，心神失养，致心神不安，神不守舍，治以补养气血，养心安神，方用养心汤加减。方中人参、黄芪补益心气；当归补养心血；柏子仁、炒酸枣仁、茯神、五味子养心安神，收敛心肺之气，且五味子酸收，与人参相伍，可收敛欲耗之气；远志、茯苓宁心安神定志；川芎、当归养血活血；龙骨、牡蛎重镇安神；再加半夏祛痰涎，甘草补脾，肉桂引药入心，增强各药养心安神的作用，从而养血以宁心神，健脾以资化源，神气安宁，失眠乃愈。

第三节　跟师中医大家王铁良教授

一、肾性蛋白尿医案

【侍诊验案】

案1　越婢五皮饮加减（风邪外束，三焦不利证）

张某，男，15 岁。

初诊：患者 2 周前感冒后出现颜面、双下肢水肿，就诊于我院门诊，查 PRO（＋＋＋），现患者尿中多沫，尿少，颜面、双下肢水肿，咳嗽、咽痛，舌淡红，舌苔薄，脉浮滑。

辨证分析：该患者外感风邪，肺失宣降则咳嗽；肺气失宣，三焦气化不利，不能通调水道，下输膀胱，则尿少，颜面、双下肢水肿；风邪善行数变，亦可循经下行，致肾之封藏失职，形成尿中多沫；咽痛，脉浮滑为风邪袭肺偏热之象。

中医诊断：尿浊（风邪外束，三焦不利）。

治法：疏散风热，宣肺行水。

处方：麻黄 15 g，杏仁 15 g，生石膏 30 g，甘草 10 g，车前子 15 g，冬瓜皮 30 g，苍术 20 g，生姜皮 20 g，桑白皮 20 g，陈皮 20 g，大腹皮 30 g，茯苓皮 30 g。7 剂，日 1 剂，水煎服，早晚二次温服。

二诊：连服 7 剂，尿中泡沫消失，水肿不显，食纳可，余诸症缓解。继服 14 剂。

按语：肺有通调水道的功能，即肺气能调节和维持水液的代谢平衡，促进水液代谢。肺肾经脉相通，肺病可通过经脉联系影响肾之封藏作用。若此功能失调可出现尿少、水肿等症，如"风水"，治疗上可以从治"肺"入手，即宣肺行水法。本案患者感受外邪，风邪束肺，邪气内舍于肺，久郁不解，郁而化热，毒热内生，肺失宣肃，三焦水道通调失利，风水相搏而发病。同时，风邪亦可直接循经下行，致肾之封藏失职，形成蛋白尿。治以散风清热，宣肺利水，方用越婢五皮饮加减。麻黄宣散外邪，生石膏清肺热，杏仁止咳，车前子、冬瓜皮利水，苍术祛其表湿，五皮饮善利皮间之水气，使诸症得解。

案 2　参芪地黄汤加减（脾肾亏虚，湿热内蕴证）

穆某，男，45 岁。

初诊：患者慢性肾炎病史 1 年，现患者尿中多沫，周身乏力，手足心热，口燥咽干，便溏，舌淡苔厚，脉沉。尿液分析：BLD（+），PRO（+++）。

辨证分析：本案患者脾肾两虚，脾失运化，肾失封藏，精微外泄，形成蛋白尿；脾气不足，生化乏源，肢体失养，则周身乏力；脾肾两虚水湿不运，水湿郁久化热，湿热留于胃肠则大便溏薄；肾阴亏虚，阴不制阳，虚火内生，故见五心烦热，咽干口燥；舌淡苔厚脉沉主脾肾两虚，湿热内蕴之象。

中医诊断：尿浊（脾肾两虚，湿热内蕴）。

治法：补肾健脾，清热利湿。

方用：党参 30 g，黄芪 30 g，生地 15 g，山萸肉 15 g，山药 20 g，茯苓 20 g，丹参 30 g，泽泻 15 g，枸杞 20 g，首乌 20 g，杜仲 20 g，女贞子 20 g，半枝莲 30 g，白花蛇舌草 30 g，鱼腥草 30 g，砂仁 20 g，仙灵脾 20 g，白术

20 g，防风 15 g，薏米 30 g。14 剂，日 1 剂，水煎服，早晚二次温服。

二诊：连服 14 剂，尿中泡沫减少，乏力基本缓解，饮食、大便均正常。

按语：蛋白尿的形成与脾虚不能升清、肾虚不能封藏关系密切，慢性肾炎的脾气虚与肾阴虚的表现常同时并见。治以补肾健脾，清热利湿，方用参芪地黄汤加减。生地滋阴补肾，填精益髓，山萸肉补养肝肾，固涩精气，山药补益脾阴，固肾涩精，三药合用三阴并补，重在补肾；茯苓淡渗脾湿，并助山药之健运；丹参凉血活血，并制山萸肉之温涩；泽泻利水渗湿；党参补中益气养阴，黄芪补气升阳，两者合用，使脾气健运，清阳得升，肺气充足，精微得布；同时在原方基础上辅以枸杞、首乌、杜仲、女贞子等加强滋肾之效。本证以脾肾亏虚为本，但受风热外袭，故加半枝莲、白花蛇舌草、鱼腥草清热利湿，薏米、砂仁健胃助脾之运化，仙灵脾温肾壮阳，取阴中求阳之意，白术、防风取玉屏风散益气固表之意。

案 3　加味清心莲子饮加减（气阴两虚，湿热内蕴证）

尹某，男，35 岁。

初诊：该患者既往肾病综合征病史 3 年，患者 2 个月前出现尿中多沫，1 周前因劳累病情加重，就诊于我院门诊，PRO（＋＋＋）。现患者尿中多沫，食少纳差，四肢倦怠，五心烦热，腰酸痛，舌淡红，苔白，脉沉。

辨证分析：本案患者久病耗气伤阴，日久致气阴亏虚，湿邪稽留体内，直接影响气机，又可郁而化热，导致气阴两虚、湿热内蕴；湿邪阻碍气机，清者不升，浊者不降，精微不循常道而下泄，形成蛋白尿；脾主四肢肌肉，脾气虚则四肢倦怠；腰为肾之府，肾虚腰脊失养则腰酸痛；肾阴不足，阴虚生内热则五心烦热；舌淡红，苔白，脉沉主气阴两虚，湿热内蕴之象。

中医诊断：尿浊（气阴两虚、湿热内蕴）。

治法：益气养阴，清热利湿。

处方：黄芪 30 g，党参 30 g，柴胡 20 g，黄芩 15 g，地骨皮 20 g，麦冬 15 g，茯苓 20 g，车前子 15 g，石莲子 20 g，双花 20 g，连翘 20 g，金樱子 20 g，芡实 20 g。7 剂，日 1 剂，水煎服，早晚二次温服。

二诊：连服 7 剂，尿中多沫，四肢倦怠，五心烦热减轻，原方再服 7 剂，尿中泡沫明显减少，食纳可，余诸症缓解。

按语：本案为气阴两虚，湿热内蕴致精微不固为病，方用清心莲子饮加减。清心莲子饮首见于《太平惠民和剂局方》，原文曰："治心中蓄积，时常烦躁，因而思虑劳力，忧愁抑郁，是致小便白浊，或有沙膜，夜梦走泄，遗沥涩痛，便赤如血；或因酒色过度，上盛下虚，心火炎上，肺金受克，口舌干燥，渐成消渴，睡卧不安，四肢倦怠，男子五淋，妇人带下赤白；及病后气不收敛，阳浮于外，五心烦热。"方中石莲子，取其清心火养脾阴又秘精微，对蛋白尿外泄有收涩作用；黄芪、党参补气升阳；茯苓淡渗利湿；黄芩清上焦心肺之热；地骨皮、麦冬滋阴清热；车前子通利水道，渗湿泄热；双花、连翘清热解毒。此方补气养阴，清热利湿使诸症得解。

案4 养阴清肺汤加减（肺肾阴虚证）

骆某，女，42岁。

初诊：患者慢性肾炎病史4年，近1周患者外感发热后自觉腰酸痛，咽干咽痛，尿频，就诊于我院门诊，尿液分析：BLD（＋＋），PRO（＋＋）。现患者尿中多沫，尿色深，尿频，腰痛，咽干咽痛。

辨证分析：肺主气，通调水道，主宣发肃降。肺气通调，水液布达全身，则"充身泽毛，若雾露之溉"；若外感风邪，腠理开泄，肺失宣肃，内生水湿，三焦无以畅通，精气无法布散，悖于常道，下泄而成蛋白尿；本医案患者病久，素体阴亏，肾阴亏虚，则虚火上燔，扰动精气，精气不循常道而外溢则尿中多沫；肾虚腰脊失养则腰痛；肺肾阴虚，虚热上系咽喉则咽干咽痛；肺肾阴虚，肺失通调水道，肾失开阖，膀胱气化不利则尿色深、尿频。

中医诊断：尿浊（肺肾阴虚）。

治法：养阴润肺，清热解毒。

处方：生地15 g，玄参15 g，白芍20 g，麦冬15 g，丹皮15 g，双花20 g，连翘20 g，板蓝根30 g，大力子30 g，茅根30 g，半枝莲30 g，白花蛇舌草30 g，茜草30 g，藕节30 g，槐花20 g，侧柏炭15 g。7剂，日1剂，水煎服，早晚二次温服。

二诊：连服7剂，咽干，腰酸不适，尿中泡沫减少，尿色淡黄，原方去茜草、藕节、槐花、侧柏炭再服7剂，尿中泡沫明显减少，尿色淡黄，余诸症缓解。

按语：肾寓元阴元阳，"阴平阳秘，精神乃固"。阴阳失调，则肾中精、神不能固守，外泄即成蛋白尿。中医学理论认为，肺与肾密切相关，肺肾为母子相生之脏，五脏寒热相移，母病及子，肺病即可传之于肾。本案为肺肾阴虚证，治以养阴清肺汤加减。养阴清肺汤出自清代喉科专著《重楼玉钥》，专为治疗白喉而设，后世在临证应用中不断扩大其临床治疗范围。方中生地养阴清热；玄参养阴生津，泻火解毒利咽；麦冬养阴清肺；丹皮清热凉血；双花、连翘、板蓝根、茅根清热解毒；半枝莲、白花蛇舌草清热解毒，利湿通淋；茜草、藕节、槐花、侧柏炭凉血止血。诸药合用，养阴清肺，清热解毒，凉血止血使诸症得解。二诊尿色变浅，本患者为肺肾阴虚之证，苦寒之药久用易于伤阴，故去苦寒之茜草、藕节、槐花、侧柏炭，继服巩固治疗。

二、肾性血尿医案

【侍诊验案】

案1 银翘散加减（外感风热证）

张某，男，16岁，2014年5月6日初诊。

初诊：患者昨晚感觉不适，于今天下午出现全身乏力，发热，微恶寒，咽痛，突然出现双下肢皮肤紫斑，颜色鲜红，尿色红赤。体温38.1℃，精神尚可，面红，咽部充血，双侧扁桃体Ⅱ度肿大，双肺呼吸音粗，无干湿啰音，舌红苔薄白，脉浮数。

辨证分析：该患者感受外邪以风热为主，首伤肺卫，肺失宣降，卫外不固，则发热、恶寒、咽痛；热邪灼伤肾络致尿血；热毒内侵伤及营血，则见皮肤紫斑；热邪内扰脏腑血络，则见腹痛、便血。

中医诊断：尿血（外感风热证）。

治法：疏风清热，凉血止血。

处方：金银花20 g，连翘20 g，生地20 g，丹皮20 g，竹叶20 g，荆芥15 g，牛蒡子20 g，薄荷15 g，芦根25 g，桔梗30 g，甘草10 g，白茅根20 g，侧柏叶20 g，小蓟30 g。7剂，日1剂，水煎服，早晚二次温服。

二诊：服用上方6剂后，身热已消退，无恶寒，无咽痛，少量新鲜出血点，轻度瘙痒，尿色转为正常。上方加紫草10 g，白鲜皮10 g，防风10 g，7剂。

三诊：紫斑散在，尿潜血阴性，去白鲜皮，加黄芪15 g，白术20 g，继服7剂，巩固疗效。

按语：本案患者尿血多因外邪引动伏邪所致，治以疏散外邪为主，配合凉血止血、清热解毒，以银翘散加减治之。银翘散源于清代吴鞠通的《温病条辨》，是吴氏总结叶天士治疗温病表证之主方，专为治温热病设立的辛凉解表之平剂。银翘散为遵循《黄帝内经》"风淫于内，治以辛凉，佐以苦甘，以甘缓之，以辛散之"的原则，创立的辛凉解表、清热解毒之剂。方中重用金银花、连翘，既有辛凉透表、清热解毒的作用，又具芳香辟秽的功效，在透解卫分表邪的同时，兼顾了温热病邪多挟秽浊之气的特点；薄荷、牛蒡子味辛而性凉，疏散风热，清利头目，解毒利咽；荆芥辛而微温，助君药发散表邪，透热外出，辛而不烈，温而不燥，与大队辛凉药配伍，可增辛散透表之力；竹叶清上焦热，芦根清热生津，桔梗宣肺止咳；甘草既可调和诸药，护胃安中，又可合桔梗清利咽喉；丹皮、侧柏叶、小蓟清热凉血止血。二诊患者身热已消退，少量新鲜出血点，轻度瘙痒，上方加紫草、白鲜皮、防风，以祛风止痒。三诊紫斑散在，外感症状消失后应注意固护正气，益卫固表，避免再次受到外邪侵袭，导致病情缠绵难愈，故去白鲜皮，加黄芪、白术，益卫固表，巩固疗效。

案2　参芪地黄汤加减（脾肾两虚，湿热内蕴证）

李某，女，20岁，2014年11月18日初诊。

初诊：8个月前患者感冒发热后出现双下肢皮肤紫斑，尿色红，PRO（＋＋＋），BLD（＋＋＋），用糖皮质激素及雷公藤总苷片治疗，病情好转，停药后病情反复。现症见尿色淡红，双下肢皮肤少量紫斑，无皮肤瘙痒，乏力，纳差，腰酸，舌质淡，苔白腻，脉沉细。PRO（＋＋＋），BLD（＋＋＋），RBC满视野/HP。

辨证分析：先天禀赋不足，饮食不节或后天失养、营养不良等导致脾胃虚弱，脾失健运，久病及肾，致脾肾两虚。脾气亏虚，运化失健，水湿内生，郁而化热，湿热内蕴，阻滞络脉，郁而化火动血，灼伤血络，迫血妄行，发为尿血、紫斑；湿为阴邪，肾居阴中之阴，同气相求，湿热之邪常蕴结于肾，是尿血缠绵难愈、反复迁延的主要原因；肾虚，腰脊失养则腰痛；湿热滞留中焦，则脾失健运，则纳差；脾虚，脾失运化，周身失养则乏力；舌质淡，苔白腻，脉沉细主脾肾两虚，湿热内蕴之象。

中医诊断：尿血（脾肾两虚，湿热内蕴证）。

治法：补肾健脾，清热利湿。

处方：党参30g，黄芪30g，生地20g，山萸肉20g，丹皮20g，茯苓30g，泽泻15g，山药20g，女贞子20g，枸杞子30g，首乌30g，杜仲20g，神曲30g，焦山楂30g，炒麦芽30g，半枝莲30g，白花蛇舌草30g，鱼腥草30g，鸡内金20g，石韦20g。14剂，日1剂，水煎服，早晚二次温服。

二诊：服用上方 14 剂后，患者自觉乏力有所减轻，尿色转为正常，PRO（＋＋＋），BLD（＋＋＋），RBC 40～50 个/HP，饮食较前有所增加，月经后期，已有 2 个月未至。上方加当归 15 g、川芎 15 g、桃仁 10 g，继服 14 剂。

三诊：双下肢皮肤紫斑已完全消退，尿液分析明显好转。轻度乏力，无腰酸，二便调。逐渐停用雷公藤总苷片，继服中药巩固疗效。

按语：本案患者脾肾亏虚，湿热阻滞，湿热之邪灼伤血络而致尿血。本证属本虚标实之证，治宜标本兼顾。方用参芪地黄汤加减，方中党参、黄芪益气健脾；山萸肉温肾补肝，涩精敛汗；山药健脾滋肾固精；泽泻清泄肾浊，分清水湿；丹皮清泄肝火，制山茱萸酸收之性；茯苓淡渗健脾，既助山药补脾固精，又可防脾土之壅滞；枸杞子、女贞子补肾填精；首乌补益精血，补肝肾；石韦清热利湿。全方标本兼顾，以补虚治本为主，补不恋邪、泻不伤本、甘淡平和。诸药配合，共奏补肾健脾、清热利湿之功。患者久病长期服药，应注意固护胃气，避免苦寒之品伤胃，可适当加入健脾和胃之焦三仙，使中焦气机畅达，气血化生有源，诸症自除。二诊患者诸症好转，而月经 2 个月未至，酌加活血调经之品。三诊患者诸症明显好转，继服上药巩固治疗。

案 3　养阴汤加减（阴虚火旺证）

袁某，女，60 岁，2014 年 5 月 9 日初诊。

初诊：患者过敏性紫癜性肾炎病史 1 个月。自述 1 个月前不慎受凉后出现尿色红赤，腰痛，自服头孢类抗生素 3 天后尿色红赤有所好转，腰痛未减轻。平素口干咽燥，手足心热，现症见尿色淡红，口干舌燥，纳差，腰膝酸软，舌红少苔，脉细数。

辨证分析：肾为先天之本，藏精，肾中精气，是机体生命活动之本，对机体各方面的生理活动均起着极其重要的作用，肾虚不能封藏，可导致蛋白尿的流出；肾阴虚，阴为有形之物，肾阴不足，阴不制阳，相火妄动，灼伤肾络，血为火扰，被迫离经外溢而为血尿。故素体肾阴亏虚为尿血发生、发展、变化的关键基础。本案患者平素口干咽燥，手足心热即为阴虚发病之基础。腰为肾之府，肾阴虚，肾精不足，腰脊失养则腰膝酸软；舌红少苔，脉细数为阴虚火旺之象。

中医诊断：尿血（阴虚火旺证）。

治法：滋阴益肾，凉血止血。

处方：生地 20 g，玄参 20 g，麦冬 20 g，丹皮 15 g，双花 20 g，连翘 30 g，茅根 30 g，生地榆 30 g，白芍 20 g，板蓝根 30 g，槐花 20 g，知母 20 g，黄柏 15 g。7 剂，日 1 剂，水煎服，早晚二次温服。

二诊：口干咽燥症状略有缓解，其余无变化，继服上方 7 剂。

三诊：尿色正常，饮食量增加，手足心热减轻，口干好转，继服上方 7 剂。

四诊：诸症均有减轻，继服以巩固疗效。

按语：本案患者素体阴虚，复感外邪发病，辨证为阴虚火旺，治以滋阴益肾，凉血止血，方用养阴汤主之。本方是由养阴清肺汤化裁而来，此方始载于《重楼玉钥》。本意是为了治疗当时流行的传染性极强的疾病白喉。白喉中医属瘟病范畴，系感受时疫毒邪引起的热性传染病。多由素体阴虚蕴热，复感燥气疫毒时邪所致，治宜养阴清肺之法，兼辛凉而散。方中重用生地甘寒入肾，养阴清热，为君药；玄参养阴生津，泻火解毒，麦冬养阴清肺，共为臣药；佐以丹皮清热凉血消肿；白芍益阴养血；双花、连翘辛凉解表，清热解毒；板蓝根解毒利咽，生地榆、槐花清热凉血止血；知母清虚热，合而成方，具有滋阴益肾，凉血止血之功。

案 4 归脾汤加减（气不摄血证）

张某，女，43 岁，2014 年 5 月 11 日初诊。

初诊：患者慢性肾小球肾炎 10 余年，常因劳累、外感等因素，导致病情反复，迁延不愈，平素神疲乏力，少气懒言，时有心悸怔忡。昨日劳累后症状加重，现症见尿色淡红，腰膝酸软，乏力头晕，食少纳呆，舌质淡，苔白，脉沉细。

辨证分析：脾主统血实际上是气的固摄作用，气的固摄作用正常，则血液不至于溢出脉外而出血，脾气虚则精微下泄，血乏生化，加之统摄无权，血不循其道，妄行脉外，而出现尿血；脾气虚，脾失运化，脾胃不和则食少纳呆；脾不运化水谷精微，周身失养则腰膝酸软、乏力；清窍失养则头晕；舌淡苔白，脉沉细主气虚之象。

中医诊断：尿血（气不摄血证）。

治法：益气健脾，固摄止血。

处方：黄芪 30 g，白术 20 g，太子参 15 g，当归 20 g，甘草 10 g，茯神 15 g，远志 20 g，木香 10 g，生姜 15 g，龙骨 15 g，牡蛎 15 g，茜草 30 g，大枣 15 g，陈皮 15 g，神曲 30 g，山楂 30 g。7 剂，日 1 剂，水煎服，早晚

二次温服。

二诊：患者服上方 7 剂后，乏力症状明显缓解，无心悸，轻度腹胀、纳差，大便不实，失眠。上方加夜交藤 20 g，合欢皮 20 g，7 剂。

三诊：诸症较前均有明显缓解，继服上方以巩固疗效。

按语：本案患者为脾气虚，统摄无权，气不摄血而致，治以益气健脾，固摄止血，方用归脾汤加减。归脾汤源于宋代医家严用和的《济生方》，该方从心脾两脏论治，重在治脾，脾乃气血生化之源，且补益脾气，血行方可得到统摄，由脾气虚统摄无权而导致的出血才可以得到控制。本方在补益脾气的同时，用木香行气舒脾，使补气血之药补而不滞，更能发挥其补益之功。本方益气健脾，固摄止血，心、肝、脾三经并补，但侧重在心、脾，故用治思虑过度、劳伤心脾、脾不统血而致血液妄行诸病。因心主血，肝藏血，脾统血，三脏功能恢复则血自归经而诸症自愈。方中黄芪、白术、太子参补脾益气；当归补血养心；茯神养心安神；远志宁神益智；木香理气醒脾；甘草补益心脾之气，更调和诸药；加用生姜、大枣调和脾胃，使气血化生有源；兼见纳差加陈皮、神曲、山楂以健脾助运；龙骨、牡蛎收涩止血；茜草清热凉血止血。诸药相配，心脾同治，以补脾为主，使脾旺则气血化源充足，脾气充足，统摄有权则血尿自止。二诊患者仍为气虚之象，加之病久扰神，神不守舍，故加夜交藤、合欢皮养心安神。

三、肾性水肿医案

【侍诊验案】

案 1　越婢五皮饮加减（风邪外束，三焦不利证）

王某，男，18 岁。

初诊：患者感冒后出现颜面、双下肢水肿，腰以下尤甚，PRO（＋＋＋），现患者颜面及双下肢水肿，咳嗽，发热咽痛，尿少，舌红苔黄，脉浮数。

辨证分析：患者感受外邪，风邪束肺，肺有通调水道的功能，即肺气能调节和维持水液的代谢平衡，促进水液代谢；肺肾经脉相通，肺病可通过经脉联系影响肾之封藏作用，若此功能失调可出现尿少、水肿等症；风寒袭肺，肺失宣降，卫外不固则咳嗽、发热咽痛；舌红苔黄，脉浮数主风寒袭肺，入里化热之象。

中医诊断：水肿（风邪外束，三焦不利）。

治法：疏风清热，宣肺行水。

处方：麻黄 15 g，杏仁 15 g，生石膏 30 g，甘草 10 g，车前子 15 g，冬瓜皮 30 g，苍术 20 g，生姜皮 20 g，桑白皮 20 g，陈皮 20 g，大腹皮 30 g，茯苓皮 30 g，泽泻 15 g，猪苓 20 g，桂枝 20 g。7 剂，日 1 剂，水煎服，早晚二次温服。

二诊：服药 7 剂，发热咽痛缓解，周身水肿减轻，尿量正常。原方去泽泻、猪苓、桂枝，再服药 7 剂，诸症缓解。

按语：本案患者因感受外邪，风邪束肺，肺失通调水道而致。治以散风清热，清肺利水，方用越婢五皮饮加减。方中麻黄宣散外邪，石膏清肺热，杏仁止咳，车前子、冬瓜皮利水，苍术祛其表湿，五皮饮、五苓散能利皮间之水气，使诸症得解。

案 2　中满分消汤加减（脾虚，湿热内蕴证）

吴某，男，76 岁。

初诊：患者肾病综合征病史 1 年，病情迁延反复不愈，PRO（＋＋＋），BLD（＋＋＋）。现症见周身水肿，乏力，腹胀，大便秘结，尿少，舌红苔黄，脉数。

辨证分析：患者年老体虚加之久病伤脾，脾虚而精不化气，气不化水致水浊内瘀，形成水肿；日久郁而化热，所以水肿后期表现为脾虚，湿热内蕴之本虚标实夹杂证候；脾虚，脾失运化则腹胀；精微不布则乏力；热邪蕴结肠道则大便秘结；湿热蕴结膀胱，膀胱气化无力则尿少；舌红苔黄，脉数主湿热之象。

中医诊断：水肿（脾虚，湿热内蕴）。

治法：健脾清热利湿。

处方：党参 30 g，白术 30 g，茯苓 30 g，陈皮 20 g，半夏 15 g，砂仁 20 g，枳壳 20 g，猪苓 20 g，泽泻 15 g，厚朴 30 g，黄芩 15 g，黄连 15 g，生姜 15 g，姜黄 15 g，半枝莲 30 g，白花蛇舌草 30 g，大腹皮 30 g，冬瓜皮 30 g。7 剂，日 1 剂，水煎服，早晚二次温服。

二诊：服药 7 剂，周身水肿减轻，尿量略有增加，乏力，心悸汗出。原方加黄芪 40 g，防风 15 g，重楼 15 g，再服药 7 剂。

三诊：患者双下肢轻度水肿，腹胀缓解，二便正常。继续服用上方。

按语：水肿的形成与脾虚阳不化水及水郁化热引起的水液代谢异常相关。本案患者为脾虚湿热内蕴所致，治以行气健脾、清热利湿，方用中满分消汤加减。本方见于李东垣《兰室秘藏》，方中党参、白术、茯苓健脾益气；半夏、厚朴燥湿，理气健脾，下气除满；陈皮、枳壳行气；猪苓、泽泻利水渗湿；砂仁化湿行气；黄连、黄芩清热燥湿；姜黄长于活血行气；干姜温中助阳化气；半枝莲、白花蛇舌草清热解毒；大腹皮、冬瓜皮利水消肿。二诊患者兼见表虚不固之象，加玉屏风散以扶正固表。

案 3 升阳益胃汤加减（脾胃失和证）

钱某，男，46 岁。

初诊：患者 1 个月前因劳累出现眼睑、双下肢水肿，遂来门诊就诊。现患者眼睑、双下肢水肿，乏力，纳差，便溏 4~5 次/天，舌淡苔薄，脉沉。

辨证分析：本案患者因劳累损及脾气，造成脾胃虚弱，升降失司，运化水液功能障碍，外泛肌肤为肿，发生水肿之病；脾虚，脾失运化，脾胃失和则纳差；不能运化水谷精微，周身失养则乏力；脾虚，不能分辨清浊，则大便次数增多；舌淡苔薄，脉沉主脾胃不和之象。

中医诊断：水肿（脾胃失和）。

处方：党参 30 g，白术 20 g，黄芪 30 g，黄连 15 g，半夏 20 g，陈皮 20 g，甘草 7.5 g，茯苓 20 g，泽泻 15 g，防风 15 g，羌活 20 g，独活 20 g，柴胡 20 g，扁豆 20 g，砂仁 20 g，薏米 20 g，桔梗 20 g，冬瓜皮 20 g。7 剂，日 1 剂，水煎服，早晚二次温服。

按语：脾胃同居中焦构成表里关系，二者不仅在生理上相互联系，而且在病理上相互影响。脾健则胃和，胃病则脾衰。脾宜升，胃宜降方能使机体气机水液升降协调，共同完成饮食水谷的消化和水谷精微的吸收、传输，饮食劳倦等损及脾气，造成脾胃虚弱，升降失司，运化水液功能障碍，痰饮水湿内生，形成"脾生湿"。水湿产生之后，又反过来困遏脾气，致使脾气不升，脾阳不振，形成"湿邪困脾"清气不升，浊阴不降，则脾胃同病相怜，水浸其中，外泛为肿，发生水肿之病。因此，在临证治疗上，应该健脾益胃，升阳除湿，方用升阳益胃汤加减。东垣《脾胃论》中升阳益胃汤，采其意而用其实。临床随症加减，使本不是治水之方而行治水之效，方中黄芪补气温阳，党参补气，半夏燥湿，白术健脾，甘草补气和胃，柴胡宣畅气机，防风、羌活、独活助脾升举清阳，使气机上达且祛风除湿，陈皮理气健脾，茯苓淡渗利水，健脾益胃，泽泻利水渗湿，黄连清热燥湿，佐以参苓白术散以健脾。

案 4　参芪地黄汤加减（脾肾亏虚证）

岳某，男，74 岁。

初诊：患者周身水肿 3 个月，PRO（＋＋＋），MA 23.5 g/L。现患者四肢水肿，阴囊肿，乏力腰酸，五心烦热，舌淡红，苔薄，脉沉。

辨证分析：患者年老久病体虚，脾肾亏虚，脾虚失运化水湿之能，肾虚失主水之职，蒸化失司，致水湿内蕴泛溢肌肤而表现为水肿；脾虚生湿，湿郁日久而生热，终致虚实夹杂而发病；湿邪下注，则阴囊肿；脾肾亏虚，脾虚，运化失司，周身失养则乏力；肾虚，腰脊失养则腰酸；肾虚生内热，则五心烦热；舌淡红，苔薄脉，沉主脾肾亏虚之象。

中医诊断：水肿（脾肾亏虚，湿热内蕴）。

治法：健脾益肾，清热利湿。

处方：党参 30 g，黄芪 30 g，生地 15 g，山萸肉 15 g，山药 15 g，茯苓 20 g，丹皮 15 g，泽泻 15 g，枸杞 20 g，首乌 20 g，杜仲 20 g，女贞子 20 g，半枝莲 30 g，白花蛇舌草 30 g，鱼腥草 30 g，砂仁 20 g，仙灵脾 20 g，冬瓜皮 50 g，大腹皮 30 g。7 剂，日 1 剂，水煎服，早晚二次温服。

二诊：患者水肿减轻，乏力腰酸，食纳可，舌淡苔薄，脉沉。原方加冬瓜皮 30 g，再服 7 剂。

按语：本案患者年老久病，脾肾亏虚，致水湿内蕴，湿郁日久化热而致水肿。治以健脾益肾，清热利湿，方用参芪地黄汤加减。方中生地滋阴补肾，填精益髓；山萸肉补养肝肾，固涩精气；山药补益脾阴，固肾涩精；茯苓淡渗脾湿；丹皮凉血活血；泽泻利水渗湿；党参补中益气养阴，黄芪补气升阳，两者合用，使脾气健运，清阳得升，肺气充足，精微得布；同时在原方基础上辅以枸杞、首乌、杜仲、女贞子等以加强滋肾之效；半枝莲、白花蛇舌草、鱼腥草清热利湿；砂仁健胃助脾之运化；仙灵脾温肾壮阳；冬瓜皮、大腹皮利水消肿。

案 5　寄生肾气丸加减（肾阳虚，湿邪留恋证）

李某，男，54 岁。

初诊：患者颜面、双下肢水肿 1 周，伴畏寒，手足冷，阳痿，食纳差，尿频尿急，舌嫩淡胖，有齿痕，脉沉。

辨证分析：本医案患者肾阳虚，阳不化气，水湿外溢肌肤则见水肿；肾阳亏虚，命门火衰，不能温煦，故畏寒、手足冷、阳痿；肾与膀胱相表里，肾阳不足，膀胱气化不利，故尿频尿急；舌嫩淡胖，有齿痕，脉沉为阳气虚衰，水湿内停之象。

中医诊断：水肿（肾阳虚，湿邪留恋）。

处方：党参 30 g，黄芪 30 g，熟地 15 g，山药 15 g，山萸肉 15 g，茯苓 20 g，泽泻 15 g，丹皮 15 g，肉桂 15 g，附子 10 g，车前子 20 g，牛膝 20 g，萹蓄 20 g，瞿麦 20 g，白花蛇舌草 30 g，半枝莲 30 g，鱼腥草 30 g。7 剂，日 1 剂，水煎服，早晚二次温服。

二诊：患者水肿减轻，尿急尿频缓解，腰酸乏力，舌淡苔薄，脉沉。原方去萹蓄、瞿麦，再服 7 剂。

按语：水肿以精血皆化为水，多属虚败之证，而水精之所以不化，责归脾肾。《济生方·水肿》认为，分而言之，病因三脏相干，合而言之，总由"阴脏之害，而病本皆归于肾"。肾虚而精不化气，气不化水，必然更加重水浊内瘀。临床上"严氏论"肾气丸不应专为补剂，也可利水，但作为利水之剂，又嫌力量稍逊，故加车前子、牛膝以加强利水，引水下行，后世称为"济生肾气丸"，广泛应用于肾阳虚水肿，症见腰重脚肿，小便不利等。鉴于肾中真元亏甚者，严氏又嫌肾气丸补益之功不足，故加鹿茸、五味子以补肾阳，应用于肾阳虚损，精血不足之证。

本案患者肾阳虚，阳不化水，导致水肿。治以温补肾阳淡渗水湿，方用寄生肾气丸加减。附子温肾助阳，肉桂温肾补火，桂、附合用可温阳利水；泽泻、车前子淡利水湿；党参、黄芪、茯苓、山药益气健脾；熟地补肾益精；山萸肉补精助阳；牛膝益肝肾而滑利下行；丹皮寒凉清泄；萹蓄、瞿麦、白花蛇舌草、半枝莲、鱼腥草清热解毒，利湿通淋。

案 6　柴苓汤加减（少阳枢机不利，三焦瘀滞证）

赵某，女，36 岁。

初诊：患者双下肢水肿反复发作 1 年，有乙肝病史。现症见双下肢水肿，伴口渴心烦，小便不利，胁肋痛，头痛，尿频，舌红苔薄黄，脉浮。

辨证分析：《素问·灵兰秘典论》："三焦者，决渎之官，水道出焉。"可见三焦的功能与津液的输布是密切相关的。该患者病久，三焦气机瘀滞，不能通行诸气，气不化水，不能运行水液，水液输布失常则双下肢水肿、尿频、小便不利；少阳枢机不利，则口渴心烦、胁肋痛；舌红，苔薄黄，脉浮主少阳枢机不利，三焦瘀滞之象。

中医诊断：水肿（少阳枢机不利，三焦瘀滞）。

治法：和解少阳，疏利三焦。

处方：党参 30 g，柴胡 30 g，黄芩 15 g，半夏 20 g，桂枝 20 g，白芍 20 g，甘草 10 g，茯苓 20 g，猪苓 20 g，泽泻 15 g，苍术 20 g，川朴 20 g，陈皮 20 g，半枝莲 30 g，鱼腥草 30 g，白花蛇舌草 30 g。7 剂，日 1 剂，水煎服，早晚二次温服。

按语：水肿的发生与少阳枢机不利、三焦功能失常、津液输布异常相关。《伤寒论》少阳篇提纲中提到："或心悸，小便不利，以小柴胡汤为主之。"三焦也属少阳，《素问·灵兰秘典论》："三焦者，决渎之官，水道出焉。"可见三焦的功能与津液的输布是密切相关的。柴苓汤是小柴胡汤和五苓散的合方，两方均出自《伤寒论》。小柴胡汤有疏利三焦，调达上下，宣通内外，解少阳之郁的作用，少阳经气调和，气机得以枢转，有助于肾气蒸腾，脾气转输，从而起到化湿利水消肿之功。五苓散功善化气布津，分消水气，利水渗湿，有温阳化气之功。本病重在少阳三焦壅滞，枢机不利，故治从少阳，使水湿得化，三焦自通，而水肿得消。

四、慢性肾衰竭医案

【侍诊验案】

案1　化浊饮加减（湿浊内蕴证）

刘某，男，40 岁，2013 年 9 月 23 日初诊。

初诊：患者自觉乏力，肢体困重，头晕，伴不欲饮食、恶心呕吐 2 年余，晨起口中黏腻，夜间胸闷气短，大便黏腻不爽，小便不利，舌质淡，苔白厚腻，脉濡缓。平素久居湿地，嗜食肥甘厚味，有慢性肾衰竭病史，Cr 542 μmol/L。

辨证分析：该患者久居湿地，嗜食肥甘厚味，加之病久，肺脾肾三脏功能失职，三焦气化不利，湿浊蕴郁化为毒邪，充斥表里，弥漫三焦，内困脾胃，上蒙清窍，下伤肝肾，邪气愈盛，正气愈虚，形成湿浊证；湿性重浊黏滞，易阻滞气机，气机不畅则乏力、肢体困重、头晕、胸闷气短；湿邪阻遏胃阳，胃气上逆则纳差、恶心、呕吐；湿性黏滞则口中黏腻、大便黏腻不爽；小便不利，舌淡，苔白厚腻，脉濡缓为湿浊内蕴之象。

中医诊断：虚劳（湿浊内蕴证）。

治法：芳化湿浊。

处方：大黄 10 g，黄连 15 g，黄芩 15 g，草果仁 15 g，藿香 15 g，紫苏

15 g，陈皮 15 g，半夏 15 g，砂仁 15 g，甘草 15 g。7 剂，日 1 剂，水煎服，早晚二次温服。

二诊：周身困重减轻，恶心呕吐有所缓解，又服前方 7 剂。

三诊：苔厚腻基本消退，口中黏腻减轻，二便调，无明显胸闷气短，继服前方 7 剂。

四诊：诸症均较前明显好转。

按语：本案患者三焦气化不利，湿浊内蕴，阻滞气机致病。治以芳化湿浊，方用化浊饮加减。化浊饮是治疗本证的基础方，方中诸药清热燥湿，行气化痰，切中病机。服药后湿浊去除，气机升降通畅，诸症自除。方中大黄苦寒降泄；黄连、黄芩清热燥湿；藿香化湿止呕；砂仁、草果仁化湿行气，温中止呕；紫苏醒脾宽中，行气止呕；陈皮、半夏理气健脾，燥湿化痰；甘草调和诸药。方药相互为用，以取其效。

案 2　解毒活血汤（瘀血内停证）

赵某，女，65 岁，2014 年 3 月 1 日初诊。

初诊：患者罹患慢性肾炎 10 余年，近 1 年病情加重。面色晦暗无华，左侧偏头痛，痛处固定不移，夜间烦热，夜不能寐，偶有心悸胸闷，舌红紫，边有瘀斑，脉弦细。

辨证分析：本医案患者久病入络，气血凝滞，气机受阻，脉络不通，瘀阻脑络，而发头痛；瘀血内阻胸中，气机郁滞，不通则痛故胸痛；气血瘀而化热，且瘀血为阴邪，故夜间烦热，夜不能寐；舌红紫，边有瘀斑，脉弦细主瘀血内停之象。

中医诊断：虚劳（瘀血内停证）。

治法：活血解毒。

处方：丹参 20 g，连翘 20 g，桃仁 15 g，红花 15 g，赤芍 15 g，生地 15 g，当归 15 g，柴胡 15 g，葛根 20 g，枳壳 15 g，怀牛膝 15 g，甘草 15 g。7 剂，日 1 剂，水煎服，早晚二次温服。

二诊：患者自诉偏头痛发作时间缩短，程度减轻，胸中闷痛，痛有定处，如针刺感，乏力感加重，上方加郁金 15 g、延胡索 15 g 以开胸解郁，行气止痛，加黄芪 15 g 以益气扶正，继服 7 剂。

三诊：偏头痛已明显好转，夜间烦热减轻，胸中闷痛已消失，继服上方 7 剂以巩固疗效。

按语：慢性肾衰竭患者肾气虚，推动乏力，血运迟缓而致气虚血瘀。肾阳虚失于温运，同样造成血行不畅，而致寒凝血瘀。而肾阴虚生内热，热盛伤津，津亏则血液黏滞，运行障碍，而致阴虚血瘀。依据患者面色晦暗无华，左侧偏头痛，痛处固定不移，夜间烦热，夜不能寐，偶有心悸胸闷的表现及舌诊脉象，辨为瘀血内停证，解毒活血汤加减治疗。本方是由血府逐瘀汤化裁而来，出自清代王清任的《医林改错》，主要治疗胸中血府血瘀证。本方活血化瘀之力量较强，配合行气之药，为行气活血之良方。诸药合用，既行血分瘀滞，又解气分郁结，活血而不耗血，祛瘀又能生新，使瘀去而气机畅通，从而诸症悉除。方中丹参、桃仁、红花、赤芍活血化瘀；怀牛膝祛瘀通经引血下行，配合生地清热凉血；当归活血补血，祛瘀而不伤正；佐以柴胡、枳壳疏肝理气，调畅气机，气行则血行；连翘清热解毒。全方以活血化瘀为主法，兼行气、补血、清热、解毒诸法为一方，药简而精，收效显著。

案3 甘露饮加减（湿热伤阴证）

项某，女，43岁，2014年8月5日初诊。

初诊：患者形体肥胖，口中黏腻，周身乏力，心烦，头晕，自觉口渴，腹胀纳差，双下肢水肿，小便频数，大便干，舌质干红，脉滑数。既往糖尿病病史20余年，慢性肾衰竭病史5年。

辨证分析：患者素体肥胖，易生痰湿之邪，加之病久，郁而化热，湿热内生。热邪易伤津耗气，耗伤阴津，致使阴伤。湿邪易困脾，则腹胀；脾失运化水谷精微，周身失养则周身乏力；湿性重浊黏滞，故口中黏腻、头晕；湿邪易阻滞气机，气机不畅则双下肢水肿；心烦，口渴，大便干，舌质干红，脉滑数皆为湿热伤阴之象。

中医诊断：虚劳（湿热伤阴证）。

治法：养阴清胃，芳香醒脾。

处方：生地15g，茵陈15g，黄芩10g，枳壳15g，枇杷叶15g，石斛15g，麦冬15g，紫苏15g，砂仁15g，厚朴15g，大黄10g。7剂，日1剂，水煎服，早晚二次温服。

二诊：服用7剂后，湿热之证消退，无口中黏腻，食纳尚可，二便调，自觉口干渴，舌质仍干红，原方去大黄，加玄参15g、天花粉15g以增其滋阴清热之力。

三诊：较上次诸症皆有减轻，下肢水肿有所消退，再服上方7剂。

四诊：诸症均有较大程度的缓解。

按语：慢性肾衰竭的患者，肺脾肾功能失调，水液代谢失常，水湿从阳化热为湿热；或水肿期大量利水，耗伤阴液，滋生内热；或病程绵长，湿邪郁久化热；或长期使用激素等药物，每易生热，再与水湿相合而成。患者形体肥胖，口中黏腻，周身乏力，心烦，头晕，自觉口渴，腹胀纳差，双下肢水肿，小便频数，大便干，舌质干红，脉滑数，辨证为湿热伤阴证。甘露饮主之，本方滋养阴津不碍湿热，清热利湿不伤阴津，尤其适用于阴津不足又有湿热之象的患者。可滋养胃阴，清胃中湿热，芳香醒脾，脾胃运化功能正常则诸症自除。方中以茵陈为清热利湿之主药，配伍黄芩，使其清热燥湿之力更胜，使脾胃肝胆之湿热去、肝肺之实火消；生地清热凉血，养阴生津；石斛养胃阴、生津液；麦冬清热生津；枇杷叶、枳壳、厚朴理气而能降火；紫苏、砂仁行气宽中。本方配伍精良，诸药合用，共奏养阴清胃、芳香醒脾之功。

案4　参芪地黄汤加减（脾肾亏虚，湿浊内蕴证）

石某，男，49岁，2013年10月8日初诊。

初诊：该患者既往高血压病史10余年，1年前出现周身乏力，劳累后自觉加重，休息后有所减轻，未系统诊治。近1周症状明显加重，休息后不缓解，少气懒言，腰脊酸软，食纳差，大便溏薄，舌质淡，苔白，脉沉弱。Cr 194.1 μmol/L，血压150/100 mmHg。

辨证分析：该患者病久致脾肾两虚，肾虚日久，失于封藏，精气外泄，不能滋养脾阳，脾虚不能运化水谷精微，脾主升清，中阳不足，统摄无权，精微流失加重，致使脾肾亏虚而致周身乏力，劳则耗气故活动后加重；腰为肾之府，肾虚腰脊失养则腰脊酸软；脾虚，气血生化不足则少气懒言；运化失职则食纳差；脾虚湿困，湿浊内蕴则大便溏薄；舌质淡，苔白，脉沉弱主脾肾亏虚，湿浊内蕴之象。

中医诊断：虚劳（脾肾亏虚，湿浊内蕴）。

治法：健脾益肾，利湿化浊。

处方：党参30 g，黄芪30 g，熟地20 g，山萸肉15 g，山药20 g，茯苓20 g，丹参30 g，泽泻15 g，枸杞30 g，首乌20 g，杜仲20 g，女贞子30 g，焦山楂30 g，神曲30 g，炒麦芽30 g，砂仁20 g，仙灵脾20 g，半枝莲30 g，白花蛇舌草30 g，鱼腥草30 g，砂仁20 g。7剂，日1剂，水煎服，早晚二次温服。

二诊：患者乏力腰酸减轻，食纳可，Cr 170.4 μmol/L，血压140/85 mmHg。

再服 7 剂。

按语：慢性肾衰竭属中医虚劳范畴，《理虚元鉴》指出："治虚有三本，肺、脾、肾是也。肺为五脏之天，脾为百骸之母，肾为性命之根，治肺、治脾、治肾，治虚之道毕矣。"肾虚日久，失于封藏，精气外泄，不能滋养脾阳，脾虚不能运化水谷精微，脾主升清，中阳不足，统摄无权，精微流失加重；肾为先天之本，脾为后天之本，两者相互依存，相互为用，故治疗慢性肾衰，应脾肾双补，才能疗效显著。参芪地黄汤主之。患者以乏力为主症，辨证为脾肾亏虚，湿浊内蕴，当以补气健脾，补肾益元为首务，故用黄芪、党参、山药以益气健脾；六味地黄汤大补肾阴，辅以枸杞、首乌、杜仲、女贞子等以加强滋肾之效，由于脾之运化功能失调，湿浊内蕴，故化湿浊、泄毒热以除邪，如以砂仁、鱼腥草、白花蛇舌草、半枝莲健脾清热解毒。诸药相配，补脾益肾，化湿降浊，诸症得解。

五、淋证医案

【侍诊验案】

案 1　八正散加减（热淋证）

李某，女，35 岁。

初诊：该患者 2 个月前因受凉出现尿频，尿急，尿痛，尿色深赤，诊断为急性肾盂肾炎，给予抗生素治疗，1 周后症状好转，之后又因劳累受凉反复发作。现症见尿频，尿急，尿涩不适，腰酸痛，小腹胀闷不适，舌红，苔薄黄，脉沉细。尿常规：PRO（-），WBC 1～3 个/HP，细菌（+）；彩超：双肾盂排列欠规整。

辨证分析：该患者病久耗伤肾气，肾主水液代谢，肾虚水液代谢失常，停于体内，郁而化为湿热，加之外感寒邪，入里化热，故湿热下注膀胱，则见尿频、尿急、尿涩不适、小腹胀闷不舒；舌红，苔薄黄，脉沉细为湿热内蕴之象。

中医诊断：淋证（湿热下注）。

治法：清热利湿通淋。

处方：车前子 15 g，黄柏 15 g，茯苓 20 g，桂枝 15 g，萹蓄 20 g，瞿麦 15 g，金银花 20 g，连翘 20 g，滑石 15 g，通草 15 g，半枝莲 30 g，白花蛇舌草 30 g，鱼腥草 30 g，鸡内金 20 g，石韦 20 g，公英 30 g，紫花地丁 20 g，

茴香 20 g，乌药 20 g，益智仁 20 g，重楼 20 g。7 剂，日 1 剂，水煎服，分早晚温服。

二诊：患者自觉尿频、尿急症状明显减轻，腰酸痛减轻，时有小腹坠胀感。继服上方 7 剂，以巩固疗效。

按语：淋之名称，始见于《素问·六元正纪大论》，称为"淋闷"，并有"甚则淋""其病淋"等的记载。《金匮要略·五脏风寒积聚病脉证并治》称"淋秘"，该篇指出淋秘为"热在下焦"。《金匮要略·消渴小便不利淋病脉证并治》描述了淋证的症状："淋之为病，小便如粟状，小腹弦急，痛引脐中。"隋代《诸病源候论·淋病诸候》对本病的病机做了详细的论述，并对本病的病位及发病机制做了高度明确的概括："诸淋者，由肾虚而膀胱热故也。"方用八正散加减。车前子、萹蓄、瞿麦、通草通闭利小便；车前子、黄柏清利下焦湿热；金银花、连翘、半枝莲、白花蛇舌草、紫花地丁清热解毒；鸡内金醒脾行气，助脾运化，诸药合用共奏清热利湿之效。

案 2　小蓟饮子加减（血淋证）

张某，女，60 岁，2014 年 9 月 29 日初诊。

初诊：自述凌晨 2 点出现尿频、尿急、尿痛、尿色深赤，每隔 15～30 分钟小便 1 次，小便将尽时，自觉膀胱有拘急空痛感，尿道热涩刺痛，心烦，小便滴沥有未尽之感，尿中有血块，精神异常紧张，舌红，苔薄黄，脉滑数。

辨证分析：该患者素体肾虚，肾主水液代谢，肾虚水液代谢失常，水湿郁久化热，湿热之邪下注膀胱，膀胱气化失常则尿频、尿急、尿痛；湿热灼伤血络则尿色深赤；舌红，苔薄黄，脉沉主湿热下注之象。

中医诊断：血淋（肾虚湿热下注）。

治法：清热通淋，凉血止血。

处方：小蓟 50 g，藕节 50 g，蒲黄 20 g，栀子 15 g，木通 15 g，生地 20 g，当归 20 g，滑石 15 g，竹叶 15 g，双花 20 g，连翘 20 g，公英 30 g，瞿麦 15 g，萹蓄 15 g，地丁 30 g，石韦 20 g，鸡内金 20 g，甘草 15 g。7 剂，日 1 剂，水煎服，分早晚温服。

二诊：2014 年 10 月 6 日，尿频、尿急、尿痛症状明显减轻，无尿色深赤，继服上方 1 周。

三诊：2014 年 10 月 13 日，痊愈。

按语：血淋证以尿频数、刺痛、小腹拘急、尿血、舌苔黄、脉滑数为主症，是五淋中病急证重的一淋。与现代医学的泌尿系感染、结石合并感染相似。隋代《巢氏病源》曰："诸淋者，由肾虚膀胱热故也。""血淋者，是热淋之甚者，则尿血谓之血淋。"清代林佩琴《类证治裁》曰："溺血与血淋异，痛为血淋，不痛为溺血，痛属火盛，不痛属虚。"不仅论述了血淋的内外因，还指出了血淋的鉴别诊断。本案患者方用小蓟饮子加减。小蓟饮子首载于宋代严用和撰写的《严氏济生方》，由严氏从《小儿药证直诀》之"导赤散"中加小蓟、滑石、炒蒲黄、藕节、当归、山栀而成。严氏在导赤散清心利水养阴的基础上加味，变成凉血止血、利尿通淋之剂，用以治疗下焦结热之血淋。《医方考》曰："下焦热结血淋者，此方主之。下焦之病责于湿热，法曰：病在下者引而竭之，故用生地；栀子凉而导之，以竭其热；用滑石、竹叶淡而渗之，以竭其湿；用小蓟、藕节、蒲黄消而逐之，以去其瘀血；当归养血于阴；甘草调气于阳。"木通上清心火，下利湿热，使湿热之邪从小便而去；萹蓄苦能燥湿，微寒清热，利尿通淋，清利下焦湿热；瞿麦苦寒泄降，利尿通淋，破血通经；公英既能清热解毒，又能利湿通淋，《本草备要》谓："蒲公英亦为通淋妙品，试之甚验"。石韦甘苦微寒，上能清肺，下能通利膀胱，有利水通淋之功。

案3　清心莲子汤（劳淋证）

白某，女，62岁。

初诊：既往糖尿病肾病病史。现症见尿频，尿急，尿痛，腰痛乏力，面色如常，双肾区叩击痛（＋），舌质红，苔白腻，脉沉细。

辨证分析：该患者消渴日久，耗伤正气，加之年过半百，久病体弱，脾肾两虚，《景岳全书》说："淋之初病，则无不由乎热剧"，提出"淋久不止"有"中气下陷"及"命门不固"的转变。淋证初起或劳淋急性发作期多属湿热蕴结膀胱，病延日久，热郁伤阴，湿遏阳气，导致气阴两虚，膀胱气化无权，由实转虚，虚实夹杂。肾主水液，肾虚水湿内停，湿邪郁久化热，湿热下注膀胱，则尿频、尿急、尿痛；脾气虚则乏力，肾虚腰脊失养则腰酸痛；舌红，苔白腻，脉沉细为气阴两虚湿热下注之象。

中医诊断：劳淋（气阴两虚，湿热下注）。

治法：益气养阴，清热利湿。

处方：黄芪30 g，党参30 g，麦冬20 g，地骨皮15 g，茯苓20 g，车前子15 g，柴胡15 g，黄芩15 g，金樱子20 g，芡实20 g，鸡内金20 g，石韦

20 g，石莲子 20 g。7 剂，日 1 剂，水煎服，早晚二次温服。

按语：该案患者消渴病久耗气伤阴，久致湿热内蕴下注膀胱致病。治以益气养阴，清热利湿，方用清心莲子饮加减。清心莲子饮首见于《太平惠民和剂局方》，原文曰："治心中蓄积，时常烦躁，因而思虑劳力，忧愁抑郁，是致小便白浊，或有沙膜，夜梦走泄，遗沥涩痛，便赤如血；或因酒色过度，上盛下虚，心火炎上，肺金受克，口舌干燥，渐成消渴，睡卧不安，四肢倦怠，男子五淋，妇人带下赤白；及病后气不收敛，阳浮于外，五心烦热。"此外《校注妇人良方》等多部著作中对本方在肾病应用方面皆有论述。石莲子清心火、养脾阴又秘精微；黄芪、党参补气升阳；茯苓淡渗利湿；黄芩清上焦心肺之热，肺热清则清肃下行；地骨皮、麦冬滋阴清热；车前子通利水道，渗湿泄热。此方补气与养阴并重，兼清热利湿，秘精合用相辅相成。诸药相配，清心利湿，益气养阴，使得诸症得解。

六、其他医案

【侍诊验案】

案1 癃闭医案（八正散）

杨某，男，23 岁。

初诊：该患者 3 天前因劳累着凉出现小便排出不畅，时有尿意，如厕不得排。现症见排尿不畅，腹部膨胀难忍，24 小时尿量不足 300 mL，舌质红，苔薄黄，脉实大，腹部膨隆，叩诊膀胱区浊音。

辨证分析：本案患者因受凉致膀胱气化不利，水湿互结，郁而化热，湿热蕴结膀胱，则排尿不畅、尿少；湿热互结，膀胱气化不利，则腹部膨胀；舌红，苔薄黄，脉实大主湿热之象。

中医诊断：癃闭（膀胱湿热证）。

治法：清热利湿通淋。

处方：车前子 15 g，黄柏 15 g，土茯苓 20 g，桂枝 20 g，萹蓄 15 g，瞿麦 15 g，金银花 20 g，连翘 15 g，板蓝根 30 g，益母草 30 g，半枝莲 30 g，白花蛇舌草 50 g，鱼腥草 30 g，鸡内金 20 g，石韦 20 g，公英 30 g，紫花地丁 20 g，通草 15 g，茴香 20 g，乌药 20 g，地肤子 20 g，蛇床子 20 g，洋火叶 20 g。7 剂，日 1 剂，水煎服，分早晚温服。

二诊：患者排尿基本正常，时有尿频不适。上方继服 7 剂。

按语：癃闭之名首见于《黄帝内经》。《素问·宣明五气》称"膀胱不利为癃"，《素问·标本病传论》称"膀胱病，小便闭"。张仲景提出其病因病机为膀胱气化不利，水湿互结，瘀血夹热及脾肾两虚，为癃闭的辨证论治奠定了基础。本案患者因受凉致膀胱气化不利，水湿互结，郁而化热，为膀胱湿热证，方用八正散加减。方中车前子、萹蓄、瞿麦、通草通闭利小便；车前子、黄柏清利下焦湿热；金银花、连翘、半枝莲、白花蛇舌草、紫花地丁清热解毒；益母草利尿通淋；土茯苓、蛇床子清利下焦湿浊；鸡内金醒脾行气，助脾运化，诸药合用共奏清热利湿之效。

案 2　小儿遗尿案（先天性骶椎裂－桑螵蛸散）

杨某，男，7 岁。

初诊：尿频，尿床近 3 年。该患儿既往常于受凉后出现尿频、尿量少，现仍有夜间尿床现象，舌质淡，苔薄，脉沉细。WBC（±）；X 线：骶骨2~4 愈合不全。

辨证分析：该患儿先天禀赋不足，肾气亏虚，肾虚不固，摄纳无权则见尿频、遗尿；舌质淡，苔薄，脉沉细主肾气虚之象。

中医诊断：遗尿（肾气虚）。

治法：补肾填精，固精缩尿。

处方：桑螵蛸 20 g，党参 20 g，茯苓 20 g，生龙骨、牡蛎各 30 g，龟板10 g，石菖蒲 15 g，远志 15 g，当归 15 g，通草 7.5 g，半枝莲 20 g，白花蛇舌草 20 g，鱼腥草 20 g，车前子 15 g，金樱子 20 g，芡实 20 g。7 剂，日 1剂，水煎服，分早晚温服。

二诊：患儿尿频明显好转，夜间尿床次数减少，食纳夜寐均可。尿常规正常。继服前方。

按语：遗尿的文献记载，最早见于《黄帝内经》，如《灵枢·九针》："膀胱不约为遗溺"。明确指出遗尿是膀胱不能约束所致。《诸病源候论·小儿杂病诸候》亦云："遗尿者，此由膀胱虚冷，不能约于水故也。"以后历代医家多有阐述。王铁良老师治疗此类疾病以古方桑螵蛸散加减化裁为主。方中桑螵蛸甘咸入肾，补肾固精止遗；党参益气养血；当归补养营气；茯苓淡渗利湿；龙骨、牡蛎固涩精气；远志安神定志，石菖蒲开心窍，二者有交通心肾之功；金樱子、芡实健脾益气固精，加之通草利水；半枝莲、鱼腥草清热解毒，利尿通淋。

案3 痛风性肾病案（参芪地黄汤加减）

李某，男，52岁。

初诊：该患者痛风病史近2年，平日服用别嘌醇片控制病情。近1周足趾关节麻、痛明显，现症见右侧足趾关节麻木疼痛，腰膝酸软，头晕，乏力，活动后加重，夜尿频，纳差，便溏，舌质淡紫，苔白腻，脉沉细。尿常规：PRO（+），RBC 3~5个/HP，Cr 195.47 μmol/L，BUN 8.23 mmol/L，UA 724 μmol/L；血压：140/90 mmHg。

辨证分析：该患者病程日久，导致脾肾两虚，湿浊流注关节，属本虚标实之证。湿浊流注关节，经络不通，不通则痛则足趾关节麻木疼痛；肾虚，腰脊失养则腰膝酸软；脾虚清阳不升，浊阴不降则头晕；脾虚，脾失运化则腹胀；脾虚生湿则便溏；脾不运化水谷精微，周身失养则乏力、活动后加重；湿浊下注膀胱，膀胱气化不利则夜尿频；纳差，便溏，舌淡紫，苔白腻，脉沉细主脾肾两虚，湿浊下注之象。

中医诊断：痹症（脾肾两虚，湿浊下注）。

治法：健脾益肾，利湿化浊。

处方：党参15 g，黄芪30 g，麦冬15 g，山萸肉15 g，山药15 g，茯苓20 g，金樱子20 g，芡实20 g，枸杞子15 g，首乌20 g，杜仲15 g，女贞子15 g，苍术15 g，石韦15 g，土茯苓30 g，洋火叶20 g，威灵仙20 g，薏苡仁20 g。21剂，日1剂，水煎服，分早晚温服。

二诊：患者诸症明显减轻，Cr 154.6 μmol/L，BUN 7.02 mmol/L，UA 531 μmol/L。

按语：该患者病程日久，导致脾肾两虚，湿浊流注关节，属本虚标实之证。故在治疗上予以扶正祛邪，标本兼顾。且在病程上属痛风性肾病中晚期，临床上出现蛋白尿与血尿，并有肾功能的损伤，病情迁延，耗伤正气，导致脾肾两虚，故补脾益肾，固护正气，阻止病情发展，辅以利湿、祛风通络，选用参芪地黄汤加用土茯苓、威灵仙等祛湿防风之品，使正气固，湿祛风除，诸症得解。

案4 多囊肾医案（参芪地黄汤加减）

方某，男，43岁。

初诊：腰酸痛伴周身乏力1年。现症见腰酸痛，乏力，尿色深赤，尿频，排尿不适，口干，舌质淡，苔白腻，脉沉细。尿常规：PRO（++），BLD（+++），BUN 10.23 mmol/L，WBC（+）；血常规：HGB 73 g/L，

Cr 456 μmol/L；彩超：多囊肾伴囊内出血，双肾多发结石伴钙化，前列腺炎伴钙化；血压：140/90 mmHg。

辨证分析：该患者病久致脾肾两虚，肾虚，腰脊失养则腰酸痛；脾虚，脾失运化水谷精微，周身失养则乏力；脾虚日久生湿，湿久化热，湿热内蕴，灼伤血络则尿色深赤；湿热下注膀胱，膀胱气化不利则尿频、排尿不适；热邪煎津耗液则口干；舌淡苔白腻，脉沉细主脾肾两虚，湿热内蕴之象。

中医诊断：腰痛（脾肾两虚，湿热内蕴）。

治法：健脾益肾，清热利湿。

处方：党参30 g，黄芪30 g，生地20 g，山萸肉20 g，山药20 g，茯苓20 g，丹皮20 g，泽泻15 g，枸杞子30 g，杜仲炭20 g，旱莲草30 g，女贞子20 g，黄柏20 g，白花蛇舌草15 g，半枝莲30 g，鱼腥草30 g，茜草30 g，生地榆50 g，藕节20 g，槐花20 g，侧柏炭20 g，半边莲30 g。14剂，日1剂，水煎服，分早晚温服。

二诊：患者腰酸痛减轻，乏力缓解，尿色淡黄。尿常规：PRO（＋），尿素氮8.67 mmol/L，BLD（＋）；血常规：HGB 82 g/L，Cr 396 μmol/L。

按语：多囊肾为先天性疾病，是临床治疗的难题。王老师在此病的治疗上认为，肾为先天之本，若先天禀赋不足，肾失封藏之功，导致尿中蛋白流失，营血外溢；水液代谢功能失常，致湿邪内生，郁久化为湿热。故治疗本病的根本在于固护肾气，应以益肾为主，清热利湿为辅，同时加入止血类药物，保护残余肾功能。

案5　便秘医案（乌梅丸加减）

李某，男，30岁，2012年9月20日初诊。

初诊：大便不爽半年，腹胀，会阴部胀痛，四肢不温，口干燥，舌质淡红，苔黄腻，脉沉滑。

辨证分析：该患者先天发育生长不良，属顽症痼疾，久病不愈，往往寒热互相转换或由寒而热，或由热而寒，寒热互结并存，正邪交争，阴阳失和，气机逆乱，气机郁滞，大肠传导失职则大便不爽、腹胀、会阴部胀痛；气机郁滞，阳气被遏，不能达于四末，加之寒邪故四肢不温；热邪煎津耗液则口干燥；舌淡红，苔黄腻，脉沉滑主寒热互结之象。

中医诊断：便秘（寒热互结）。

治法：调和寒热，辛开苦降。

处方：党参30 g，附子10 g，干姜10 g，桂枝20 g，细辛5 g，黄连10 g，乌梅15 g，川椒7.5 g，当归15 g，山药20 g，厚朴20 g，半夏20 g，内金20 g，焦槟片20 g，莱菔子20 g，大枣4枚。7剂，日1剂，水煎服，分早晚温服。

二诊：患者自述排便顺畅许多，腹胀及会阴部胀痛减轻，舌质红，苔薄黄，脉沉细。前方继服14剂。

按语：我国传统医学对于便秘的认识自古有之，在古典医籍中名称繁多，在中医古代文献中有亦诸多不同的称谓。便秘的相关论述最早见于《黄帝内经》，谓"大便难""闭""不得前后""大便干燥""前后不通""便溲难""不能大便"等。《伤寒杂病论》中又有"不更衣""结""大便难""脾约"等说法。清代沈金鳌的《杂病源流犀烛》首见"便秘"之称。所谓便秘，总是有形之实滞，不能按时排出。无论实秘、虚秘，均为腑气不通，故治疗便秘之大法总则是以通腑降气为主。本案中王老师应用乌梅丸，使清热不助寒，温阳不化火，攻补兼施，寒温并用，故可收到满意的效果。方中乌梅取其至酸之味，至柔之性，敛肝泻肝；以细辛、干姜、桂枝、附子、川椒辛热之品配黄连之苦寒，寒热刚柔并用；更以党参、当归补气养血，以固正气之不足。全方合用，寒热并治，邪正兼顾之功。

案6　眩晕证医案（半夏白术天麻汤合温胆汤）

李某，男，56岁，2011年4月18日初诊。

初诊：诉头晕1年余，加重伴耳鸣1个月，严重时视物旋转，不能站立，伴有恶心干呕。曾多方诊治疗效不佳，入院头颅多普勒检查示脑动脉供血不足，椎动脉硬化并斑块形成。现症见头晕，偶有耳鸣，纳呆，夜寐差，大小便自调，舌质淡，苔白腻，脉濡滑。既往有高血压病史3年，高脂血症3年。

辨证分析：该患者病久脾失健运，水湿内停，聚湿生痰，痰浊中阻，上蒙清窍，清阳不升则头晕、耳鸣、寐差；痰湿阻遏中焦，脾胃失和则纳呆；舌淡，苔白腻，脉濡滑主痰湿中阻之象。

中医诊断：眩晕（痰湿中阻）。

治法：化痰祛湿，健脾和胃。

处方：半夏15 g，白术20 g，天麻15 g，陈皮15 g，茯苓20 g，竹茹20 g，枳壳15 g，白蔻仁10 g，甘草7.5 g，石菖蒲10 g，川芎10 g，代赭石30 g，生姜3片，大枣4枚，柏子仁30 g。7剂，日1剂，水煎服，分早晚温服。

二诊：患者自觉眩晕减轻，睡眠好转，偶有耳鸣。继服前方，加磁石 30 g，石菖蒲增至 15 g，继服 14 剂。

三诊：诸症消失。1 个月后回访，上述症状未再发作。

按语：张仲景认为，痰饮是眩晕的重要致病因素之一。元代朱震亨的《丹溪心法》亦谓其偏主于痰，有"无痰不作眩"之说。痰之所生主要是脾胃不足，健运失职，水谷不化精微，聚湿生痰，痰气交阻，则清阳不升，浊阴不降，而致眩晕呕恶。本案患者治当以健脾燥湿、化痰降浊为主。方用半夏白术天麻汤合温胆汤加减。半夏白术天麻汤、温胆汤是王老治疗痰湿中阻的常用方，半夏白术天麻汤，方用二陈汤化湿除痰，加白术健脾，天麻息风，而标本兼治。东垣曰："太阴头痛，必有痰也。"半夏辛平消痰，天麻息风止晕，为治风痰之要药，二者合用为治风痰眩晕头痛要药，合用温胆汤化裁以化痰息风，升举清阳。诸药合用，标本同治，共奏健脾除湿、化痰降浊息风之功。健脾是治痰湿之本，痰祛脾健眩晕自消，此治则正符合"脾为痰之源"的中医理论。

案7　胁痛医案（柴胡疏肝散加减）

蒋某，女，42 岁，2010 年 8 月 16 日初诊。

初诊：患者两胁隐痛 3 年，加重 4 天，平素性情急躁易怒，慢性肝炎史 3 年。现症见右胁下隐痛，痛则连脘，胃纳欠佳，嗳气频作。触诊肝大胁下两指，舌边红，苔薄白腻，脉弦细。ALT 50 U/L，AST 43 U/L。

辨证分析：该患者平素情志抑郁，肝失条达，脉络不和则胁下隐痛；肝气郁结，气机阻滞，犯及于胃则痛则连脘、胃纳欠佳、嗳气频作；舌边红，脉弦细主肝气郁结之象。

中医诊断：胁痛（肝气郁结）。

治法：疏肝理气。

处方：柴胡 15 g，陈皮 15 g，白术 10 g，白芍 15 g，枳壳 10 g，川芎 10 g，香附 10 g，郁金 10 g，半夏 10 g，旋覆花 10 g，黄连 10 g，甘草 7.5 g。7 剂，日 1 剂，水煎服，分早晚温服。

二诊：2010 年 8 月 21 日，脘腹胀痛减轻，胃纳欠佳，嗳气仍多，腹胀，肢痛。舌淡红，苔薄白，脉弦细。加大破气降逆之品，治以疏肝理气，和胃降逆。

处方：柴胡 15 g，白芍 15 g，川芎 10 g，陈皮 10 g，香附 15 g，蒲公英

30 g，枳壳 15 g，半夏 10 g，黄连 10 g，丹参 20 g，炙甘草 10 g，白术 10 g，青皮 10 g，木香 15 g，川楝子 10 g，郁金 10 g，旋覆花 10 g。7 剂，日 1 剂，水煎服，分早晚温服。

三诊：2010 年 8 月 29 日，胁痛已止，脘腹仍胀痛。舌淡红，苔薄白，脉弦细。气机调畅，脾胃之气渐复，加用健脾消食之品，助脾胃之气恢复，此为急则治其标。

处方：白术 10 g，茯苓 20 g，陈皮 20 g，半夏 15 g，木香 15 g，砂仁 10 g，厚朴 15 g，枳壳 15 g，郁金 10 g，焦三仙各 30 g，丁香 15 g，甘草 7.5 g。7 剂，日 1 剂，水煎服，分早晚温服。

四诊：2010 年 9 月 6 日，腹痛腹胀诸症消失，胃纳较好，舌淡红，苔薄白，脉已转缓。脾胃之气渐复，守方续服，巩固疗效。

按语：本案患者为肝气郁滞，横逆犯脾（胃），致中焦气机升降失常，运化腐熟功能减弱，用柴胡疏肝散加减疏肝气，调脾胃，泄郁热，使脾胃健运，气机运转正常，肝气得疏，而病获痊愈。在临床治疗胁痛的辨证中王老师重气血，注意肝之阴阳。肝失疏泄，气机不畅，气阻络痹，可发为肝郁胁痛，正是"不通则痛"。肝郁胁痛，当疏肝理气止痛，柴胡疏肝散治之。本方中柴胡疏肝解郁，木香理气疏肝，助柴胡以解肝郁；川芎行气活血而止痛，助柴胡以解肝经之郁滞，二药相合，增其行气止痛之功；白芍柔肝止痛，与柴胡配伍，一疏一敛，相互制约；郁金解痉止痛，陈皮、枳壳理气行滞，宽中除胀，三者配合，增强行气除胀的作用，能增加胃肠动力；半夏性温，黄连苦寒，辛开苦降，相得益彰，半夏辛开散结以和阴，黄连苦降泄热以和阳。综观全方寒热并用以和其阴阳，苦辛并进以顺其升。配伍周全，结合辨证加减用药或益气，或养阴，或活血，或健脾，使之更合病机，致气机调畅，胁痛自除。

案 8　肝着医案（旋覆花汤）

杨某，女，63 岁，2013 年 7 月 12 日初诊。

初诊：患者胸中痞闷，气息不畅，胁肋疼痛，目胀，烦躁易怒，胸部重按则痞闷稍舒，心烦失眠，舌质淡，苔白腻，脉沉弦。

辨证论治：该患者因情志不舒，致肝气郁结，肝郁血滞，故见胸胁痞闷不舒，甚或胀痛，故喜人揉按其胸上，以求舒缓。由于初起病在气分，故得热饮则气机暂时通畅而胸满稍舒。但其病既成，经脉凝滞，虽饮亦无益。《金匮要略·五脏风寒积聚病脉证并治》云："肝着，其人常欲蹈其胸上，先未苦时，但欲饮热，旋覆花汤主之。"

中医诊断：肝着（肝经气血瘀滞）。

治法：行气活血，通阳散结。

处方：旋覆花 30 g，茜草 30 g，茯苓 20 g，陈皮 20 g，香附 20 g，川楝子 20 g，桃仁 20 g，红花 20 g，黄芪 30 g，麦冬 20 g，五味子 25 g，瓜蒌 20 g，薤白 20 g，川芎 20 g，炒枣仁 20 g。3 剂，日 1 剂，水煎服，分早晚温服。

二诊：连服 3 剂，胸中痞闷，气息不畅，胁肋疼痛症状减轻，原方再服 7 剂，诸症痊愈。

按语：肝着病名见于《金匮要略》，是由肝脏受邪而疏泄失职，其经脉气血瘀滞，著而不行所致。症见胸胁部痞闷不舒，甚或胀痛、刺痛。患者性格内向，肝气郁结，不得疏泄，气郁导致血滞，故胁肋疼痛；以手按揉可使气机舒展，气机通利则舒，故喜温按。方用旋覆花汤加味，方中旋覆花善通肝络而行气，茜草活血化瘀，助薤白温通阳气而散结，配合川芎、香附、桃仁、红花以增强行气疏肝、活血止痛之效，气行血行，阳通瘀化则肝着可愈。本例证颇典型，其治当行气散瘀，通阳活血。唐容川云："肝主血，肝着即是血黏着而不散也，血生于心而归于肝，今着于胸前膈膜中，故欲蹈其胸以通之也，故用葱白以通胸中之气，如胸痹而用薤白之例，用旋覆花以降胸中之气，如胸满噫气而用旋覆花之例也；唯新绛乃茜草所染，用以破血，正是治肝经血着之要药。"此方另加陈皮、茯苓，取其和中化痰之功。

案 9 泄泻医案（参苓白术散）

张某，女，60 岁，2016 年 1 月 15 日初诊。

初诊：患者便溏反复发作 6 年，加重 3 天，平素排便正常，每逢进食肥甘或饮食习惯改变均会出现腹泻或便溏。现症见便溏，日行 3 ~ 4 次，体倦乏力，夜寐欠佳，食少，面色少华，舌淡苔白，脉细弱。

辨证分析：脾胃虚弱，日久生湿，运化无权，水谷不化，清浊不分，故大便溏泻；脾阳不振，运化无权，则食少；久泻脾胃虚弱，气血来源不足，则面色少华、体倦乏力；舌淡苔白，脉细弱主脾虚之象。

中医诊断：泄泻（脾虚湿盛）。

治法：健脾益气利湿。

处方：党参 20 g，白术 20 g，茯苓 20 g，山药 15 g，莲子肉 15 g，白扁豆 15 g，薏苡仁 15 g，砂仁 10 g，桔梗 10 g，大枣 15 g，干姜 10 g，肉桂

10 g, 甘草10 g。7剂, 日1剂, 水煎服, 分早晚温服。

二诊：患者症状缓解，便溏次数减少，排便1~2次/日，睡眠尚可，原方续服7剂，排便正常。

按语：功能性腹泻是临床常见的一种功能性肠病，它是持续或反复发作的以松软（糊状）或水样便为特征、不伴腹痛或腹部不适、粪便及肠道检查均无器质性病变的一组疾病，其病程长，且易反复，严重影响患者的生活质量。《黄帝内经》称本病为"鹜溏""飧泄""濡泄""洞泄""注下""后泄"等，且对本病的病机有较全面的论述，如《素问·生气通天论》曰："因于露风，乃生寒热，是以春伤于风，邪气留恋，乃为洞泄。"《素问·阴阳应象大论》曰："清气在下，则生飧泄。""湿胜则濡泄。"《黄帝内经》关于泄泻的理论体系，为后世奠定了基础。张仲景将泄泻和痢疾统称为下利。方中党参、白术、茯苓益气健脾渗湿，配伍山药、莲子肉助人参健脾益气，兼能止泻；白扁豆、薏苡仁助白术、茯苓健脾渗湿；砂仁醒脾和胃，行气化滞；桔梗宣肺利气，以通调水道；干姜、肉桂温中祛寒；甘草调和诸药。

案10 咳嗽医案（养阴清肺汤）

王某，女，44岁，2014年4月16日初诊。

初诊：咳嗽，咳痰少量，时有喘促，声音嘶哑，咽干，五心烦热，乏力，耳鸣，食纳差，舌红，苔薄，脉沉细。

辨证分析：本案患者素体阴虚，因外感风寒之邪，肺失于宣肃，引起咳嗽。经西医抗生素治疗后，血常规及胸部X线片恢复正常。但因素体阴虚，加之风寒之邪郁久化热，复耗伤津液，使阴伤更重，出现阴虚燥咳之症。肺阴虚，肺失宣降，肺气上逆则咳嗽；时有喘促，燥邪伤肺则咳痰少量、时有喘促、声音嘶哑、咽干；阴虚生内热故五心烦热；舌红为阴虚之象。

中医诊断：咳嗽（阴虚燥咳证）。

治法：养阴清肺，润肺止咳。

处方：生地20 g，玄参20 g，白芍20 g，麦冬20 g，丹皮15 g，双花20 g，连翘20 g，板蓝根30 g，茅根30 g，陈皮20 g，杏仁20 g，大贝15 g，桔梗15 g，甘草15 g，大力子20 g，半夏15 g，大青叶30 g，木蝴蝶20 g，诃子15 g。7剂，日1剂，水煎服，分早晚温服。

二诊：1周后，咳嗽减轻，咳痰减少，喘促无，乏力缓解，五心烦热缓解，耳鸣减轻，食纳好转。继服原方7剂。

三诊：咳嗽咳痰、乏力、耳鸣等症状均已痊愈，手足心轻度热感，食纳可。继续服药巩固。

按语：咳嗽是因肺气不清，失于宣肃，上逆作声而成。正如《医学三字经》说："肺为脏腑之华盖，呼之则虚，吸之则满，只受得本脏之正气，受不得外来之客气，客气干之则呛而咳矣；亦只受得脏腑之清气，受不得脏腑之病气，病气干之，亦呛而咳矣。"依此可见咳嗽可分为外感与内伤，但无论外感还是内伤所致的咳嗽，均累及肺脏受病，由肺气不清失于宣肃所致，可见"咳证虽多，无非肺病"。故咳嗽的治疗重在治肺。本案属肺阴虚燥咳证，方用润肺止咳之养阴清肺汤。方中生地、玄参、白芍、麦冬养阴润肺，双花、连翘、板蓝根清热解毒，陈皮、杏仁、大贝、桔梗、大力子共奏止咳、清利咽喉之功。

第四节　王铁良教授运用肺肾同治法治疗肾病的体会

王铁良教授倡导的"肺肾同治法"临床效果显著。他认为肺和肾以经络相连，肺病累肾，肾病及肺，肺肾相互为病，热毒灼阴为其基本病机。滋润肺肾，清热解毒，肺肾同治为根本大法。笔者有幸成为第四批名老中医师承学员，现将跟随王铁良教授学习所得的点滴经验总结如下。

1. 肺肾同治的病因病机认识

临床上多见肺肾同病之肾病，肺肾以经络相连，《黄帝内经》曰："其直者，从肾上贯肝膈，入肺中，循喉咙，挟舌本。其支者，从肺出，络心，注胸中。"因此，肺病累肾，肾病及肺，肺肾相互为病，热毒灼阴为其基本病机。滋润肺肾，清热解毒，肺肾同治为根本大法。①肺病累肾，温邪上受，首先犯肺，或风寒外感，入里化热，内舍于肺，热伤阴液，温热病邪循经入肾，损伤肾络，而出现咽痛与血尿并见。以咽喉肿痛，或咽部溃烂，扁桃体肿大，蛋白尿、血尿并见为特点。②肾病及肺，素体阴虚，肾阴亏虚，虚热上扰，循经入肺，而致肺阴亏损；"壮火食气"，气阴同耗，《素问·通评虚实论》曰："气虚者，肺虚也"。以咽痛，或咽干，且咽部红肿不甚，疼痛不剧为特点。③肺肾相互为病，互为因果，缠绵难愈。热伤阴液，肾阴不足，肾主水液，主蒸腾气化，肾虚水液代谢失常，湿热相搏，胶着难去，肺阴愈亏。肺主皮毛，《黄帝内经》言："邪之所凑，其气必虚。"外邪引动内热，易出现外感伤肺，肺肾相互为病，互为因果，病程日久不愈，反复发作之状。

2. 肺肾同治起手三法

（1）养阴泻肺，化痰止咳，若咳嗽、咳痰加贝母、紫菀、款冬花、桑白皮等泻肺化痰止咳之品。

（2）养阴解毒，清咽利喉，若咽痛甚加牛蒡子、玉蝴蝶、山豆根清咽利喉。

（3）滋养肺肾，凉血止血，若血尿较重加海螵蛸、茜草、藕节、生地榆、小蓟等凉血止血之药。

3. 异病同治

王铁良教授治疗肾病往往采取西医辨病与中医辨证相结合的方法，谨守病机，异病同治。用该方治疗原发性、继发性肾小球疾病疗效确切。

4. 基本方简析

"肺肾同治法"方用"养阴清肺汤"。王铁良教授在此基础上进行了加减，基本方为生地、麦冬、生甘草、玄参、丹皮、炒白芍、双花、连翘、白茅根、板蓝根、白花蛇舌草、鱼腥草、半枝莲等。方中生地甘寒入肾，益肾养阴清热，为君药；玄参养阴生津，王绵之谓："启肾阴上济心肺"，泻火解毒，生地和玄参配伍，润肺而源不竭；麦冬养阴清肺，佐以丹皮、白芍、白茅根凉血解毒；双花、连翘、白花蛇舌草、鱼腥草、半枝莲加强清热解毒作用；甘草调和诸药而为使药，研究结果表明，其具有抗过敏、抗炎、抗病毒及调节机体免疫的功能；丹皮凉血活血，能扩张血管，改善微循环，改变肾单位血流动力学状态，降低毛细血管通透性，减轻水肿或蛋白尿。国医大师周仲瑛对肾炎从肺施治，在整体观点的主导思想指导下，常用疏风宣肺、顺气导水、清肺解毒、养阴补肺等方法治肾性水肿。

第三章　临证实战

第一节　内科医案

一、感冒医案

凡感受风邪或时行疫毒，导致肺卫失和，以鼻塞、流涕、喷嚏、头痛、恶寒、发热、全身不适为主要临床表现的外感疾病，称为感冒。感冒一词首见于北宋《仁斋直指方·诸风》，其书在"伤风方论"中记载了参苏饮治"感冒风邪，发热头痛、咳嗽声重，涕唾稠黏"，此感冒为感受之意。元代《丹溪心法·头痛》始把感冒作为病名。

案

李某，男，12岁，2014年1月20日初诊。

初诊：患者3日前出现发热，咽痛，咳嗽，气喘，痰黏色黄，无汗，头痛，鼻塞，舌质红，苔黄，脉浮数。既往有肾病综合征病史，X线检查示右下肺炎。

辨证分析：风热袭表，表邪不解而入里，或风寒之邪郁而化热入里，邪热充斥内外，故身热不解、汗出、口渴；热壅于肺，肺失宣降，故咳逆气急，甚则鼻煽；若邪未尽，可在卫气被郁，毛窍闭塞而无汗；舌红苔黄，脉浮数主风热犯肺之象。

中医诊断：感冒（风热犯肺证）。

西医诊断：上呼吸道感染。

治法：辛凉宣泄，清肺化痰止咳。

处方：麻黄15 g，杏仁10 g，石膏10 g，甘草10 g，羌活15 g，鱼腥草20 g，板蓝根20 g，黄芩20 g，金银花20 g，连翘15 g。3剂，日1剂，水煎服，分早晚温服。

二诊：上方服3剂，患儿症状明显减轻。

按语：《伤寒论》中用本方治"汗出而喘"之表热迫肺证。张锡纯认为："方中之义，用麻黄协杏仁以定喘，伍以石膏退热，热退其汗自止也。复加甘草者，取其甘缓之性，能调和麻黄、石膏，使其凉热之力溶和无间，以相助成功。"并指出："若其证非汗出且热稍重，用此方时，原宜因证为之变通，是以愚用此方时，石膏之分量恒为麻黄之 10 倍……"张锡纯的见解确系经验之谈，尤其是提出麻黄与石膏用量的比例，是具有临床意义的。柯韵伯根据太阳表寒郁热的病机演变和本方药物配伍的基本原理，指出麻杏甘石汤是"大青龙汤之变局，白虎汤之先着"，概括地提出了三者的鉴别，言简意赅，值得借鉴。方中麻黄配伍羌活，辛温，功用解表散寒，宣肺平喘；石膏辛寒，清肺泄热，方中石膏用量倍于麻黄，以制约麻黄辛温之性，取辛凉清热之用；杏仁苦温，宣肺利气，止咳平喘；甘草甘平，调和诸药，配鱼腥草以增清热之力。里热较甚，则可加板蓝根、黄芩、金银花以增强清热解毒的功效。

二、咳嗽医案

咳嗽是因邪犯肺系，肺失宣肃，肺气上逆所致的以咳嗽为主要症状的一组病证。它既是一个症状，又是独立的一种疾病。有声无痰为咳，有痰无声为嗽，有痰有声称为咳嗽。临床上多痰声并见，故以咳嗽并称。咳嗽之名始见于《黄帝内经》，并以脏腑命名，分为肺咳、肝咳、心咳、脾咳等，认为"五脏六腑皆令人咳，非独肺也"。咳嗽分外感咳嗽与内伤咳嗽，外感咳嗽病因为外感六淫之邪；内伤咳嗽病因为饮食、情志等内伤因素致脏腑功能失调，内生病邪。外感咳嗽与内伤咳嗽均是病邪引起，肺气不清失于宣肃，迫气上逆而作咳。

案 1

宗某，女，21 岁，2014 年 5 月 30 日初诊。

初诊：患者自述曾患急性扁桃体炎，急性结膜炎，服 3 剂百合固金丸以滋阴润肺。现仍咳嗽，有痰，伴口苦，口干，咽痛，大便不调，舌质红，苔薄，边有齿痕，脉弦数。

辨证分析：肝失条达，郁结化热，上逆侮肺，肺失宣降，以致气逆作咳；肝火上炎则口干、口苦、咽痛；舌红，脉弦数主肝火肺热之象。

中医诊断：咳嗽（肝火犯肺证）。

西医诊断：上呼吸道感染。

治法：疏肝泄胆，宣肺止咳化痰。

处方：柴胡 15 g，黄芩 10 g，半夏 15 g，人参 15 g，生姜 10 g，大枣 10 g，紫菀 10 g，冬花 10 g，杏仁 10 g，川贝 10 g，双花 10 g，连翘 10 g，桔梗 10 g，甘草 10 g，橘红 15 g，陈皮 15 g。7 剂，日 1 剂，水煎服，分早晚温服。

二诊：2014 年 6 月 3 日，患者述服上药 4 剂后，症状明显减轻，晚间咳嗽减轻。现有痰，咽不痛，口苦减轻，大便正常，口干，舌质淡红，苔薄黄，脉弦，继 5 月 30 日方加川楝子 10 g，7 剂冲服巩固疗效。

按语：该患者属肝火犯肺。方中柴胡、黄芩为肝胆药，柴胡疏肝达外，黄芩清胆内泄；亦可视柴胡为少阳表药，黄芩为少阳里药。人参补益肺脾，半夏既能和胃又可顺气，甘草调和诸药，陈皮、橘红化痰，并川贝理气宽胸散结。桔梗辛苦上行，杏仁苦温降气，与冬花、紫菀共奏化痰止咳之功。双花、连翘清热解毒。二诊仍有口干口苦，属肝郁气滞化火，故原方加川楝子疏肝行气，清肝火，巩固疗效。

案 2

温某，男，38 岁，2014 年 10 月 20 日初诊。

初诊：患者咳嗽，易怒，干哕，大便时溏 1 个月，舌质淡红，苔薄，脉弦数。

辨证分析：肝失条达，郁结化热，上逆侮肺，肺失宣降，以致气逆作咳；肝郁气滞，肝气不舒则易怒；肝气乘脾，脾气主升，胃气主降，升降失调，故干哕、大便溏泄；舌淡红，脉弦数均为肝火之象。

中医诊断：咳嗽（肝火上炎）。

西医诊断：上呼吸道感染。

治法：清肝泻火，宣肺止咳。

处方：柴胡 20 g，黄芩 15 g，半夏 15 g，人参 20 g，生姜 10 g，大枣 5 个，紫菀 20 g，冬花 20 g，双花 20 g，连翘 20 g，杏仁 20 g，大贝 20 g，陈皮 20 g，甘草 15 g，芦根 20 g。7 剂，日 1 剂，水煎服，分早晚温服。

二诊：2014 年 10 月 28 日，患者无干哕，咳嗽明显减少，口中异味减少。舌质淡红，苔薄，脉沉。继 10 月 20 日方 7 剂，水煎服，日 2 次巩固疗效。

按语：该患者属于情志不舒，肝郁化火，上乘于肺。方用小柴胡汤合止嗽散加减。柴胡疏肝达外，黄芩清胆内泄；人参补益肺脾，半夏既能和胃又可顺气；陈皮理气化痰，大贝理气宽胸散结，杏仁苦温降气，与冬花、紫菀共奏化痰止咳之功；双花、连翘清热解毒；芦根清泻肝火；甘草调和诸药，共奏清肝泻火、宣肺止咳之功。

案 3

王某，男，48 岁，2015 年 3 月 20 日初诊。

初诊：该患者有 IgA 肾病史（已治愈），前列腺炎病史，现干咳半年，闻异味或受凉后干咳明显，胸胁胀闷，口干不苦。睡前双腿内侧出汗，久坐后亦有汗出，受凉后小腹坠胀，大便不成形。舌质红边有齿痕，舌根苔黄腻，脉沉。PRO（＋）。

辨证分析：《素问·咳论》："肝咳之状，咳剧则两胁下痛。"肺之宣降功能需赖肝之疏泄及三焦气机升降功能进行调节，才能发挥正常作用。如果肝之疏泄功能失衡，三焦气机不利，升降无度，肺之宣降功能就无法正常发挥，咳嗽自生。患者干咳半年，闻异味或受凉后干咳明显，胸胁胀闷，口干不苦，正是肝咳之状；肝气乘脾，脾不升清则患者受凉后小腹坠胀，大便不成形；患者睡前双腿内侧出汗，久坐后亦有汗出，舌红，舌根苔黄腻，为湿热下注；舌质边有齿痕，为脾虚之象。

中医诊断：咳嗽（木火刑金，湿热内蕴）。

西医诊断：上呼吸道感染。

治法：化痰通络，清热利湿。

处方：柴胡 6 g，黄芩 10 g，半夏 10 g，人参 20 g，紫菀 10 g，冬花 10 g，杏仁 10 g，百合 10 g，厚朴 3 g，薏苡仁 10 g，白蔻仁 10 g，枳实 10 g，滑石 10 g，通草 3 g，萹蓄 15 g，瞿麦 10 g，车前子 15 g，公英 20 g，地丁 20 g，鸡内金 10 g，石韦 10 g，陈皮 12 g，桔梗 10 g，甘草 10 g。14 剂，水冲服，分早晚温服。热淋清颗粒 2 袋，日 3 次口服。

按语：用小柴胡汤加减治疗肝火犯肺型咳嗽出现在孙思邈的《千金要方》中，原方包括柴胡、黄芩、半夏、人参、紫菀、冬花、杏仁，有和解少阳、宣畅三焦气机、润肺化痰止咳之效；配合百合养阴润肺，桔梗祛痰止咳，厚朴、枳实降气化痰，合用以增加化痰止咳之效。患者同时伴有下焦湿热，应用八正散清热化湿。滑石、通草、萹蓄、瞿麦、车前子、石韦清热化湿，利尿通淋；公英、地丁清热解毒；鸡内金既可消食和胃，又可通淋。患者脾虚，加以薏苡仁、白蔻仁健脾化湿；陈皮理气健脾，燥湿化痰；甘草调和诸药。

案4

褚某，男，3岁，2015年12月8日初诊。

初诊：患者肺炎史2年，反复发作，此次感冒后咳嗽2个月，时有咽痒，咳少量白色黏液痰，夜间加重，胁痛胀闷，口干口苦，眼屎增多，易怒，舌淡红，苔薄，脉细。

辨证分析：感冒后咳嗽迁延不愈，按常规治疗难以奏效，原因在于外邪已除，病位已离表。《伤寒论》中指出少阳病的主证是"往来寒热"，其病机是"正邪之争"，而久咳不愈正是正邪相持不下的表现，少阳的病机主要是枢机不利和三焦阻隔，以致气机运行障碍。故见胁痛胀闷、口干口苦、眼屎增多、易怒等症状。

中医诊断：咳嗽（木火刑金证）。

西医诊断：支气管炎。

治法：调和枢机，通利三焦兼以止咳化痰。

处方：柴胡20 g，黄芩15 g，半夏15 g，人参15 g，紫菀15 g，冬花15 g，杏仁15 g，大贝15 g，陈皮20 g，桔梗15 g，生甘草15 g，射干15 g，生姜15 g，双花20 g，连翘20 g，大枣3枚。7剂，日1剂，水煎服，分早晚温服。

二诊：2015年12月17日，患者自述咳嗽明显减轻，目干，舌质淡红，苔薄，脉沉。肝火旺，双目失于濡养，则双目干涩，故加菊花清肝明目。原方加菊花继用7剂，巩固治疗。

按语：用小柴胡汤加减治疗木火刑金型咳嗽，柴胡、黄芩、半夏、人参、紫菀、冬花、杏仁，有和解少阳、宣畅三焦气机、润肺化痰止咳之效。配合桔梗、射干祛痰止咳；大贝润肺化痰；双花、连翘疏散风热；陈皮理气健脾，燥湿化痰；患者咳嗽迁延日久，故用生姜、大枣、甘草调补正气，同时甘草调和诸药。

案5

岳某，女，47岁，2014年5月12日初诊。

初诊：患者自诉有慢性肾炎病史，现感冒、咳嗽症状明显，忽冷忽热，腰痛，乏力，舌质暗红，苔薄白，脉弦数。BLD（＋＋＋），PRO（＋＋＋），KET（＋），RBC 50个/μL。

辨证分析：该患者因外感风寒之邪，兼有少阳之证，邪气入半表半里，故忽冷忽热；风寒袭肺，肺失宣降，肺气上逆则咳嗽；舌质暗红，苔薄白，脉弦数。

中医诊断：咳嗽（木火刑金证）。

西医诊断：支气管炎。

治法：调和枢机，通利三焦兼以止咳化痰。

处方：柴胡20 g，黄芩15 g，半夏15 g，党参20 g，生姜10 g，大枣5个，紫菀20 g，款冬花20 g，鱼腥草20 g，桂枝15 g，甘草10 g，双花15 g，连翘15 g。14剂，日1剂，水煎服，分早晚温服。

二诊：2014年5月28日，患者感冒痊愈，自述腰部酸痛、有吹风感，心悸，关节痛，阴雨天加重。舌质淡，苔白，脉沉数。BLD（＋＋＋），PRO（＋＋），WBC 49.9 U/L，RBC 3～5个/HP，RBC 39.6 U/L，上皮113.4 U/L，细菌824.4/μL，细菌（＋）。

处方：生芪30 g，党参20 g，熟地30 g，当归20 g，川芎20 g，桂枝15 g，茯苓20 g，川断20 g，桑寄生20 g，独活15 g，牛膝20 g，白芍20 g，防风15 g，羌活15 g，桃仁20 g，红花20 g，青风藤30 g，雷公藤30 g，藕节20 g，甘草15 g。21剂，日1剂，水煎服，分早晚温服。黄葵胶囊2.5 g，日3次口服。血尿安胶囊2.0 g，日3次口服。

三诊：2014年6月18日，患者述潮汗，忽冷忽热，纳差，舌质淡红，苔薄，脉沉。BLD（＋），PRO（＋）。5月28日方加焦三仙各15 g，黄芩15 g，柴胡20 g，21剂巩固治疗。

按语：该患者因外感风寒之邪，兼有少阳之证，邪气入半表半里，方用小柴胡汤和解少阳，加双花、连翘、鱼腥草清热解毒，透邪外出；紫菀、款冬花化痰止咳。二诊该患者腰痛症状明显，因慢性肾炎日久，又感受风寒湿邪气，肝肾亏虚，正气不足，方用川芎肉桂汤加减。此方出自《兰室秘藏·腰痛门》，主治风寒湿痹阻，瘀血阻滞的腰痛。方中羌活、防风为太阳经本经药，川芎为少阳经本经药，独活为少阴肾经之药，合用去其经络之邪气；桂枝温阳散寒，桃仁、红花活血化瘀，川芎祛瘀通络；牛膝、桑寄生、川断补肝肾，强筋骨。三诊该患者少阳证明显，继5月28日方加柴胡、黄芩疏肝泄热，达到满意效果。

三、喘证医案

喘证，即气喘、喘息，是以呼吸困难，甚则张口抬肩、鼻翼翕动、不能平卧等为主要临床特征的一种病证。喘病的病因很复杂，外邪侵袭、饮食不当、情志失调、劳欲久病等均可成为喘病的病因，进而引起肺失宣降、肺气上逆或气无所主、肾失摄纳而致喘病。喘证的辨证首当分清虚实。实喘治肺，以祛邪利气为主；虚喘以培补摄纳为主，或补肺，或健脾，或补肾，阳虚则温补之，阴虚则滋养之。

案

周某，女，44 岁，2014 年 9 月 1 日初诊。

初诊：患者喘而咳嗽，接触过敏原后严重，忽冷忽热，口干口苦，呃逆；舌质淡红，苔薄白，脉弦。

辨证分析：肺为娇脏，外合皮毛，开窍于鼻，内连脏腑，又肺主气，司呼吸，为气机出入升降之枢纽，故肺易受外邪侵袭，肺失宣降，气机上逆而致喘咳；咳引胸胁，痰气内阻，影响肝气升发，胆经枢机不利，邪正相争，则忽冷忽热、口干口苦；肝气乘脾，脾胃不和，胃气上逆则呃逆；脉弦为少阳气机不利之象。

中医诊断：喘病（少阳气机不利，痰气内阻）。

西医诊断：过敏性哮喘。

治法：疏肝理气，宣肺化痰止咳。

处方：柴胡 20 g，黄芩 15 g，法半夏 15 g，人参 20 g，杏仁 10 g，紫菀 20 g，款冬花 20 g，大贝 15 g，双花 15 g，连翘 15 g，桑叶 15 g，厚朴 15 g，甘草 10 g，炙麻黄 20 g，枳壳 15 g，麦冬 20 g，陈皮 20 g，竹茹 15 g，旋覆花 15 g。14 剂，日 1 剂，水煎服，分早晚温服。

二诊：2014 年 9 月 15 日，患者服药后但咳不喘，稍有胸闷，其余症状明显好转。上方加桔梗 15 g，苏叶 15 g，14 剂巩固疗效。

按语：本案患者为少阳气机不利，痰气内阻而致喘，方用小柴胡汤疏肝理气，和解少阳。加麻黄宣肺散邪以平喘；杏仁、款冬花、紫菀降气平喘，止咳祛痰；陈皮、厚朴理气化痰；桑叶润肺止咳；麦冬即可滋阴润肺，又可防辛散伤阴。二诊患者但咳不喘，胸闷，加桔梗宣肺止咳，苏叶宽胸理气。

四、鼻渊医案

鼻炎是鼻黏膜或黏膜下组织因为病毒感染、细菌感染、刺激物刺激等，导致鼻黏膜或黏膜下组织受损所引起的急性或慢性炎症。鼻炎导致鼻腔产生过多黏液，通常引起鼻塞、流涕等症状。

案

于某，男，11 岁，2015 年 5 月 25 日初诊。

初诊：该患者鼻塞，手足爆皮，食纳差，大便干燥，舌淡红，苔薄白润，脉细。

辨证分析：《素问·太阴阳明论》曰："伤于风者，上先受之。"感受风邪，上先受之，肺气失宣，故鼻塞。《素问·风论》曰："风者，善行而数变，"风邪善行数变，走窜经络，故手易脱皮。风合燥邪为病，肠道津液不足，失其传导则大便干燥。舌淡红，苔薄白，脉细为风邪之象。

中医诊断：鼻渊（风邪上攻）。

西医诊断：鼻炎。

治法：疏散风邪，通利鼻窍。

处方：苍耳子 20 g，辛夷 15 g，细辛 5 g，炙麻黄 15 g，白芍 15 g，生地 20 g，麦冬 15 g，天冬 15 g，丹皮 15 g，防风 15 g，黄芪 20 g，炒白术 20 g，薄荷 15 g，白芷 15 g，蝉蜕 15 g，姜黄 15 g，僵蚕 15 g，人参 15 g，茯苓 15 g，焦三仙各 20 g，鸡内金 20 g，玄参 15 g，玉竹 20 g，沙参 20 g，双花 20 g，连翘 20 g。14 剂，日 1 剂，水煎服，分早晚温服。

二诊：2015 年 6 月 19 日，手足爆皮好转，纳可，鼻塞不通气，舌淡红，苔薄，脉沉，5 月 25 日方继服 10 剂。

三诊：2015 年 7 月 29 日，手足爆皮好转，鼻已通气，服药后大便多，舌淡红，苔薄，脉沉，上方去生地，继服 7 剂巩固。

按语：该案方用苍耳子散加减，苍耳子散出自《济生方》，功效疏风止痛，通利鼻窍，主治鼻渊、鼻流涕不止。原方用于风邪上攻之鼻渊，方中苍耳子，宣通鼻窍，疏风止痛；辛夷善除头面风寒，而能开肺气通鼻窍；薄荷清散风热，清利头目；白芷辛香能通鼻窍，祛风止痛。辅以清热解毒之双花、连翘、沙参、玉竹、二冬滋养肺胃，生津润燥；细辛、防风、蝉蜕、僵蚕、姜黄强化祛散风邪之功；生地、玄参、丹皮清热；黄芪、白术、人参、茯苓之意在于使清升浊降，风热散，肺气宣，鼻窍通；鸡内金健脾和胃。诸药合用，使全方标本兼治，速达药效。

五、心悸医案

心悸既是一种疾病，又是一种症状，以患者自感心跳剧烈、心慌不安为主要表现。古代文献中心悸病证的相关病名很多，总的来看，出现最多的是

"惊悸"和"怔忡"。心悸的病机比较复杂，但概括起来不外本虚与标实两个方面。各种原因所致的气血阴阳的不足或失调，或感受外邪以及各种病理产物阻于局部，致使心失所养，心脉不畅，均可发为心悸。

案 1

李某，女，36 岁，2013 年 7 月 22 日初诊。

初诊：患者心悸怔忡 1 年余，刻下心悸怔忡，早晨为甚，其他时间不明显，口干咽燥，饮水不多，口苦，睡眠尚可，饮食乏味，大便不调，舌质暗淡，苔薄，脉沉。

辨证分析：少阳胆主一身之阳气，肝主升发，主时在晨，且心气的畅达必藉胆气的升发。少阳胆气内郁，则可郁而化热，使相火内炽，心神得不到胆气的升发而失主，发为心悸怔忡；痰气交阻，少阳胆气不舒，胆气内郁则口干口苦咽燥；肝郁脾虚则大便不调；痰为阴邪故饮水不多。

中医诊断：心悸（胆火内扰证）。

治法：清胆调气，祛痰宽胸。

处方：柴胡 12 g，黄芩 10 g，半夏 10 g，党参 20 g，生姜 3 g，大枣 10 g，枳实 10 g，厚朴 3 g，桂枝 6 g，茯苓 10 g，珍珠母 30 g，生龙骨、生牡蛎各 30 g，瓜蒌 10 g，薤白 10 g，枣仁 10 g，川芎 6 g，当归 10 g。7 剂，日 1 剂，水煎服，分早晚温服。

二诊：2013 年 9 月 13 日，患者自述初诊症状明显减轻，自感白带多，舌质红，苔薄，脉沉。上方加土茯苓 15 g，继用 14 剂治疗。

三诊：2013 年 12 月 29 日，患者自述初诊症状已不明显，舌质淡红，苔薄，脉沉。予 9 月 13 日方 14 剂巩固治疗。

按语：该患者为胆气郁久化热，扰乱心神为病，治以小柴胡汤合瓜蒌薤白半夏汤加减。小柴胡汤清胆调气，瓜蒌薤白半夏汤通阳散结，祛痰宽胸。酌加桂枝能通达心阳；加茯苓、枣仁宁心安神，止悸定忡；生龙骨、生牡蛎、珍珠母镇定安神；枳实、厚朴下气消痞，以助大便；加川芎、当归行气补血，以达到治愈的目的。二诊考虑患者心悸日久，伤及于脾，脾虚湿盛，致白带增多，故加土茯苓淡渗利湿。

案 2

杨某，男，39 岁，2014 年 3 月 27 日初诊。

初诊：心悸汗出，烦躁，时有恐惧感，胃部胀满，入睡困难，寐则多梦。

辨证分析：痰浊停聚，郁久化热，痰热扰心，心神不安则心悸、烦躁、失眠多梦；痰气郁阻，肝失疏泄，胆气不舒则时有恐惧感；肝郁脾虚，脾胃不和则胃部胀满。

中医诊断：心悸（痰热扰心，肝失疏泄）。

治法：疏肝清热，宁心安神。

处方：柴胡 20 g，黄芩 15 g，半夏 20 g，党参 30 g，桂枝 20 g，茯苓 20 g，生姜 15 g，大枣 6 枚，龙骨 20 g，牡蛎 20 g，茯神 20 g，珍珠母 20 g，琥珀 15 g，甘草 10 g，酸枣仁 20 g，柏子仁 20 g，川芎 15 g，远志 20 g。7 剂，日 1 剂，水煎服，分早晚温服。

二诊：服药一周后，心悸汗出有缓解，时有烦躁、恐惧感，胃部胀满减轻，夜寐好转。继续服用上方。

按语：本案患者证属痰热扰心，肝失疏泄之柴胡加龙骨牡蛎汤证。予以清肝热，疏肝气，清化痰热，宁心安神。方中柴胡疏肝气，清肝热；黄芩清肝胆之热；党参治烦躁；半夏化痰；大枣养血宁心；桂枝取其止悸、抑肝作用；茯苓宁心，治惊悸烦躁；龙骨、牡蛎重镇安神，止悸。本方主治多种精神疾病，神经系统疾病，如精神分裂症，神经官能症所致不寐。

案 3

刘某，女，49 岁，2013 年 5 月 30 日初诊。

初诊：该患者心悸，双下肢水肿，心悸时咳嗽（干咳），鼻干出血，舌红，苔薄黄，脉结代。T_3 3.56 ng/mL，T_4 197.3 ng/mL，TSH 0.03 μIU/L，FT_3 9.85 pmol/L，FT_4 29.35 pmol/L，TMAb 2.8 U/mL，TGAb 9.6 U/mL；尿常规（-）；心电图：心律不齐，频发期前收缩。

辨证分析：从化验中看该患者有轻度的甲状腺功能亢进，并以心悸为主要症状，故中医诊断为心悸，在中医里常见的临床类型有心虚胆怯，心血不足，阴虚火旺，心阳不振，水饮凌心，心脉瘀阻和痰火扰心，该患者心悸时伴干咳，故不属于以上类型，《素问·咳论》曰："五脏六腑，皆令人咳，非独肺也"，五脏六腑之咳"皆聚于胃，关于肺"，胃气上逆则可引起咳嗽，心生脾，脾胃不和则犯心，脾虚湿盛，湿性趋于下，故下肢水肿，病机为胃气上逆，脾失运化。

中医诊断：心悸（脾失运化，胃气上逆证）。

西医诊断：甲状腺功能亢进。

治法：降逆和胃，健脾利水。

处方：代赭石 30 g，黄连 15 g，黄芩 15 g，半夏 15 g，干姜 10 g，大枣 10 g，旋覆花 30 g，当归 15 g，白芍 15 g，茯苓 15 g，泽泻 15 g，白术 15 g，川芎 15 g，海藻 20 g，昆布 20 g，柴胡 20 g，茜草 20 g。14 剂（颗粒），日 1 剂，水冲服，分早晚温服。

二诊：2013 年 6 月 18 日，心悸消失，无咳嗽、水肿，鼻干出血症状消失，舌质淡红，苔薄黄，脉沉。化验：T_3 2.0 ng/mL，T_4 151.6 ng/mL，FT_3 6.36 pmol/L，FT_4 5.44 pmol/L，TSH 0.03 μIU/L，TMAb 4.6 U/mL，TGAb 8.9 U/mL；血常规：HCT 35.3%，PCT 0.33%，MCV 83.8 fL；心电图：正常心电图。上方继续服用 7 剂，巩固治疗。

处方：旋覆代赭石汤合半夏泻心汤合当归芍药散加减。

按语：鼻干出血，苔薄黄示内有热邪，半夏泻心汤寒热并用，苦辛通降泄热，胃气降则心肺和，与旋覆代赭石汤合用降逆和胃之功更著。甲状腺功能亢进从中医讲属瘿病范围，主要病机是气滞、痰凝、血瘀，故加海藻、昆布软坚散结，利水消肿；柴胡疏肝理气；茜草凉血化瘀。全方辨证精准，配伍严谨，故疗效显著。本医案治疗咳嗽的思路是来自一位有经验的西医大夫，他曾用降胃酸的方法治好无明显原因的反复咳嗽，以此借鉴，用中医的理念也取得了不错的疗效。

六、胸痹医案

胸痹是指以胸部闷痛，甚则胸痛彻背、喘息不得卧为主要表现的一种疾病，轻者感觉胸闷，呼吸欠畅，重者胸痛，严重者心痛彻背，背痛彻心。汉代张仲景《金匮要略》中提出"胸痹"的名称，归纳病机为"阳微阴弦"，治疗上温通散寒。

案

丛某，女，26 岁，2014 年 5 月 19 日初诊。

初诊：心悸，胸闷，善叹息，乏力，目干。慢性肾炎病史 5 年。口服雷公藤总苷片，肾肝宁胶囊，黄葵胶囊。舌淡红，苔薄黄，脉沉弦。

辨证分析：该患者心悸脉弦，此为水气凌心，水饮内停，上凌于心，扰乱心神。当肺脾肾功能失调，阳虚气化失职，以致津液不能正常输布，形成水气。又因心气不足，或心阳不振时，水气可上逆凌心，使心阳阻遏，功能减退。心受水气侵凌，故心悸怔忡；胸阳不振则胸闷喘满、气急气短。

中医诊断：胸痹（痰浊痹阻，水饮内停）。

西医诊断：冠心病。

治法：宣痹通阳，行气化痰，温阳化饮。

处方：瓜蒌20 g，薤白20 g，半夏15 g，桂枝20 g，茯苓20 g，白术20 g，甘草15 g，柴胡20 g，香附20 g。7剂，日1剂，水煎服，分早晚温服。

二诊：2014年5月29日，患者自述症状均明显缓解。舌质淡红，苔薄白，脉沉。继上方14剂加以巩固治疗。

按语：方用瓜蒌薤白白酒汤加减。方中瓜蒌为君，理气宽胸，涤痰散结，该药擅长理气散结以宽胸，并可稀释软化稠痰以通胸膈痹塞；薤白为臣，通阳散结，行气止痛，因本品辛散苦降，温通滑利，善散阴寒之凝滞，行胸阳之壅结，故为治胸痹之要药。仲景云："病痰饮者，当以温药和之。"（《金匮要略》）故治当温阳化饮，健脾利水。本方茯苓健脾利水，渗湿化饮，既能消除已聚之痰饮，又善平饮邪之上逆；桂枝温阳化气，平冲降逆；半夏、白术健脾燥湿祛痰；柴胡、香附疏肝理气；甘草调和诸药。

七、不寐医案

不寐，即平常所说的失眠，中医又称其为"不得眠""不得卧""目不瞑"，是以经常不能获得正常睡眠为特征的一类病证。在正常情况下，卫气昼行于阳经，阳气盛则瞑；夜行于阴经，阴气盛则寐。如机体阴阳失调，阳不入阴则产生不寐。引起不寐的病因主要为饮食不节、情志失常、劳逸失调及体虚失养等。虽然不寐的病因较多，但病位主要在心，与肝、脾、肾密切相关，其病机不外乎营卫失调、阴阳失和，脏腑损伤、气血亏虚，肝郁气滞、痰瘀内阻等。

案1

李某，女，48岁，2015年11月23日初诊。

初诊：患者有冠心病史，颈椎病史。现失眠半年，多梦，每晚睡1~2小时或彻夜不眠，神倦体乏，头昏沉，食纳可，口干，不可过饱，饱则心慌，大便先干后稀，2~3天行1次，舌红，苔黄腻，脉沉。

辨证分析：该患者病久脾气不足，脾不运化水谷精微，心失所养，神不守舍则失眠、多梦；周身失养则身倦体乏；脾虚生湿，聚湿成痰，痰蒙清窍则头昏沉；脾虚，脾不运化则大便先干后稀；口干，不可过饱，饱则心慌为心脾两虚之象。舌红，苔黄腻，脉沉为湿瘀日久化热之象。

中医诊断：不寐（脾虚湿盛证）。

西医诊断：失眠。

治法：健脾和胃，祛痰化湿。

处方：半夏 50 g，薏米 50 g，黄芪 20 g，党参 20 g，白术 20 g，葛根 20 g，白芷 15 g，菊花 20 g，川芎 20 g，当归 20 g，茯神 20 g，茯苓 20 g，元肉 15 g，陈皮 20 g，枣仁 30 g，柏子仁 30 g，炙甘草 15 g，生姜 30 g，大枣 6 枚。7 剂，日 1 剂，水煎服，分早晚温服。

二诊：2015 年 12 月 1 日，患者自述睡眠好转，3～4 小时/晚，略感腰痛。舌淡红，苔薄，脉沉。患者出现腰痛，考虑为心脾两虚日久，涉及肾，出现肾虚腰痛，故加补肾、强筋骨之药以扶正固本，遂原方加生地 20 g，杜仲 20 g，继用 7 剂，巩固治疗。

按语：本案患者为脾虚日久生湿，湿邪困脾，脾不运化，心失所养致病，治以健脾和胃，祛痰化湿，方用半夏秫米汤。半夏秫米汤即《灵枢》卷十之半夏汤，为《黄帝内经》仅有十三方之一，专为不寐而设。半夏秫米汤由半夏、秫米二药组成，药味简单而意旨深厚。半夏性温味甘能通阳，降逆而通泄卫气，李时珍《本草纲目》言半夏能除"目不得瞑"，现代药理研究也表明，法半夏有良好的镇静神经中枢的作用；因无秫米，此处改为薏米，以达养阴祛湿的作用。患者心脾两虚，加黄芪、党参、白术、川芎、当归、元肉、生姜、大枣、炙甘草补益心脾；患者湿盛，加陈皮、茯苓健脾化湿；加葛根、白芷、菊花祛外来之风湿；茯神、枣仁、柏子仁养心安神。诸药合用，共奏健脾和胃、祛痰化湿之效。

案 2

李某，女，78 岁，2014 年 3 月 17 日初诊。

初诊：患者失眠史 20 余年，现心烦多梦，心慌气短，项强，脚凉，双下肢水肿，口干尿赤，着凉时排尿困难，舌红，苔薄干，脉沉细。

辨证分析：病久肾阴不足，心肾不交，水火不济，心肾阴虚，君火上炎，扰动神明，则失眠、心烦多梦、心慌气短；肾主水液代谢，肾虚，水液代谢失常则双下肢水肿；肾虚，膀胱气化失约则着凉时排尿困难；口干尿赤，舌红苔干，脉细均为阴虚火旺之证。

中医诊断：不寐（阴虚火旺证）。

西医诊断：失眠。

治法：滋阴清热，养血安神。

处方：柏子仁20 g，枣仁20 g，生地15 g，麦冬、天冬各15 g，当归15 g，丹参20 g，人参15 g，玄参15 g，桔梗10 g，五味子15 g，远志15 g，茯神15 g，黄连15 g，肉桂15 g，珍珠母20 g，生龙骨、牡蛎各30 g，琥珀5 g。7剂，日1剂，水煎服，分早晚温服。

二诊：2014年3月24日，患者自述失眠症状好转，每夜可睡2小时，心慌气短减轻，背不痛。近几日出现肠鸣、矢气，为药物促进胃肠蠕动。舌质红，苔薄，脉沉细。上方继用7剂治疗。

三诊：2014年3月31日，患者自述失眠好转，每夜可睡3~4小时，肠鸣减轻，仍有少许头沉、项强，舌质淡红，苔薄，脉沉。考虑为寒湿之邪侵袭太阳经脉，使经脉不舒。故上方加茯苓20 g，葛根10 g，继用7剂，巩固疗效。

按语：本案方用天王补心汤合交泰汤加减治疗。天王补心丹出自《摄生秘剖》，为养心安神法的代表方剂，方中生地滋阴养血；天冬、麦冬滋阴清热；柏子仁、枣仁养心安神；当归补血润燥；人参补气，气旺则阴血滋生；五味子益气敛阴；茯神、远志养心安神，交通心肾；玄参滋阴降火；丹参清心活血；桔梗载药上行；加黄连、肉桂使"心肾相交"，水火既济；酌加珍珠母、生龙骨、生牡蛎、琥珀，以增加安五脏、定魂魄之力。合上方共用，以滋阴养血、补心安神为主，兼以镇定安神。三诊考虑为寒湿之邪侵袭太阳经脉，使经脉不舒。故上方加茯苓、葛根，巩固疗效。

案3

李某，女，51岁，2014年4月12日初诊。

初诊：该患者失眠1年，加重1个月，现症见失眠，心悸，虚烦神疲，健忘，手足心热，尿色深赤，舌红少苔，脉细数。

辨证分析：病久肾阴不足，阴虚血亏，阴虚生热，扰动心神，则失眠、心悸、虚烦；血虚，心神失养则健忘、神疲；手足心热，尿色深赤，舌红少苔，脉细而数为阴虚火旺之象。

中医诊断：不寐（阴虚血少证）。

西医诊断：失眠。

治法：滋阴清热，养血安神。

处方：柏子仁20 g，酸枣仁20 g，天冬20 g，麦冬20 g，生地20 g，当归20 g，玄参20 g，丹参30 g，桔梗15 g，五味子20 g，远志20 g，茯神20 g，炙甘草15 g，党参30 g，琥珀3 g，茜草30 g，藕节30 g。7剂，日1

剂，水煎服，分早晚温服。

二诊：连服 7 剂，睡眠佳，心悸、虚烦神疲、手足心热减轻，原方去琥珀加石菖蒲 20 g，再服 7 剂，诸症缓解。

按语：本案患者应用天王补心丹加减治疗，方中生地滋阴养血；天冬、麦冬滋阴清热；柏子仁、酸枣仁养心安神；当归补血润燥；党参补气，气旺则阴血滋生；五味子益气敛阴；茯神、远志养心安神，交通心肾；玄参滋阴降火；丹参清心活血；桔梗载药上行；加茜草凉血止血；酌加琥珀、藕节以增加安五脏、定魂魄之力。合上方共用，以滋阴养血，补心安神为主，兼以镇定安神。

案 4

伊某，女，54 岁，2015 年 3 月 12 日初诊。

初诊：该患者自述失眠 1 年，有 2～3 个月入睡困难，头晕，胸闷，舌淡红，苔腻而黄，脉弦滑。

辨证分析：本案患者素体胆气不足，复由情志不遂，胆失疏泄，郁而生痰，痰热内扰虚烦不得眠所致。痰火扰心，心神不安则失眠、胸闷；痰火上炎则头晕；舌淡红，苔腻而黄，脉弦滑主痰火扰心之象。

中医诊断：不寐（痰火扰心证）。

西医诊断：失眠。

治法：清热除烦，燥湿化痰。

处方：半夏 30 g，陈皮 20 g，竹茹 20 g，茯苓 15 g，茯神 20 g，黄芩 20 g，黄连 15 g，柴胡 20 g，川芎 15 g，知母 20 g，酸枣仁 20 g，柏子仁 20 g，甘草 15 g。7 剂，日 1 剂，水煎服，分早晚温服。

二诊：服上药 7 剂后，睡眠正常。

按语：本案患者素体胆气不足，复由情志不遂，胆失疏泄，郁而生痰，痰热内扰虚烦不得眠所致。方用温胆汤合酸枣仁汤加减。温胆汤出自《三因极一病证方论》，方中半夏功善燥湿化痰，降逆和胃为君药；配以竹茹清胆和胃，清热化痰为臣药；治痰须理气，气顺则痰自消，佐以陈皮理气燥湿而化痰，茯苓健脾渗湿，以治生痰之源；炙甘草益气和中，调和诸药。酸枣仁汤出自《金匮要略》，方中酸枣仁养血安神，配伍调气疏肝之川芎，寓散于收，补中有行；知母滋阴润燥，清热除烦；同时在二方基础上加入黄连、黄芩清热燥湿；柴胡疏肝解郁行气；柏子仁养血安神。诸药合用，共奏清胆和胃、理气化痰、养血安神之效。

八、癫痫医案

癫痫是一种反复发作性神志异常的病症，临床以突然意识丧失，甚则仆倒、不省人事、强直抽搐、口吐涎沫、两目上视或口中怪叫、移时苏醒、一如常人为特征。《丹溪心法·痫》云："无非痰涎壅塞，迷闷孔窍。"《医林改错》云："癫狂一症，哭笑不休，詈骂歌唱，不避亲疏，许多恶态，乃气血凝滞，脑气与脏腑气不接，如同做梦一样。"

案

史某，女，59 岁，2014 年 3 月 26 日初诊。

初诊：3 年前第一次发作癫痫，抽搐，牙关紧闭，小便失禁。现症见心烦，悲喜烦哭，出汗，咽部有痰，善太息，口干。舌尖红，苔白稍腻，脉弦滑数。血压：150/100 mmHg。

中医诊断：癫痫（肝风内动，痰火扰心）。

治法：息风化痰，平肝疏肝。

处方：白僵蚕 20 g，蜈蚣 5 条，全蝎 15 g，陈皮 20 g，法半夏 15 g，青皮 20 g，香附 20 g，赤芍 20 g，桑叶 20 g，苏子 20 g，炙甘草 30 g，柴胡 20 g，白芍 20 g，当归 20 g，桃仁 20 g，大腹皮 30 g，胆南星 30 g，栀子 15 g，豆豉 20 g，生麦芽 75 g，茯苓 20 g，白术 20 g，薄荷 15 g。7 剂，日 1 剂，水煎服，分早晚温服。

二诊：2014 年 4 月 7 日，上述症状明显皆减轻，服药后腹泻。舌质暗紫，苔薄白，脉沉弦。继 3 月 26 日方案 7 剂。

三诊：2014 年 4 月 15 日，患者自述头木，善太息明显减轻，睡眠不好，舌质淡暗，苔薄脉沉。血压：160/90 mmHg。继上方加枣仁 20 g，7 剂，水煎服，日两次。口服苯磺酸氨氯地平片降压。

四诊：服上方后腹泻如水，服至第 5 剂缓解，目畏光，善太息无，睡眠好，目干涩，口不苦，无心烦。继 4 月 9 日方去栀子、豆豉，14 剂水煎服。

按语：癫痫多因痰浊内生，饮食不节，过食醇酒肥甘，损伤脾胃，脾失健运，聚湿生痰；或气郁化火，火邪炼津成痰，积痰内伏，一遇诱因，痰浊或随气逆，或因火炎，或随风动，蒙蔽心神清窍，发为痫证，故有"无痰不作痫"之说。此方为止痉散合癫狂梦醒汤加减。癫狂梦醒汤出自王清任的《医林改错》，方中桃仁合赤芍活血化瘀；柴胡、香附疏肝理气解郁；青皮、陈皮开胸行气；半夏、苏子燥湿化痰，降逆下气；大腹皮利水渗湿。诸药配合，可使湿去痰化，清阳上升，腑气通畅，气行则血行，瘀血去而气滞行，神志自清，有如大梦初醒。五志化火，炼液成痰，痰火内盛，上扰心神，故见心烦，神志异常，加栀子、豆豉清心除烦。肝气郁结，善太息加生麦芽可助香附、柴胡疏肝平肝之力。止痉散出自《经验方》，由全蝎、蜈蚣组成，主治痉厥、四肢抽搐、角弓反张，以及顽固性头痛、关节痛等。方中全蝎入肝经，性善走窜，既平息肝风，又搜风通络，有良好的息风止痉之效，为治疗痉挛抽搐之要药；蜈蚣亦性善走窜，通达内外，搜风定搐力强；加僵蚕既可息风止痉，又可化痰散结，且僵蚕用量独重，意重在化痰止痉，痰消则风无物以携，心窍则无以蒙乱；《灵枢·五味》曰："心病者，宜食麦"，故癫狂梦醒汤加生麦芽，取其甘凉之性，补心养肝，益阴除烦，宁心安神；茯苓健脾燥湿，以杜生痰之源，诸药相合，共奏息风豁痰、化瘀利窍之功；睡眠不佳，加枣仁养血安神；心烦无，故去栀子、豆豉，防服久易生寒化痰。

九、便秘医案

便秘指以大便秘结不通为主症的病证。临床上以排便间隔时间延长，或虽不延长而排便困难为特征。便秘多由大肠积热，或气滞，或寒凝，或阴阳气血亏虚，使大肠传导功能失司所致。

案

王某，男，40岁，2014年6月29日初诊。

初诊：患者自述2011年7月车祸外伤开颅术后出现大便困难，无硬块，大便破碎。可达9~10天不便，需灌肠才可便出。小腹胀满，鼻中有黄色渗出液流出。

辨证论治：患者车祸外伤开颅术后，伤气耗血，气血不足，脾虚传送无力，大肠传导功能失常，糟粕内停，日久化热，邪热燥屎内结，腑气不通，故为便秘，小腹胀满。

中医诊断：便秘（正虚邪实）。

治法：滋阴补气，清热解毒。

处方：人参20 g，海参10 g，枳实20 g，厚朴30 g，芒硝15 g，大黄10 g，火麻仁20 g，生地30 g，玄参15 g，麦冬15 g，公英30 g，地丁20 g，双花20 g，连翘20 g，当归20 g，生白术25 g，桃仁15 g。7剂，日1剂，水煎服，分早晚温服。

二诊：2014 年 7 月 7 日，患者自述服药后排气，大便稍稀。上方人参改为 25 g，继服 7 剂。

三诊：患者腹不胀，大便通畅。上方去芒硝，巩固疗效。

按语：便秘的病因是多方面的，如病后体虚，阴阳气血不足等。本病病位在大肠，并与脾胃肺肝肾密切相关。脾虚传送无力，糟粕内停，致大肠传导功能失常，而成便秘。本案方用新加黄龙汤。新加黄龙汤治疗阳明腑实，气血不足之证。《张氏医通》："汤取黄龙命名，专攻中央燥土，土既燥竭，虽三承气萃集一方，不得参、归鼓舞胃气，焉能兴云致雨，或者以为因虚用参，殊不知参在群行剂中，则迅扫之威愈猛。"此患者由邪热燥屎内结，腑气不通，气血不足所致。治疗以攻下通便，补气养血为主。邪热燥屎内结，腑气不通，故见大便秘结；又因手术后伤气耗血，加大黄、芒硝、枳实、厚朴（大承气汤）攻下热结，当归、人参益气补血，扶正祛邪；该患者鼻中有黄色渗出液流出，脑部手术炎症未愈，形成脑漏，故加双花、连翘、公英、地丁清热解毒。二诊考虑患者开颅手术，伤气耗血，正气不足，故增加人参用量大补元气。

十、泄泻医案

泄泻是临床常见病，西医称此病为腹泻。泄泻的病名从唐宋以后开始确定。"泄"和"泻"是两个不同的字，泄者，漏泄之意也；泻者，倾泻之意也。这两个字都是针对病势而言，"泻"比"泄"病势要急，程度要严重，后世统称"泄泻"。明代孙一奎在《医旨绪余·泄泻辨》中对泄泻做了解释："粪出少而势缓者为泄，若漏泄之谓也；粪大出而势直下不阻者为泻，倾泻之谓也。"

案 1

任某，女，50 岁，2012 年 8 月 7 日初诊。

初诊：该患者腹泻 1 年，时轻时重，受凉则腹中雷鸣，腹痛，腹泻，口中味大，伴有头晕，乏力。患者有胃炎，胃下垂病史。舌质淡红，苔黄腻，脉沉细。

辨证分析：《景岳全书·泄泻》曰："泄泻之本，无不由于脾胃。"久泄邪入厥阴，厥阴为三阴之尽，阴尽阳生，故见寒热错杂，虚实并见。患者腹泻日久，脾胃虚寒，故受凉则腹痛、腹中雷鸣、腹泻；脾虚，脾失健运，不能运化水谷精微，周身失养则乏力、头晕；口中异味，舌苔黄腻，说明胃中有热；舌质淡红，苔黄腻，脉沉细，说明脾寒胃热，寒热错杂，虚实并见之象。

中医诊断：泄泻（寒热错杂证）。

治法：辛开苦降，调和寒热。

处方：乌梅30 g，黄连3 g，黄柏6 g，干姜3 g，川椒10 g，细辛3 g，附子3 g，肉桂3 g，补骨脂10 g，马齿苋20 g，公英30 g，地丁10 g，秦皮10 g，生姜3 g。14剂（颗粒），水冲服，分早晚温服。

二诊：2012年8月22日，患者自述腹中雷鸣、腹痛症状减轻，仍有少许腹泻、矢气、呃逆症状，舌质淡，苔薄，脉沉细。

处方：生姜15 g，干姜10 g，半夏10 g，黄芩15 g，黄连10 g，川椒10 g，细辛5 g，附子5 g，肉桂10 g，党参20 g，当归15 g，茯苓15 g，白术15 g，川朴10 g，补骨脂15 g，诃子15 g。7剂（颗粒），水冲服，分早晚温服。

三诊：2012年8月28日，患者自述症状明显减轻，无腹痛、呃逆，矢气减少，舌质淡，苔薄，脉沉细。上方加枳壳10 g，继用7剂，巩固疗效。

案2

田某，男，31岁，2014年8月20日初诊。

初诊：该患者受凉后腹痛腹泻，畏寒，尿频尿痛，阴囊潮汗，舌红，苔白腻，脉沉。

辨证分析：外感寒邪，侵袭肠胃，清浊不分，肠府传导失司，故腹痛腹泻；寒邪外袭则畏寒；气虚，肾失固摄，膀胱气化失司，则尿频尿痛、阴囊潮湿；舌红，苔白腻，脉沉主寒热错杂夹虚之象。

中医诊断：泄泻（寒热错杂夹虚证）。

治法：清上温下，兼以补虚。

处方：乌梅30 g，黄连10 g，黄芩10 g，黄柏10 g，干姜10 g，附子10 g，肉桂10 g，细辛5 g，川椒5 g，当归10 g，人参15 g，地肤子10 g，蛇床子10 g，甘草15 g。7剂，日1剂，水煎服，分早晚温服。

二诊：2014年9月11日，腹泻腹痛症状不明显，阴囊潮汗症状减轻，继服巩固。

案3

曹某，男，36岁，2013年6月5日初诊。

初诊：腹泻10余年，腹痛，着凉加重，纳少，乏力，早泄，舌质淡紫，苔黄腻，脉沉。

辨证分析：《素问·举痛论》曰："寒气客于小肠，小肠不得成聚，故后泄腹痛矣。"该患者腹泻 10 余年，腹痛，遇寒加重，脾阳已虚，脾为后天之本，脾虚运化失司，水谷精微不得上乘，故纳少、乏力；肾藏精，为先天之本，长期无后天之滋养，久之易虚，不能固摄精液，故早泄；久泄伤阴，阴虚生热，脾虚生湿，湿热内蕴，寒湿热夹杂，故舌质淡紫、苔黄腻。

中医诊断：泄泻（胃热脾寒）。

治法：清上温下。

处方：乌梅 20 g，黄连 15 g，黄芩 15 g，黄柏 15 g，附子 5 g，川椒 10 g，肉桂 10 g，细辛 5 g，当归 15 g，党参 20 g，茯苓 15 g，白术 15 g，甘草 10 g，山药 15 g，桑螵蛸 15 g，益智仁 15 g，乌药 10 g，诃子 15 g。7 剂（颗粒），日 1 剂，水冲服，分早晚温服。

二诊：2013 年 6 月 14 日，腹泻、腹痛明显减轻，乏力减轻，舌质淡红，苔薄，脉沉。上方继用 14 剂。

案 4

刘某，男，36 岁，2013 年 9 月 23 日初诊。

初诊：患者夜半腹泻多年，时有失禁，伴嗳气，不欲冷食，凌晨泛酸，兼有胸骨后火辣灼热不适，口苦；胃脘胀痛时作，夜间手足冷；平素性格急躁，有胆囊炎病史，胃肠腔镜检查示浅表性胃炎，结肠炎。现症见手脚冰冷，心下压之不适；舌淡红而黯，舌苔黄腻，脉沉弦细。

辨证分析：脾胃虚弱，运化无权，水谷不化，清浊不分则腹泻；久泻肾阳虚衰，则手脚冰冷；久泄伤阴，阴虚生热，虚热扰心，则胸骨后火辣灼热不适；平素性格急躁，肝郁气滞，郁久化热，则口苦；肝郁脾虚，肝胃不合则胃脘胀痛；舌淡红而黯，舌苔黄腻，脉沉弦细为寒热错杂兼有虚证之象。

中医诊断：泄泻（胃热脾寒夹脾虚证）。

治法：清上温下，兼以补虚。

处方：乌梅 30 g，制附子 10 g，干姜 10 g，肉桂 10 g，花椒 5 g，细辛 5 g，人参 15 g，当归 10 g，黄连 10 g，黄柏 10 g，白芍 20 g，山楂 20 g。7 剂，日 1 剂，水煎服，分早晚温服。

二诊：胃脘痞满减轻，手足转温，又服前方 6 剂。

三诊：苔厚腻基本消退，口苦减轻，腹泻次数明显减少，无胸骨后火辣灼热不适，又服前方 6 剂。

四诊：诸症均较前明显好转。

按语：慢性腹泻是指排便次数增多，粪质稀溏，病程超过 2 个月者，属中医"泄泻"范畴。临床常见有脾胃虚弱证、肾阳虚衰证、肝气乘脾证。《景岳全书·泄泻》曰："泄泻之本，无不由脾胃。"又曰："久泻无火，多因脾肾之虚寒也。"因此治疗慢性泄泻，多从脾虚湿蕴、脾肾虚寒论治。笔者通过临床实践认为慢性腹泻病程缠绵，虚实夹杂，多由寒热错杂，阴阳不调所致，临床运用乌梅丸加减治疗寒热错杂泄泻疗效颇佳。乌梅丸出自医圣张仲景《伤寒论·厥阴病脉证并治》，主治厥阴寒热错杂之蛔厥证，亦治久痢不止。古今医家多从治蛔解释，将其列为治蛔专方。喻昌《尚论篇·厥阴经全篇》曰："乌梅丸中酸苦辛温并用……久痢而便脓血亦主此者，能解阴阳错杂之故也。"方中乌梅、细辛酸辛疏理气机，调肝和络；党参、炮附子、肉桂、干姜温阳化湿，健脾益气；黄连、黄柏祛湿泄热，与肉桂、附子、干姜相配，辛开苦泄，温通泄热；当归辛润养血活血，可防其他辛温、苦寒之品伤津化燥。诸药相合，能温能清，能补能通，最适于寒热虚实错杂之慢性泄泻的治疗。病案 1 合用补骨脂、生姜温脾止泻；现代医学里泄泻是炎症所致，故用马齿苋、公英、地丁、秦皮清热解毒燥湿。二诊考虑患者腹泻日久，乏力，伴有气虚症状，标证已减，本虚症状突显，故在乌梅丸的基础上加四君子汤调和寒热，益气健脾。三诊患者诸症好转，唯有较少呃逆、矢气，加用枳壳行气，继服巩固疗效。病案 2 患者为寒热错杂夹有虚证，故在乌梅丸基础上加用人参大补元气，地肤子、蛇床子温肾清热利湿通淋。病案 3 患者腹泻多年，伴有气虚，加四君子汤健脾益气，方中茯苓、白术亦可健脾利湿；加黄芩增强其清热燥湿之力；山药补脾肾之虚；桑螵蛸补肾固精助阳；益智仁暖肾固精温脾；加乌药散寒止痛之力更著；诃子苦酸涩，善能涩肠止泻，常用于治疗久泻、久痢。病案 4 亦为寒热错杂夹有虚证，故在乌梅丸基础上加用人参大补元气；该患者存在肝胃不和之象，加用白芍、山楂柔肝和胃止痛。

十一、纳呆医案

胃接受和容纳食物的功能称为"胃主受纳"，因邪气扰动，胃气不降，或脾胃功能虚弱，出现消化不良、食欲不振、进食后有饱滞之感的症状，称为"胃纳呆滞"，简称纳呆。纳呆与脾胃关系最为密切。脾胃之气健旺，升降自如，则能纳能化；脾胃气虚或气滞，则出现食少纳呆。食少纳呆有虚实之分。实者，邪气有余，干犯胃腑而致胃气不降，包括脾胃气滞、肝郁乘脾、痰湿困阻、食积胃肠、热盛，皆可导致脾胃气机不畅之食少纳呆。

案

佟某，女，79岁，2014年9月10日初诊。

初诊：恶心，纳差1年余。糖尿病8年，高血压病史20年，糖尿病肾病，肾功能不全，房颤。现症见口干口苦，乏力，大便尚可，舌红，苔薄黄，脉弦数。

辨证分析：该患者病久情志不舒，肝气郁结，横逆犯胃，中焦气机不畅，则恶心、纳差；肝气郁结，气滞化火则口干口苦；舌红，苔薄黄，脉弦数为肝郁气滞之象。

中医诊断：纳呆（肝郁气滞，肝气犯胃）。

西医诊断：糖尿病胃轻瘫。

治法：理气解郁，降逆止呕。

处方：栀子15g，川芎20g，神曲20g，苍术20g，香附20g，连翘20g，陈皮20g，枳壳15g，茯苓20g，苏梗15g，甘草15g，半夏15g，槟榔20g，山楂30g，旋覆花30g，代赭石20g，柴胡25g，黄芩15g，薄荷15g。7剂，日1剂，水煎服，分早晚温服。

二诊：2014年9月20日，患者纳可，无恶心、口干口苦，大便每日一次，乏力减轻，食欲增加，平素下肢水肿。上方去代赭石、旋覆花、薄荷，加猪苓25g，泽泻30g，冬瓜皮50g，瞿麦25g，7剂，水煎服，巩固治疗。

按语：元代朱震亨提出气郁、血郁、火郁、食郁、湿郁、痰郁，《六郁之说》认为气血冲和，万病不生，一有怫郁，诸病生焉。故人身诸病多生于郁。该患者由于肝郁气滞化火，肝气犯脾，导致纳呆。方中香附行气，开气郁；苍术燥湿，解湿郁；川芎活血，调血郁；栀子清热，除火郁；神曲消食，去食郁。五药多能行气，气畅则诸郁自解。配合旋覆花、代赭石等药降逆止呕。二诊该患者平素水肿，上方去沉降之代赭石、旋覆花，加猪苓、泽泻、冬瓜皮、瞿麦以清热利水，渗湿消肿。

十二、呃逆医案

呃逆是指胃失和降，气逆动膈，上冲喉间，呃呃连声，声短而频，不能自止的疾病。本病古称为"哕"。其病因多为寒邪、胃火、气郁、食滞，或中焦虚寒，或下元亏虚，或病后虚羸，皆可致胃失和降，胃气上逆。本医案为寒邪上逆所致。

案

刘某，男，54岁，2014年2月19日初诊。

初诊：该患者自述胃脘部着凉则呃逆，无呕吐、泛酸，胃脘轻度胀满感，舌淡红，苔黄，脉沉。

辨证分析：寒邪阻遏于胃，胃气不降，上犯则呃逆；脾虚聚湿生痰，痰气交阻则胃脘胀满。

中医诊断：呃逆（胃气虚弱，寒痰上逆）。

治法：降逆化痰，益气和胃。

处方：旋覆花20 g，代赭石30 g，半夏15 g，黄连15 g，生姜15 g，黄芩15 g，吴茱萸25 g，红花15 g，茜草30 g，甘草15 g。7剂（颗粒），日1剂，水煎服，分早晚温服。

二诊：2014年2月27日服药2剂后即愈。

按语：旋覆代赭汤出自《伤寒论》，是汉朝张仲景治疗胃虚痰阻气逆而呃的名方。病机为胃气虚弱，痰浊内盛，气机受阻，胃失和降而上逆。方中旋覆花辛苦性温，诸花皆升，唯旋覆花独降，故本品有下气消痰，降逆止呃之功，是为君药；代赭石质重而沉降，善镇冲逆，但味苦气寒，故用量稍少为臣药，助旋覆花降逆止呕噫；君臣相配，善治胃失和降所致的嗳气、呃逆、呕吐等症；半夏祛痰散结，降逆和胃，生姜辛温，温中降逆止呃，胃气虚弱，甘草补中益气以疗胃虚，扶助已伤之中气，且可防金石之品伤胃，均为佐药；覆、赭相配，降气不伤正，补虚不助逆；甘草又能调和诸药，兼使药之用。本医案在原方基础上加入吴茱萸温中散寒，降逆止呕；茜草、红花活血祛瘀，行气止痛。诸药相配，标本兼顾，共奏降逆化痰、益气和胃之功，使痰涎得消，逆气得平，中虚得复，则心下之痞硬除而嗳气、呕呃可止。配伍特点为降逆与重镇相伍，其止噫止呕之力强；降气与益气合用，虚实兼顾，使降不伤正。

十三、痞满医案

慢性胃炎属于中医学"胃脘痛""痞满"的范畴，本病形成原因有外感寒邪、饮食所伤、情志不畅、脾胃素虚等方面，临床上常表现为本虚标实，虚实寒热夹杂之证。半夏泻心汤出自《伤寒论》，诸泻心汤主治寒热错杂、虚实并见之痞满下利证，所谓"泻心"，实则泻胃。

案

李某，女，48 岁，2013 年 12 月 1 日初诊。

初诊：主因胃胀、反酸就诊。舌红苔薄，脉沉细。

辨证论治：仲景《伤寒论》说："但满不痛，此为痞，半夏泻心汤主之。"该病发病在胃，与脾密切相关，脾胃同居中焦，易相互影响。胃病日久累及脾脏，脾之阳气受损，运化失职，清阳不升，浊气不降，故生痞满、反酸。

中医诊断：痞证（脾胃不和）。

西医诊断：慢性胃炎。

治法：健脾和胃，调畅气机。

处方：半夏 15 g，黄芩 15 g，黄连 15 g，干姜 15 g，柴胡 15 g，炙甘草 15 g，大枣 6 枚，枳壳 15 g，白芍 20 g，石斛 20 g，厚朴 20 g，大黄 10 g，党参 20 g。14 剂，日 1 剂，水煎服，分早晚温服。

二诊：2013 年 12 月 15 日，胃胀减轻，无反酸。继续上方 14 剂。

三诊：无明显不适。

按语：该方中虽无专门主升降的药物，但半夏为君药，具有辛开散结、化痰消痞的作用；干姜温中散寒，配合黄连、黄芩，具有泻火解毒、清热燥湿功效，三药合用为臣药；佐以党参、大枣以达到益气和中的目的；甘草为使药起调和脾胃的作用。治疗慢性胃炎应注意醒脾健脾，调畅气机。该病发病在胃，与脾密切相关，脾胃同居中焦，易相互影响。胃病日久累及脾脏，脾之阳气受损，运化失职，清阳不升，浊气不降，故加柴胡以升清阳、降浊气，加大黄、厚朴清湿热，加石斛、白芍以滋阴养胃生津。

十四、淋证医案

淋证是指以小便频数短涩、淋漓刺痛，小腹拘急隐痛为主要临床表现的病证。淋证最早见于《内经》，根据病因和症状特点不同，可分为热淋、血淋、石淋、气淋、膏淋、劳淋六证。基本病机为湿热蕴结下焦，肾与膀胱气化不利。病理因素为湿热。病位在肾与膀胱。辨证时首辨淋证类别，再审证候虚实，三辨标本缓急。

案 1

高某，女，49 岁，2014 年 6 月 23 日初诊。

初诊：该患者尿急、尿频、尿痛，口干口苦，烦躁易怒，双下肢水肿，舌红苔黄，脉沉。WBC 3～5 个/HP，RBC 8～10 个/HP，BLD（＋＋），RBC 59.8/μL。

辨证分析：湿热蕴结下焦，膀胱气化不利则尿急、尿频、尿痛，双下肢水肿；湿热蕴结肝经，肝失疏泄条达，气机郁结则口干口苦、烦躁易怒；舌红苔黄主湿热之证。

中医诊断：淋证（肝经湿热）。

西医诊断：泌尿系感染。

治法：清热利尿通淋。

处方：柴胡 15 g，黄芩 20 g，栀子 10 g，木通 10 g，滑石 10 g，甘草 10 g，当归 10 g，泽泻 10 g，人参 10 g，车前子 15 g，龙胆草 10 g，萹蓄 15 g，瞿麦 10 g，双花 10 g，连翘 10 g，公英 15 g，地丁 15 g，石韦 10 g，鸡内金 10 g。7 剂（颗粒），水冲服，日两次。

二诊：2014 年 6 月 30 日，症状不明显，舌淡红，苔黄，脉沉，尿液分析（－），继服上方 7 剂巩固。

案 2

于某，女，36 岁，2014 年 1 月 20 日初诊。

初诊：该患者尿频、尿急、尿痛 20 余日。WBC（＋），细菌（＋）。

辨证分析：该患者为湿热蕴结下焦，膀胱气化不利而致尿急、尿频、尿痛。

中医诊断：淋证（湿热下注）。

西医诊断：泌尿系感染。

治法：清热利尿通淋。

处方：龙胆草 30 g，黄芩 15 g，栀子 15 g，木通 15 g，当归 20 g，生地 20 g，泽泻 20 g，柴胡 20 g，车前子 20 g，甘草 15 g，半枝莲 30 g，鱼腥草 30 g，鸡内金 20 g，石韦 20 g，萹蓄 20 g，瞿麦 20 g。10 剂，日 1 剂，水煎服，分早晚温服。

二诊：2014 年 2 月 2 日，尿频、尿急、尿痛消失。再服 7 剂上方。

三诊：痊愈。

按语：上述两案均用龙胆泻肝汤加减治疗，龙胆泻肝汤方出自清代汪昂的《医方集解》，由"龙胆草（酒炒）、黄芩（炒）、栀子（酒炒）、泽泻、木通、车前子、当归（酒洗）、生地黄（酒炒）、柴胡、甘草（生用）"组成；主治"肝胆经实火、湿热，胁痛耳聋，胆溢口苦，筋痿阴汗，阴肿阴痛，白浊溲血。"龙胆草直入厥阴肝经，泻肝胆实火，除下焦湿热为主，黄芩、栀子苦寒，泻火清热，又助龙胆草清泻肝胆实火为辅。木通苦寒，具有清热利湿之功，通利小便，治淋浊之要药；车前子甘淡，性滑利能降泄，善利水通淋，且能清肝经之热；泽泻性味甘淡寒，能利水渗湿。故三药又能助龙胆草，使肝经湿热之邪从小便而出。方中配伍当归、生地滋养阴血以补肝，以达祛邪而不伤正之目的。湿热之邪留于肝经，势必影响肝气条达，故方用柴胡疏达肝气，且柴胡入肝，能引诸药力以到达肝经；方中甘草能协调诸药，又能缓中，以防肝木乘脾，不使脾胃受伤。方中加入萹蓄、瞿麦、石韦通闭利小便，半枝莲、鱼腥草清热利湿，鸡内金醒脾行气，诸药合用共奏清热利湿之效。

案 3

项某，女，32 岁，2012 年 11 月 30 日初诊。

初诊：该患者尿频、尿急、尿热 7 天，伴有大便秘结。舌红苔薄，脉沉数。尿常规：WBC（±），BLD（++），WBC 101.3/μL，WBC 10～15 个/HP，RBC 4～8 个/HP，细菌（+），细菌 537.5/μL。

辨证分析：《诸病源候论·淋病诸候》曰："热淋者，三焦有热，气搏于肾，流入于胞而成淋也，其状小便赤涩。"《金匮要略·消渴小便淋病脉证并治》描述本病症状为："淋之为病，小便如粟状，小腹弦急，痛引脐中。"后世医家认为本病临床辨证多属实证、热证，膀胱湿热为其主要病机。湿热蕴结下焦，膀胱气化失司则尿频、尿急、尿热；热甚波及大肠，大肠传导失司则便秘；舌红，脉数主湿热之证。

中医诊断：热淋（湿热下注证）。

西医诊断：泌尿系感染。

治法：清热利湿通淋。

处方：黄柏 15 g，桂枝 20 g，萹蓄 15 g，瞿麦 15 g，双花 20 g，连翘 20 g，车前子 15 g，茯苓 20 g，通草 15 g，栀子 15 g，灯心草 20 g，淡竹叶 15 g，白花蛇舌草 15 g，半枝莲 30 g，鱼腥草 30 g，鸡内金 20 g，石韦 20 g，蒲公英 30 g，紫花地丁 30 g，重楼 15 g，沙参 20 g，玉竹 20 g。14 剂（颗粒），水冲服，日 2 次口服。

案 4

郝某，男，27 岁，2014 年 1 月 15 日初诊。

初诊：患者阳痿、早泄半年余，现症状为尿频，尿急，尿中有分泌物，阴囊潮汗，舌红苔黄，脉沉。检查：WBC 28/μL，WBC 3～5 个/HP，细菌 252.4/μL，彩超：前列腺回声欠均匀伴钙化。

辨证分析：《诸病源候论·淋病诸候》曰："热淋者，三焦有热，气搏于肾，流入于胞而成淋也，其状小便赤涩。"《金匮要略·消渴小便淋病脉证并治》描述本病症状为："淋之为病，小便如粟状，小腹弦急，痛引脐中。"后世医家认为本病临床辨证多属实证、热证，膀胱湿热为其主要病机。该患者病久肾精亏虚，湿热内蕴，下注膀胱，膀胱气化失司则尿频、尿急；湿热下注，气化不利，脂液失于约束则尿中有分泌物；阴囊潮汗，舌红苔黄均为湿热下注之象。

中医诊断：热淋（湿热下注证）。

西医诊断：泌尿系感染。

治法：清热利湿，利尿通淋。

处方：黄柏 15 g，桂枝 20 g，萹蓄 15 g，瞿麦 15 g，双花 20 g，连翘 20 g，车前子 15 g，茯苓 20 g，通草 15 g，栀子 15 g，灯心草 20 g，淡竹叶 15 g，白花蛇舌草 15 g，半枝莲 30 g，鱼腥草 30 g，鸡内金 20 g，石韦 20 g，蒲公英 30 g，紫花地丁 30 g，重楼 15 g，苍白术各 20 g，土茯苓 20 g。14 剂，日 1 剂，水煎服，分早晚温服。前列舒通 3 粒，日 3 次口服。

二诊：2014 年 2 月 19 日，患者自述尿频、尿急、尿中有分泌物、阴囊潮汗症状好转，仍有早泄，阳痿，舌质淡红，苔薄，脉沉。尿常规：WBC 98.7/μL，WBC 15～20 个/HP，原方加萆薢 30 g 利湿而分清去浊，继用 7 剂治疗。

三诊：2014 年 3 月 5 日，患者自述尿频、尿急、尿中有分泌物、阴囊潮汗症状均消失，现仍有阳痿，早泄，足凉出汗，舌质红，苔薄腻，脉沉。

处方：车前子 15 g，菟丝子 10 g，枸杞 10 g，覆盆子 10 g，五味子 6 g，沙苑子 10 g，金樱子 10 g，芡实 10 g，蛇床子 20 g，地肤子 20 g，韭菜子 10 g，蜈蚣 3 g，附子 10 g，肉桂 3 g，熟地 10 g，山药 10 g，甘草 3 g。7 剂（颗粒），水冲服，日 2 次口服。

四诊：2014 年 3 月 19 日，患者自述足凉症状减轻，性功能正常，仍有少许阴囊潮汗，舌质淡，苔白腻，脉沉。BLD（+），WBC 2～4 个/HP。3 月 5 日方加知母 10 g，黄柏 12 g，苍术 10 g，继用 7 剂治疗。

案 5

李某，女，43 岁，2014 年 7 月 29 日初诊。

初诊：患者尿频，尿急，尿道灼热，纳差，乏力，时有口干，月经正常，舌质淡红，苔黄腻，脉沉细数。尿常规：WBC 693.4/μL，RBC 67.6/μL，管型 2.28/μL，上皮 48.4/μL，细菌 1610.0/μL，BLD（＋＋），PRO（＋），细菌（＋）。

辨证分析：湿热蕴结下焦，膀胱气化不利则尿频、尿急、尿道灼热；湿邪碍脾，脾不运化则纳差；脾不运化水谷精微，周身失养则乏力；口干，舌淡红，苔黄腻，脉数主湿热之证。

中医诊断：热淋（湿热下注）。

西医诊断：泌尿系感染。

治法：清热利湿，利尿通淋。

处方：黄柏 15 g，桂枝 20 g，萹蓄 15 g，瞿麦 15 g，双花 20 g，连翘 20 g，车前子 15 g，茯苓 20 g，通草 15 g，栀子 15 g，灯芯草 15 g，淡竹叶 15 g，白花蛇舌草 15 g，半枝莲 30 g，鱼腥草 30 g，鸡内金 20 g，石韦 20 g，蒲公英 30 g，紫花地丁 30 g，重楼 15 g，人参 20 g。14 剂，日 1 剂，水煎服，分早晚温服。

二诊：2014 年 8 月 15 日，患者症状均有改善，尿常规：BLD（＋），RBC 1~3 个/HP。效不更方，继上方服用 1 周后停药。

按语：明代《景岳全书·淋浊》提出"凡热者宜清，涩者宜利"之法。以上三案根据病情，用清热利湿汤加减化裁治疗湿热所致诸症，方中车前子、萹蓄、瞿麦、通草、灯心草、石韦均有清热除湿、利尿通淋之效；双花、连翘、淡竹叶、白花蛇舌草、半枝莲、鱼腥草、蒲公英、紫花地丁、重楼均有清热解毒之效；栀子清利三焦湿热；黄柏清热燥湿，其功能在《主治秘诀》中记载："泻膀胱龙火，利结小便，下焦湿肿"；萆薢健脾清热利湿。诸药合用，共奏清热泻火、利尿通淋之效，能有效控制尿路感染，临床疗效满意。案 3 中加沙参、玉竹固护胃阴。案 4 加土茯苓、苍白术燥湿健脾。三诊时，下焦湿热已清，阳痿、早泄等肾精亏虚之证突显，故改方为五子衍宗丸加减，填精补髓，补益肾气。五子衍宗丸主要成分由枸杞子、菟丝子、五味子、覆盆子、车前子 5 味药组成，具有填精补髓、补益肾气的功能。方中菟丝子温肾壮阳力强；枸杞子填精补血见长；五味子五味皆备，而酸味最浓，补中寓涩，敛肺补肾；覆盆子甘酸微温，固精益肾；妙在车前子一味，泻而通之，泻有形之邪浊，涩中兼通，补而不滞。沙苑子、熟地、山药、芡实补肾益精健脾；金樱子、蛇床子、地肤子固精缩尿；韭菜子、附子益肾温阳；蜈蚣是一味补肾壮阳，治疗阳痿之品。现代医学认为蜈蚣可促进人体新陈代谢，具有强身健体；推陈致新的作用，用之则食欲旺盛，精气充足，身体健壮，阳痿自可痊愈。最后用甘草调和诸药。四诊考虑湿热之证初愈，用温肾助阳药后助热，仍有余热未清之候，遂加知母、黄柏、苍术滋阴清热。案5患者表现乏力乃有虚象，故加人参大补元气。

案6

李某，女，75岁，2014年4月1日初诊。

初诊：患者尿频，尿急，尿道灼热感，四肢畏冷，大便正常。尿细菌培养：大肠埃希菌阳性，尿常规：BLD（＋＋）。泌尿系感染病史7年。遇劳发作。舌质红，苔白稍腻，脉濡细数。

辨证分析：久病体虚，以致脾肾两虚，湿浊留恋不去，反复泌尿系感染；湿浊日久化热，湿热内蕴下注膀胱，故尿频、尿急、尿道灼热感；肾虚，不能温养四末则四肢畏冷；舌红苔白稍腻，脉濡细数主肾虚，膀胱湿热之证。

中医诊断：劳淋（肾虚，膀胱湿热）。

西医诊断：泌尿系感染。

治法：益肾，清热利湿。

处方：熟地30 g，山萸肉20 g，山药20 g，茯苓20 g，车前子15 g，萹蓄20 g，瞿麦20 g，滑石20 g，通草15 g，鱼腥草15 g，鸡内金20 g，石韦20 g，公英30 g，地丁20 g，败酱草20 g。7剂，日1剂，水煎服，分早晚温服。

二诊：2014年4月11日，患者尿频、尿急、尿道灼热症状明显缓解，畏寒减轻。舌质红，苔薄白，脉沉。继服上方7剂。

三诊：2014年5月5日，患者尿频、尿急症状不明显，口干口苦，微畏寒。舌质红，苔黄稍腻，脉沉弦滑。

处方：柴胡20 g，黄芩15 g，栀子15 g，木通15 g，滑石20 g，泽泻20 g，人参15 g，甘草15 g，当归15 g，车前子15 g，吴茱萸15 g，公英30 g，地丁20 g，熟地20 g，肉桂10 g，附子10 g。14剂加以巩固治疗。

按语：淋证之遇劳即发者，有肾劳、脾劳、心劳之分。《诸病源候论·淋病诸候》："劳淋者，谓劳伤肾气，而生热成淋也。"其证小便淋沥不断，涩痛不甚，遇劳即发，有肾劳、脾劳、心劳之分。《医碥·淋》："劳淋，劳则动火，热流膀胱所致。"一诊患者湿热下注症状明显，肾阴为本，热淋日久恐损其阴液，故方用地黄丸合八正散加减，益肾与清热利湿并用。二诊患者口干苦，脉弦，肝郁化火症状明显，方用龙胆泻肝汤加减。此方出自《医方集解》，黄芩、栀子苦寒泻火，燥湿清热；木通、车前子渗湿泄热，导热下行；实火所伤，柴胡舒畅肝经之气，肝体阴而用阳，故加当归防止药性过燥伤阴；熟地、肉桂、附子补益肾的阴阳。达到满意效果。

案7

韩某，女，72岁，2012年10月15日初诊。

初诊：周身乏力半个月，短气，尿频，尿急，大便正常，舌红苔薄，脉沉迟。尿常规：WBC 453.1/μL，上皮细胞 499.9/μL，BLD（＋），WBC（＋＋）；镜检：WBC 50以上。

辨证分析：该患者年老，脾肾两虚，脾气不足，不能运化水谷精微，周身失养则周身乏力、短气；肾虚，膀胱气化失约则尿频、尿急；脉沉迟示脾肾气虚；舌红，苔薄显示患者为湿热邪毒所感染。劳淋由肾气不足而生，得膀胱湿热而发，即《诸病源候论》谓"劳伤肾气而生热成淋也"。在肾气不足的基础上，湿热毒邪入侵，或下焦停蓄之湿热余邪，遇诱因而发，成为本病发作期之病源。

中医诊断：劳淋（脾肾气虚证）。

西医诊断：泌尿系感染。

治法：健脾益肾，清热利湿。

处方：黄芪20 g，党参20 g，白术10 g，茯苓10 g，熟地10 g，山茱萸10 g，山药10 g，泽泻10 g，丹参10 g，萹蓄15 g，瞿麦10 g，通草3 g，车前10 g，公英20 g，地丁20 g，双花10 g，连翘20 g，舌草20 g，半枝莲30 g，鱼腥草20 g，焦三仙各10 g，石韦10 g。7剂（颗粒），水冲服，日2次口服。

二诊：2012年10月25日，患者自述初诊症状明显减轻，劳累后出现尿痛，腰痛，尿常规（－）。上方加桂枝12 g，杜仲20 g，7剂。

三诊：2012年10月31日，患者自述初诊时症状已不明显，舌质淡红，苔薄，脉沉，尿常规（－）。10月25日方去桂枝，继用7剂巩固治疗。

按语：北宋著名儿科学家钱乙首创"六味地黄丸"，由熟地、山茱萸、山药、泽泻、牡丹皮、茯苓6味中药组成，成为滋补肾精的中医经典名方。该患者周身乏力，气虚较著，故加黄芪、党参，一可补气，二可助阳；白术与茯苓、泽泻同用可健脾渗湿止泻。邪去则正安，对于临床上外感较重的患者祛邪无疑是首要任务，即使临床上虚象明显的患者，清热解毒利湿之法仍不可废，故加用清热解毒利湿之品车前子、萹蓄、瞿麦、通草、石韦清热利湿通淋，使水湿从小便走；加公英、地丁、双花、连翘、舌草、半枝莲、鱼腥草清热解毒；并加焦三仙以健脾和胃，顾护胃气。二诊考虑为肾虚腰痛，膀胱气化不利突显，上方加桂枝、杜仲。三诊因淋证为膀胱湿热，桂枝温性助热，中病则止，故去桂枝。

案 8

齐某，女，64 岁，2014 年 10 月 16 日初诊。

初诊：尿频，尿急，周身乏力，腰痛，小腹疼，灼热，午后潮热（37.8 ℃）20 余天，四肢水肿现减轻，口干，口苦，口中无味，不知咸淡，纳可，多梦，大便正常。舌质红，苔腻，边齿痕，脉沉。尿常规：PRO（＋），WBC 20～30 个/HP，WBC 147.5./μL；标志蛋白：TRF 7.26 mg/L，IGU 35.1 mg/L，ALB 138 mg/L，CysC 0.82 mg/L；生化：GLU 11.2 mmol/L，CHOL 6.28 mmol/L。既往肾功能不全病史 10 年，糖尿病病史 9 年，自行注射胰岛素控制血糖，高血压病史 16 年（口服苯磺酸氨氯地平片、琥珀酸美托洛尔缓释片控制血压）。

辨证分析：该患者病久，肝气不疏，肝失条达，气机郁结，则口干、口苦、口中无味；膀胱气化不利则尿频、尿急；小腹乃足厥阴肝经循行之处则小腹疼；肾阴虚，阴虚生热加之内蕴湿热则灼热，午后潮热；热扰心神则多梦；肾虚，水液代谢失常，则四肢水肿；舌红苔腻为湿热之象。

中医诊断：淋证（肝郁气滞，阴虚湿热）。

西医诊断：泌尿系感染。

治法：疏肝理气，滋阴通淋。

处方：柴胡 20 g，半夏 15 g，黄芩 15 g，陈皮 20 g，杏仁 15 g，薏苡仁 15 g，白豆蔻 15 g，枳壳 15 g，滑石 20 g，通草 15 g，萹蓄 15 g，车前子 15 g，舌草 30 g，半枝莲 30 g，蒲公英 30 g，紫花地丁 30 g，鸡内金 20 g，石韦 20 g。3 剂，日 1 剂，水煎服，分早晚温服。

二诊：2014 年 10 月 20 日，口中有滋味，午后潮热 2 剂痊愈，无尿频急，无腹痛，睡眠好，咳嗽 4 天，鼻塞，舌质淡红，苔微黄，脉沉。尿常规：WBC 52.1/μL，PRO（＋），WBC 3～5 个/HP。继 10 月 13 日方加大贝 20 g，橘红 20 g，5 剂。

三诊：2014 年 10 月 24 日，咳嗽好转，现冒汗，舌质淡红，苔薄，边齿痕，脉沉弦。WBC 29.30/μL，PRO（+），WBC 3~5 个/HP。继 10 月 13 日方加双花 10 g，连翘 10 g，14 剂巩固治疗。

按语：淋证的病位在肾与膀胱，且与肝脾相关。该患者属肝郁气滞，湿热下注。方用小柴胡汤合三仁汤、八正散等清热利湿方加减，其治法为分消走泄法。分消走泄法是指宣畅气机，泄化痰热，使留于三焦湿热、痰浊从表里分消的一种治法。患者口干口苦，尿频，尿急，尿道热，皆为湿热肝郁的表现。诚如薛生白《温热经纬》所言："太阴内伤，湿饮停聚，客邪再至，内外相引，故病湿热。"卫阳为湿邪遏阻，则见头痛恶寒；湿性重浊，故身重疼痛、肢体倦怠；湿热蕴于脾胃，运化失司，气机不畅，则见胸闷不饥；湿为阴邪，旺于申酉，邪正交争，故该患者下午身热潮汗。杏仁宣利上焦肺气，气行则湿化；白豆蔻芳香化湿，行气宽中，畅中焦之脾气；薏苡仁甘淡性寒，渗湿利水而健脾，使湿热从下焦而去。三仁合用，三焦分消。滑石、通草甘寒淡渗；再配合清热解毒通淋之品蒲公英、半枝莲、紫花地丁等。二诊患者咳嗽，鼻塞，加大贝、橘红理气化痰止咳。三诊患者咳嗽好转，尿常规仍有白细胞，加双花、连翘清热解毒。

十五、慢肾风医案

中医学中并无慢性肾炎之病名，因其临床常以蛋白尿和血尿为特征，可归属中医"慢肾风""尿浊""血证"等病的范畴。慢性肾脏病的发生和发展，正气不足是主要矛盾，兼见湿热、瘀血等标实之证。医家普遍认为本病的病机为本虚标实，正虚主要以肺、脾、肾三脏为主，而肾虚是诸脏腑亏虚的核心所在。湿热及瘀血等因素是致病之标且贯穿病程。

案1

陈某，男，50 岁，2014 年 3 月 10 日初诊。

初诊：双下肢水肿 1 年半，PRO（++），服中药治疗，口渴，易感冒，咽部疼痛，舌质淡红，苔薄白，脉沉无力。

辨证分析：该患者病久，久致脾肾两虚，肾主水液代谢，脾主运化水湿，脾肾两虚，水液代谢失常，外溢肌肤则双下肢水肿；气虚不固故易感冒；阴虚生热，故口渴；湿热内蕴袭肾，经脉瘀阻肾络，肾络受损，精微外泄则见蛋白尿；舌质淡红，苔薄白，脉沉无力为气阴两虚之象。

中医诊断：慢肾风（气阴两虚，湿热内蕴，经脉瘀阻）。

西医诊断：慢性肾炎。

治法：健脾益肾，祛风通络。

处方：黄芪 30 g，党参 30 g，麦冬 20 g，地骨皮 15 g，茯苓 20 g，车前子 15 g，柴胡 15 g，黄芩 15 g，金樱子 20 g，芡实 20 g，青风藤 30 g，水蛭 10 g，僵蚕 20 g，鸡内金 20 g，石韦 20 g，五味子 15 g，炒白术 20 g，桔梗 15 g。14 剂，日 1 剂，水煎服，分早晚温服。昆仙胶囊 2 粒，日 3 次口服，肾肝宁胶囊 4 粒，日 3 次口服。

二诊：2014 年 2 月 25 日，患者腰痛，畏寒，尿频，尿急，尿不尽。舌质淡红，苔薄白，脉沉迟。

处方：肉桂 15 g，王不留行 30 g，黄柏 15 g，砂仁 15 g，车前子 15 g，萹蓄 15 g，瞿麦 15 g，滑石 20 g，灯心草 20 g，淡竹叶 20 g，半枝莲 30 g，鱼腥草 30 g，蒲公英 30 g，地丁 30 g，鸡内金 20 g，石韦 20 g，甘草 15 g，干姜 10 g，炮附子 10 g。14 剂，日 1 剂，水煎服，分早晚温服。中成药继续服用。

三诊：2014 年 3 月 25 日，患者尿频、尿急症状明显好转，腰部酸痛，手麻木，晨起手胀，四肢困倦，口中异味。舌质暗红，苔白腻干，脉沉细。尿常规：PRO（＋），RBC 0～1 个/HP。

处方：熟地 30 g，山萸肉 20 g，山药 20 g，茯苓 20 g，泽泻 20 g，丹参 15 g，桃仁 15 g，红花 15 g，川断 20 g，桑寄生 20 g，黄芪 30 g，党参 20 g，白术 20 g，车前子 15 g，通草 10 g，滑石 15 g，黄连 10 g，知母 10 g。14 剂，日 1 剂，水煎服，分早晚温服。雷公藤总苷片 40 mg，日 3 次口服，肾肝宁胶囊 4 粒，日 3 次口服。

四诊：患者腰痛缓解，尿不尽。舌质暗红，苔白干，脉沉细涩。上方加三棱 15 g，文术 15 g。14 剂水煎服日 2 次。7 月 11 日来诊，患者症状均有明显改善，尿常规正常。守方 14 剂。

按语：此方对慢性肾炎日久，气阴两虚，湿热内蕴，经脉瘀阻者效果最好。方中黄芪、党参、麦冬、五味子补气养阴；白术健脾利湿；该患者有蛋白尿，中医认为这是精微物质流失，加金樱子、芡实补益脾肾加以固涩；水蛭、僵蚕、青风藤祛风通络活络；石韦、车前子清热利湿，标本兼治。二诊患者尿频尿急，腰痛畏冷；此为肾阳虚湿热下注；方用滋肾通关丸合八正散加减。

案 2

王某，男，44 岁，2013 年 10 月 15 日初诊。

初诊：该患者双下肢水肿 1 个月，尿频，尿等待，尿中有泡沫，阴囊潮汗，睾丸疼痛，腰酸，乏力，舌质淡红，苔黄腻，脉沉。患者高血压史 1 年，口服利血平、珍菊降压片降压。尿常规：PRO（＋＋），BLD（＋＋＋），RBC 44.4/μL，RBC 3～5 个/HP；肾功：BUN 4.83 μmol/L，Cr 88.8 μmol/L，CysC 1.07 μg/mL；彩超：前列腺炎（轻度），双侧附睾回声改变；血压：180/140 mmHg。

辨证分析：患者双下肢水肿 1 个月，尿频，尿等待，尿中有泡沫，睾丸疼痛，腰酸，乏力，尿常规：PRO（＋＋），BLD（＋＋＋），RBC 44.4/μL，RBC 3～5 个/HP；肾功：BUN 4.83 μmol/L，Cr 88.8 μmol/L，CysC 1.07 μg/mL，故可诊断为慢肾风。阴囊潮汗，舌质淡红，苔黄腻，脉沉，为湿热下注之状。

中医诊断：慢肾风（湿热下注证）。

西医诊断：慢性肾炎，附睾炎。

治法：清热利湿，行气止痛。

处方：肉桂 15 g，王不留行 20 g，黄柏 15 g，砂仁 15 g，车前子 15 g，萹蓄 15 g，瞿麦 15 g，滑石 20 g，灯心草 20 g，淡竹叶 20 g，半枝莲 30 g，鱼腥草 30 g，蒲公英 30 g，紫花地丁 30 g，鸡内金 20 g，石韦 20 g，甘草 15 g，川楝子 20 g，乌药 10 g，小茴香 10 g，橘核 20 g，荔枝核 20 g。14 剂，日 1 剂，水煎服，分早晚温服。黄葵胶囊 5 粒，日 3 次口服，苯磺酸氨氯地平 5 mg，日 1 次口服，美托洛尔 25 mg，日 1 次口服。

二诊：2013 年 10 月 30 日，患者自述初诊症状均减轻。舌质淡红，苔薄黄，脉沉。BLD（＋＋＋），PRO（＋＋），RBC 8～10 个/HP，RBC 102.2/μL。10 月 15 日方继用 14 剂。

三诊：2013 年 11 月 13 日，患者自述睾丸时痛，仍有少许腰酸，舌质淡红，苔薄，脉沉。血压 160/110 mmHg，BLD（＋＋＋），PRO（＋），RBC 8～10 个/HP，RBC 79.4/μL，患者睾丸仍有疼痛，原方加桂枝 20 g，14 剂治疗。

四诊：2013 年 11 月 29 日，患者自述右睾丸仍有少许隐痛，舌质淡红，苔薄，脉沉。BLD（＋＋＋），RBC 3～5 个/HP，RBC 37.4/μL，11 月 13 日方加玄胡 20 g，14 剂巩固治疗。

按语：本案方用滋肾通关丸又名通关丸、滋肾丸，出自《兰室秘藏·小便淋闭门》，谓"治不渴而小便闭，热在下焦血分"，由知母、黄柏、肉桂三味药组成。慢性肾炎、附睾炎往往为肾中阴阳俱虚，膀胱气化不利，湿热蕴结所致，故以黄柏清热除湿；患者虚证不明显，湿热之证突显，故改知母为王不留行，增强利尿通淋之功；辅以肉桂反佐助阳，俾阴得阳化，则膀胱气化出焉，则小便自然通利；患者湿热下注之证突显，故加车前子、萹蓄、瞿麦、滑石、灯心草、淡竹叶、石韦、鸡内金清热除湿，利尿通淋；半枝莲、鱼腥草、蒲公英、紫花地丁清热解毒；砂仁化湿醒脾；患者睾丸疼痛，考虑为寒凝肝脉，以橘核、荔枝核入肝肾之经，以行外肾之滞气；乌药、川楝子、小茴香疏肝理气，能解肝之郁滞。三方合用，既能清热燥湿、利尿通淋以损既生之病；又能疏肝理气，断致病之源，使邪无所生。三诊患者睾丸仍有疼痛，考虑为寒凝肝脉，故加桂枝以增强温经散寒止痛之效。四诊考虑患者病久有瘀，加玄胡活血行气止痛。

十六、尿频医案

中医认为小便频数主要是体质虚弱，肾气不固，膀胱约束无能，气化不宣所致。此外过于疲劳，脾肺二脏俱虚，上虚不能制下，土虚不能制水，膀胱气化无力，而发生小便频数。因此尿频多为虚证，尿频列为"肾虚"的症状之一。

案1

付某，男，67岁，2014年4月4日初诊。

初诊：患者尿不尽，双下肢水肿，大便干燥。舌红苔黄腻，脉沉细数。尿常规：BLD（＋＋），RBC 8～10个/HP，RBC 96.1/μL；B超：左肾结石，前列腺增大。

辨证分析：该患者年老体弱导致肾虚，湿热蕴结下焦，肾与膀胱的阴分被耗伤，气化不行，则尿不尽、双下肢水肿；阴液亏少，则大便干燥；舌红苔黄腻，脉沉细数为肾虚湿热之象。

中医诊断：尿频（肾虚湿热）。

治法：滋阴补肾，清利湿热。

处方：王不留行15 g，肉桂10 g，黄柏15 g，砂仁15 g，熟地30 g，山萸肉20 g，山药20 g，土茯苓20 g，泽兰15 g，三棱15 g，文术15 g，车前子15 g，萹蓄20 g，瞿麦20 g，滑石20 g，甘草15 g，公英30 g，地丁20 g，金钱草30 g。

二诊：2014年5月5日，患者服上药后尿频减轻，大便干燥。舌质淡红，苔薄黄，脉沉细数。尿常规：BLD（+），RBC 3~5 个/HP，RBC 47.1/μL。4 月 14 日方加生白术 20 g，生地 30 g，大黄 10 g，枳壳 15 g，厚朴 20 g，火麻仁 20 g，14 剂，水煎服，日两次。

三诊：2014 年 5 月 22 日，患者尿频明显好转，服药后无便秘。尿常规：RBC 39.6/μL，BLD（+），RBC 3~5 个/HP。舌质淡红，苔薄白，脉沉。上方去大黄，再服用 7 剂巩固治疗。

按语：本案方用滋肾通关丸加减。该方出自李东垣的《兰室秘藏》，该患者湿热在下焦，肾与膀胱的阴分被耗伤，气化不行，小便不利。所以用黄柏苦寒，清热燥湿；熟地、山萸肉、山药滋阴补肾，燥湿而不伤阴；更配少许肉桂，温养命门真阳，蒸水化气，小便自通。《灵枢·五癃津液别》曰："天寒则腠理闭，气湿不行，水下留于膀胱，则为溺与气。阴阳不和，则使液溢而下流于阴，髓液皆减而下，下过度则虚，虚故腰背痛而胫酸。"《灵枢·本输》曰："三焦者，足少阴太阳之所将，实则闭癃，虚则遗溺。"患者尿频症状明显，本虚在肾，兼有湿热之邪，故加车前子、萹蓄、瞿麦清热利湿，通淋；公英、地丁、金钱草清热解毒。二诊患者便秘，加以麻子仁丸辨证治疗巩固疗效。

案 2

程某，女，51 岁。

初诊：尿频明显，尤其夜尿频数，时感乏力，腰酸痛，小腹痛，舌质红，苔薄腻，脉沉。

辨证分析：患者素体脾肾气虚，因近日劳累，脾肾气虚加重。肾与膀胱相表里，肾气不足则膀胱虚冷，不能约束小便，故小便频数、小腹痛；脾虚，脾不运化水谷精微，周身失养则乏力；肾虚，腰脊失养则腰酸痛；舌质红，苔薄腻，主湿热之象；脉沉为肾虚之象。

中医诊断：尿频（肾虚湿热）。

治法：健脾益肾，兼以固精缩尿。

处方：熟地 25 g，山药 20 g，山萸肉 20 g，茯苓 20 g，泽泻 15 g，丹皮 15 g，洋火叶 20 g，补骨脂 20 g，覆盆子 20 g，乌药 20 g，益智仁 20 g，鸡内金 20 g，萹蓄 15 g，瞿麦 15 g，车前子 15 g，通草 15 g，甘草 15 g。7 剂，日 1 剂，水煎服，分早晚温服。

二诊：1 周后复诊，尿频减轻，腰酸痛缓解，小腹痛减轻。随诊：2 周后，寐而少梦，头晕，继续用药治疗。

按语：本医案患者素体脾肾气虚，近日劳累后，脾肾气虚加重。肾与膀胱相表里，肾气不足则膀胱虚冷，不能约束小便，故小便频数或遗尿。故予以本案患者健脾益肾，同时固精缩尿。本案选用六味地黄丸健脾益肾；用缩泉丸温肾祛寒，缩小便；方中益智仁温补脾肾，涩精缩尿；乌药温膀胱，助气化，止小便频数；山药健脾补肾。肾气健，寒邪去，膀胱功能复常，尿频自可得治。

十七、尿血医案

中医认为尿血是指小便中混有血液，甚至血块的一种病症。最早《黄帝内经》又称溺血、溲血。最早提出尿血的是张仲景的《伤寒杂病论》。古代尿血多指肉眼血尿，而现在对出血量少、尿色无显著异常、用显微镜才能发现的称镜下血尿，也包括在尿血的范围。

案1

张某，男，17 岁，2014 年 4 月 4 日初诊。

初诊：患者排尿颜色淡红，口干，咽干，咽部红肿，舌质淡红，苔黄稍腻，脉细数。尿常规：RBC 164.5/μL，BLD（＋＋＋），RBC 20～30 个/HP。

辨证分析：阴虚生内热，热邪灼伤肾络，迫血妄行则尿色红；热邪煎津耗液则咽干；肺阴虚则咽部红肿、口干；舌淡红，苔黄，脉细数为阴虚血热之象。

中医诊断：尿血（肺肾阴虚，血热妄行）。

西医诊断：慢性肾炎。

治法：滋阴清热，凉血止血。

处方：生地 20 g，玄参 10 g，麦冬 10 g，白芍 10 g，丹皮 10 g，双花 10 g，连翘 10 g，白茅根 15 g，板蓝根 15 g，侧柏叶 20 g，海螵蛸 20 g，茜草 20 g，生龙骨、牡蛎各 20 g，地榆 20 g，藕节 20 g，白头翁 20 g，贯众炭 10 g，甘草 10 g。14 剂，日 1 剂，水煎服，分早晚温服。

二诊：2014 年 4 月 4 日，患者咽干、咽部红肿明显好转。舌质淡红，苔黄，脉细数。继 3 月 20 方，14 剂。

三诊：2014 年 4 月 23 日，患者偶有腹痛。尿常规：BLD（＋＋），RBC 1～3 个/HP，RBC 37.6/μL。舌红苔薄，脉数。

处方：生地 20 g，玄参 10 g，麦冬 10 g，白芍 10 g，丹皮 10 g，双花 10 g，连翘 10 g，白茅根 10 g，海螵蛸 20 g，茜草 20 g，生龙骨、牡蛎各

20 g，地榆炭 15 g，血余炭 20 g，贯众炭 20 g，白头翁 10 g，赤石脂 20 g，山药 10 g，桂枝 10 g，甘草 10 g，焦三仙各 10 g。14 剂，日 1 剂，水煎服，分早晚温服。

四诊：2014 年 6 月 18 日，服药后略有反胃。舌质淡红，苔薄白，脉沉弦。继 5 月 20 日方加吴茱萸 10 g，黄连 10 g，砂仁 10 g，14 剂水煎服。

五诊：2014 年 7 月 9 日，患者无症状。尿常规：BLD（＋），RBC 34.10/μL，RBC 1～3 个/HP。继 6 月 18 日方，14 剂巩固疗效。

按语：《杂病源流犀烛·五淋二浊源流》："尿血，溺窍病也。其原由于肾虚。"该患者属阴虚兼有湿热。此方由《重楼玉钥》的养阴清肺汤加减而成。方中玄参、生地、麦冬滋阴凉血；因咽部红肿，加双花、连翘、板蓝根清热解毒，利咽。患者血尿明显，故用理血汤加减。此方出自《医学衷中参西录》，主治肾阴虚，血热妄行的血淋、溺血。方中白头翁清肾脏之热；茜草、海螵蛸化其凝滞而兼能固其滑脱；龙骨、牡蛎固其滑脱而兼能化其凝滞；白芍利小便而兼能滋阴清热。三诊患者偶有腹痛。其滋阴清热之药寒凉，易碍胃伤胃，故加焦三仙、山药保护脾胃，其次山药亦有滋补肾阴之功。四诊患者肝气犯胃，脉弦，出现反胃症状，故用左金丸。方中黄连苦寒泻火，佐以辛热之吴茱萸疏肝解郁，降逆止呕，加用砂仁理气健脾。

案 2

宋某，女，38 岁，2013 年 5 月 9 日初诊。

初诊：患者自述 2011 年患化脓性扁桃体炎后出现肉眼血尿，在日本做肾活检后诊断为 IgA 肾病，后因妊娠未做治疗。今年 4 月 27 日进行扁桃体摘除术，手术后静脉滴注先锋霉素，穿琥宁。现患者腰酸疼，周身乏力，口干口苦，舌质红，苔薄，脉细数。尿常规：BLD（＋＋＋），PRO（＋），RBC 96.2/μL，RBC 0～9 个/HP，上皮细胞 28.8/μL。

辨证分析：中医学对血尿的论述最早见于《黄帝内经》，《素问·气厥论》云"胞移热于膀胱，则癃溺血。"病久肾阴不足，阴虚生内热，热邪灼伤肾络，迫血妄行则肉眼血尿；腰为肾之府，肾虚腰脊失养则腰酸痛；肾精不足，精不化气则周身乏力；口干口苦，舌质红，苔薄，脉细数均为阴虚之征。

中医诊断：尿血（阴虚内热证）。

西医诊断：IgA 肾病。

治法：滋阴清热，凉血止血。

处方：生地 20 g，玄参 15 g，麦冬 15 g，丹皮 15 g，白芍 20 g，双花 20 g，连翘 20 g，白茅根 30 g，板蓝根 30 g，牛蒡子 20 g，木蝴蝶 20 g，白花蛇舌草 30 g，半枝莲 30 g，鱼腥草 30 g，桔梗 20 g，甘草 15 g。14 剂，日 1 剂，水煎服，分早晚温服。

二诊：2013 年 5 月 23 日，患者自述上述症状明显减轻。BLD（＋＋），上方加藕节 20 g，贯众炭 20 g，血余炭 20 g。继用 14 剂治疗。

三诊：2013 年 6 月 6 日，患者自述初诊时症状已不明显，舌质暗，苔薄白，脉沉，BLD（＋），RBC 0～2 个/HF，5 月 23 日方继用 14 剂巩固治疗。

按语：本案患者阴虚内热，扰动阴血，血溢脉外，治疗采用养阴清肺汤加减。养阴清肺汤始载于《重楼玉钥》，共八味药，即生地、麦冬、生甘草、玄参、贝母、丹皮、薄荷、炒白芍。该医案中用生地之甘寒入肾，养阴清热；玄参之甘寒入肺肾，养阴生津，泻火解毒；麦冬养阴清肺；白芍益阴养血；因风热毒邪的侵袭，热毒入血必加解毒之药方能见效，故加双花、连翘、板蓝根、牛蒡子、木蝴蝶、白花蛇舌草、半枝莲、鱼腥草，清热解毒；因虚火伤阴，加白茅根滋阴清热；加少量桔梗以宣肺泄热；甘草调和诸药。二诊患者检查仍示尿中有血，故加藕节、贯众炭、血余炭，增强止血之功。

案 3

徐某，女，42 岁，2015 年 3 月 3 日初诊。

初诊：手足心热，口干，咽干，声音嘶哑，舌淡红，苔薄，脉沉细。尿液分析：RBC 220.5/μL，RBC 20～30 个/HP，BLD（＋＋＋），尿红细胞位相：正常 15%，皱缩 77%。

辨证分析：金水相生，肺阴不足致肾精亏虚，髓海不足，生血乏源，肾阴亏虚，虚火内动，扰动阴血，血溢脉外致病；肺肾阴虚，阴虚生热；手足心热，口干为肾阴虚之象；咽干，声音嘶哑为肺阴虚之征。

中医诊断：尿血（肺肾阴虚，血热妄行）。

西医诊断：隐匿性肾炎。

治法：滋阴润肺，凉血止血。

处方：生地 20 g，玄参 10 g，麦冬 20 g，白芍 20 g，丹皮 15 g，双花 20 g，连翘 20 g，茅根 20 g，蝉蜕 30 g，茜草 20 g，生龙骨 30 g，生地榆 20 g，侧柏叶 20 g，藕节 20 g，水牛角 20 g，紫草 20 g，生牡蛎 30 g，桔梗 20 g，大力子 20 g，木蝴蝶 10 g，桂枝 10 g。14 剂（颗粒），日 1 剂，水冲

服，分早晚温服。

二诊：症状明显好转，舌淡红，苔薄，脉沉，尿液分析：RBC 158.2/μL，RBC 10～15/HP，BLD（＋＋），上方加入川芎 10 g，当归 10 g，14 剂水冲服。

三诊：经期头痛，量少，小腹凉，舌淡红，苔薄，脉沉，尿液分析：RBC 159.5/μL，RBC 8～10 个/HP，BLD（＋＋＋），上方去当归，加入白芷 10 g，炒白术 10 g，山药 10 g，继服 14 剂。

四诊：余症消失，舌质淡，苔薄黄，脉沉，尿液分析（－）。

按语：本案患者肺阴不足致肾精亏虚，髓海不足，生血乏源，肾阴亏虚，虚火内动，扰动阴血，血溢脉外致病。方用养阴止血方，此方为养阴清肺汤化裁而来，此方始载于《重楼玉钥》，共八味药，即生地、麦冬、生甘草、玄参、贝母、丹皮、薄荷、炒白芍。本意是治疗因素体阴虚蕴热，复感燥气疫毒时邪导致的白喉，本患者属阴虚体质，复感外邪，辨证阴虚火旺，故病情迁延，治以滋阴益肾，凉血止血。该案中用生地之甘寒入肾，养阴清热；玄参之甘寒入肺肾，养阴生津，泻火解毒；麦冬养阴清肺；白芍益阴养血；因风热毒邪的侵袭，故加水牛角、双花、连翘、紫草；用水牛角之苦寒清热凉血止血；双花、连翘清热解毒；紫草清热凉血解毒；蝉蜕之甘寒入肺散风热；因风热迫血妄行，溢出脉外，故加藕节、生地榆、侧柏叶、茅根清热凉血止血；茜草凉血止血；大力子、桔梗解毒利咽。二诊方中加入川芎、当归活血行气。三诊患者经期头痛，量少，小腹凉，为脾肾两虚，失于温养所致，去当归，加用白芷止头痛，白术、山药健脾益肾。

十八、尿浊医案

尿浊，指小便混浊不清（其色或赤或白），状如米泔，排尿时并无淋漓涩痛为主要特征的病证。根据小便混浊的颜色区别为两类：色白者，为白浊；色赤者，为赤浊。或将二者合称为赤白浊。现代医学的乳糜尿、磷酸盐尿及泌尿系统炎症、结核、肿瘤，表现以小便混浊、白如泔浆为主要症状者，多属本病范畴。

案 1

苏某，男，21 岁，2015 年 10 月 12 日初诊。

初诊：患者尿有中泡沫 3 个月，腰酸，周身乏力，时时汗出，手足心热，咽干口燥，舌淡红，苔薄白，脉沉。尿常规：PRO（＋），BLD（＋）。

辨证分析：素体阴虚，阴虚日久，耗伤正气，气虚，肾失固摄，精微不固则尿中多沫；肾为腰之府，肾虚，腰脊失养则腰痛；气虚则周身乏力；气虚不能固摄阴津则汗出；手足心热，咽干口燥，舌淡红，苔薄白，脉沉均为气阴两虚之象。

中医诊断：尿浊（气阴两虚，湿瘀阻络）。

西医诊断：慢性肾小球肾炎。

治法：益气养阴，利湿通络。

处方：黄芪30 g，党参30 g，茯苓20 g，地骨皮15 g，麦冬20 g，黄芩15 g，柴胡15 g，车前子15 g，金樱子20 g，芡实20 g，水蛭10 g，防风15 g，白术20 g，青风藤30 g，当归20 g。14剂，日1剂，水煎服，分早晚温服。黄葵胶囊2.5 g，日3次口服。

二诊：2015年10月30日，患者自述初诊症状均减轻，舌红，苔薄，脉沉。尿常规（－）。血尿安胶囊2.0 g，日3次口服，黄葵胶囊2.5 g，日3次口服。上方继用2周，巩固治疗。

按语：本医案方用清心莲子饮加减，清心莲子饮首见于《太平惠民和剂局方》，黄芪补益脾气，有消除尿蛋白作用，故尿中蛋白多者，用量应加大；党参补气升阳，且现代药理研究显示其可以全面增强机体的免疫功能；茯苓淡渗利湿；柴胡、黄芩清上焦心肺之热；地骨皮、麦冬滋阴清热，此外地骨皮有调节免疫、降低血清胆固醇的作用；车前子通利水道，渗湿泄热；芡实既能与白术合用益肾健脾，同时又能与金樱子合用收敛固涩；再加当归补血活血；加水蛭补肾益气，活血利湿；加青风藤以减少尿蛋白；病后气不收敛，阳浮于外，予以黄芪、白术、防风，增强机体正气。此方补气与养阴并重，兼清热利湿通络，诸药合用相辅相成。诸药相配，清心利湿，益气养阴，使得诸证得解。

案2

张某，女，32岁，2016年3月30日初诊。

初诊：尿中有泡沫，腰酸，乏力，脱发，伴有耳鸣，月经量少，舌淡，苔黄腻，脉沉。慢性肾炎史2年，高血压病史2年。PRO（＋＋）。

辨证分析：该患者病久致脾肾两虚，肾虚肾失固摄，精微不固则尿中多沫；肾精不足则脱发、耳鸣、月经量少；腰脊失养则腰酸；脾虚不能运化水谷精微则乏力；舌淡，苔黄腻，脉沉为脾肾两虚，湿热内蕴之象。

中医诊断：尿浊（脾肾两虚，湿热内蕴）。

西医诊断：慢性肾炎。

治法：健脾益肾，兼以清热利湿。

处方：黄芪 30 g，党参 30 g，熟地 20 g，山萸肉 20 g，炒山药 20 g，茯苓 20 g，泽泻 20 g，丹参 30 g，枸杞子 30 g，女贞子 30 g，何首乌 30 g，杜仲 30 g，焦山楂 30 g，炒麦芽 30 g，神曲 30 g，鸡内金 20 g，石韦 20 g，白花舌草 30 g，半枝莲 20 g，鱼腥草 30 g，萹蓄 15 g，瞿麦 15 g。14 剂（颗粒），日 1 剂，水冲服，分早晚温服。黄葵胶囊 5 粒，日 3 次口服，肾炎消白颗粒 1 袋，日 3 次口服。

二诊：2016 年 4 月 6 日，耳鸣消失，仍有脱发、心悸、口苦等症状。舌红苔薄，脉沉。原方继用 14 剂治疗。

三诊：2016 年 4 月 20 日，患者自述仍脱发，心烦，多梦，舌质淡红，苔薄干，脉沉。4 月 6 日方加补骨脂 20 g，侧柏叶 30 g，枣仁 30 g，当归 20 g，继用 14 剂治疗。

四诊：2016 年 5 月 4 日，患者自述脱发明显减轻，无心烦多梦，睡眠好，舌质淡红，苔薄，脉沉。4 月 20 日方继用 21 剂，巩固治疗。

按语：本案方用参芪地黄汤加减治疗。参芪地黄汤出自清代名医沈金鳌的《沈氏尊生书》。该书在肠痈十三方篇云："或溃后疼痛为甚，淋漓不已则为气血大亏，须用峻补，宜参芪地黄汤。"其中熟地、山萸肉、枸杞子、杜仲、何首乌、女贞子补肾滋阴；黄芪、党参、山药健脾益气；茯苓、泽泻、白花蛇舌草、鱼腥草、半枝莲清热利湿解毒；丹参活血化瘀使诸药补而不滞；石韦、萹蓄、瞿麦利尿通淋；焦三仙、鸡内金醒脾行气，助脾运化共为使。诸药合用共奏补脾益肾、清热利湿之效。三诊患者仍有脱发、心烦、多梦等症状，舌质淡红，苔薄干，脉沉为肾精不足，血虚有热之象，故加当归补血活血，枣仁安神，侧柏叶清湿热，补骨脂补养脾肾。

案 3

尹某，男，35 岁，2014 年 3 月 29 日初诊。

初诊：既往肾病综合征病史 3 年，患者 2 个月前出现尿中多沫，1 周前因劳累病情加重，就诊于我院门诊。现症见尿中多沫，食少纳差，四肢倦怠，五心烦热，腰酸痛，舌淡红，舌苔白，脉沉。

中医诊断：尿浊（脾肾亏虚、湿浊内蕴）。

西医诊断：肾病综合征。

治法：益气养阴，清热利湿。

处方：黄芪 30 g，党参 30 g，麦冬 20 g，地骨皮 15 g，茯苓 20 g，车前子 15 g，柴胡 15 g，黄芩 15 g，金樱子 20 g，芡实 20 g，鸡内金 20 g，石韦 20 g，石莲子 20 g。7 剂，日 1 剂，水煎服，分早晚温服。

二诊：尿中多沫，四肢倦怠，五心烦热减轻，原方再服 7 剂，尿中泡沫明显减少，食纳可，余诸症缓解。

按语：清心莲子饮首见于《太平惠民和剂局方》，原文曰："治心中蓄积，时常烦躁，因而思虑劳力，忧愁抑郁，是致小便白浊，或有沙膜，夜梦走泄，遗沥涩痛，便赤如血；或因酒色过度，上盛下虚，心火炎上，肺金受克，口舌干燥，渐成消渴，睡卧不安，四肢倦怠，男子五淋，妇人带下赤白；及病后气不收敛，阳浮于外，五心烦热。"此外《校注妇人良方》等多部著作中对本方在肾病应用方面皆有论述。石莲子，清心火、养脾阴又秘精微，对蛋白尿外泄有收涩作用；黄芪有消除尿蛋白，降低蛋白尿的作用，故尿中蛋白多者，用量应加大；党参补气升阳，且现代药理研究显示其可以全面增强机体的免疫功能；茯苓淡渗利湿；黄芩清上焦心肺之热，肺热清则清肃下行；地骨皮、麦冬滋阴清热，此外地骨皮有调节免疫作用，降血糖，降血压，降低血清胆固醇的作用；车前子通利水道，渗湿泄热。此方补气与养阴并重，兼清热利湿，秘精合用相辅相成。诸药相配，清心利湿，益气养阴，使得诸症得解。

十九、遗尿医案

张力性尿失禁属于中医"遗溺"范畴，是指患者在平时无遗尿现象，而在咳嗽、打喷嚏、大笑等情况下，腹压突然增加或重体力劳动时，尿液不由自主地从尿道口流出。尿动力学检测无逼尿肌收缩，是膀胱内压力高于尿道的最大闭合力而发生的不自主溢尿。临床辨证重在分辨其寒热虚实，虚寒者多责之于肾，实热者多责之于肝。临床常分为以下三个证型：下元虚寒，肾气不足；脾肺气虚，膀胱失约；肝经湿热，火热内迫。上述三型是最常见的证型，但临床表现往往是错综复杂的，故不必拘泥于此三型，随症应变，根据病情仔细审辨。

案

李某，女，57 岁，2015 年 10 月 16 日初诊。

初诊：患者自述近半年来，在咳嗽、打喷嚏、大笑等情况下，有尿液不由自主地从尿道口流出，兼见耳聋，神疲乏力，腰腿酸软，纳差便溏，舌质淡红，苔薄，脉沉。患者生育 2 胎，头胎自然产，二胎剖腹产。

辨证分析：肾藏精气，主司二便，与膀胱相表里，肾虚则膀胱失约，水下不禁而尿失禁；肾精不足则耳聋；腰脊失养则腰腿酸软；脾虚，脾不运化水谷精微，周身失养则神疲乏力；脾虚，脾为湿困则纳差便溏；舌质淡红，苔薄，脉沉为脾肾两虚之象。

中医诊断：遗尿（脾肾两虚证）。

西医诊断：张力性尿失禁。

治法：益气补肾，兼以收敛固涩。

处方：熟地 25 g，山萸 20 g，山药 20 g，茯苓 15 g，泽泻 15 g，丹参 20 g，覆盆子 20 g，乌药 20 g，益智仁 20 g，黄芪 30 g，柴胡 20 g，升麻 15 g，党参 30 g，白术 20 g，当归 20 g，陈皮 20 g，甘草 15 g。7 剂，日 1 剂，水煎服，分早晚温服。

二诊：2015 年 10 月 26 日，患者自述遗尿症状减轻，仍感腰酸痛，小腹凉，头鸣（摘助听器后），舌质淡红，苔薄，脉沉。原方加杜仲 20 g，肉桂 15 g，附子 15 g，鸡血藤 30 g，姜黄 20 g，继用 7 剂治疗。

三诊：2015 年 11 月 3 日，患者自述近日未出现遗尿，小腹凉、腰酸疼症状好转，舌质淡红，苔薄，脉沉。患者仍有少许肾阳虚所致腰部酸痛，加小茴香、元胡温阳止痛。故 10 月 26 日方加小茴香 20 g，延胡索 20 g，继用 7 剂，巩固治疗。

按语：肾藏精气，主司二便，与膀胱相表里，肾虚则膀胱失约，水下不禁而尿失禁，须补肾精约束膀胱而止尿失禁。薛立斋认为遗溺一证"若小便频数或劳而益甚，属脾气虚，用补中益气汤加山药、五味子"。参合两家之意"治水者重在治气；治肾者尤需治脾"，治以六味地黄汤合用补中益气汤，则通调水道撰度如常；肾气固，洲都气盛，则膀胱开阖自如。缩泉丸出自《妇人良方》，主治膀胱虚寒证。益智仁温补脾肾，固精气，缩小便；乌药除膀胱、肾间冷气，助气化，止小便频数；覆盆子固精缩尿。肾气健，寒邪去，膀胱功能复常，尿失禁自可得治。三方合用，则病情立愈。二诊患者仍有肾阳虚弱、瘀血之象，故加杜仲、肉桂、附子温补肾阳，鸡血藤、姜黄行气活血，以改善症状。三诊有肾虚血瘀之象，故加小茴香、延胡索温阳止痛。巩固治疗。

二十、胁痛医案

胁痛是指以一侧或两侧胁肋部疼痛为主要表现的病证，是临床上比较多见的一种自觉症状。胁，指侧胸部，为腋以下至第十二肋骨部的总称。如《医宗金鉴·卷八十九》所言："其两侧自腋下，至肋骨之尽处，统名曰胁。"

案

于某，男，68 岁，2013 年 3 月 17 日初诊。

初诊：患者主因胁肋疼痛来诊，既往罹患肾病综合征服用激素后转氨酶升高。血压：120/80 mmHg，双下肢按之无凹陷。症见胁肋疼痛、神疲食少，舌淡红，苔薄白，脉弦。谷丙转氨酶 100 U/L，谷草转氨酶 55 U/L。

辨证分析：肝失条达，肝气郁滞，脉络不和则胁痛；肝郁气滞，横逆犯脾，影响脾胃运化，故见神疲食少；气机阻滞，水液代谢失常则双下肢水肿；舌淡红、苔薄白、脉弦主肝郁气滞之证。

中医诊断：胁痛（肝气郁滞证）。

西医诊断：药物性肝损伤。

治法：疏肝解郁。

处方：柴胡 20 g，枳壳 15 g，白芍 20 g，甘草 15 g，当归 20 g，白术 20 g，茯苓 20 g，薄荷 15 g，虎杖 30 g，五味子 20 g，舌草 30 g，半枝莲 30 g。14 剂，日 1 剂，水煎服，分早晚温服。

二诊：2013 年 4 月 1 日，服药后胁肋疼痛消失，饮食正常。谷丙转氨酶 79 U/L，谷草转氨酶 40 U/L，继续服上方 10 剂。

三诊：患者精神焕发，无不适。查转氨酶正常。

按语：该案为肝失条达，肝气郁滞，横逆犯脾致病，治以疏肝解郁，方用逍遥散加减。逍遥散出自《太平惠民和剂局方》，由当归、白芍、柴胡、白术、甘草、茯苓、煨姜、薄荷组成。原文描述其组成为："柴胡去苗，当归去苗微炒，白芍、白术、茯苓去皮白者各一两，甘草微炙赤五钱。上为粗末，每服二钱，水一大盏，烧生姜块切破，薄荷少许，同煎至七分，去滓热服，不拘时候。"后世多以八味药共同制成逍遥散的，具有疏肝解郁、健脾和营的功效，是调和肝脾的经典方，临床上广泛用于肝病的治疗。方中柴胡疏肝解郁，当归、白芍养血柔肝，三药配合，既补肝体又和肝用，为君药；白术、茯苓调中补脾，二者合用能健脾以化气血，强脾以防肝乘，为臣药；

去姜是因激素阳刚之品，偏热，肝郁亦生内热故去之；少佐薄荷助柴胡疏散条达；炙甘草益气补中，又可调和诸药，为使药。诸药配合，既补肝体，又疏肝用，气血兼顾，肝脾并治。中药虎杖具有清热利湿、退黄破瘀等功效，临床常用于胁痛、肥胖、黄疸等疾病的治疗；现代药理研究表明，虎杖苷作为虎杖的主要有效成分，具有降糖止血、保肝降脂等作用。五味子味酸、性甘温，具有兴奋呼吸、调节血压、增强视力及改善人的智力活动等作用，是益气生津、补肾宁心、收敛固涩的中药。中药五味子单味或与其他中药配伍用于急慢性肝损伤的治疗，可以促进损伤肝细胞的修复，降低血清谷丙转氨酶（ALT）活性。加白花蛇舌草、半枝莲清热解毒，祛风利湿，降转氨酶效果更加显著。

二十一、头痛医案

头痛，指头部经脉绌急或失养，清窍不利所引起的以头部疼痛为特征的一种病症。头痛分外感和内伤两种病因。外感多是由风寒、风热、风湿所致，内伤多是由阴虚、血虚、痰浊、瘀血引起。

案

段某，女，57 岁。

初诊：患者头痛半年余，该患者半年前出现头痛，就诊于当地医院查脑CT 示多发性脑梗。现患者头痛、口干、易怒，舌淡略红，苔薄，脉沉。

辨证分析：导致本病发生的根本原因在于肝肾阴亏、风阳上扰。"脑为髓之海"，有赖于五脏六腑精血的滋养，肝肾不足，水不涵木，风阳随之升发，上扰清窍而成上盛下虚之头痛；肝阴不足，肝失条达，肝郁气滞则易怒；肾阴虚，阴虚生热则口干。

中医诊断：头痛（肝肾阴亏，风阳上扰）。

治法：镇肝息风，滋阴潜阳。

处方：煅赭石 30 g，天冬 20 g，玄参 20 g，生龙骨 30 g，生牡蛎 30 g，龟板 20 g，怀牛膝 30 g，白芍 20 g，甘草 15 g，茵陈 20 g，川楝子 20 g，生麦芽 75 g，川芎 20 g，桃仁 15 g，红花 20 g，白芷 15 g，全虫 10 g，地龙 2 条，僵蚕 20 g。10 剂，日 1 剂，水煎服，分早晚温服。

二诊：头痛明显改善。药既见效，无须更方，上方继服 10 剂。

三诊：症状消失，无口干，心情大好。

按语：脑梗死相关性头痛在脑中风中发生率最高，对于中风相关头痛的病理生理机制尚不完全清楚，有学者认为，颅内痛觉敏感机构如颈内动脉或硬脑膜受到牵拉或变形，以及缺血半暗带引起皮质超兴奋而释放氨基酸，改变痛觉感受而引起头痛等是可能的病理机制。该病属中医内伤头痛范畴，其发生是由情志、环境、疲劳、体质等多种原因所致。《儒门事亲》说"夫风者，厥阴风木之主也，半身不遂，肝木为病，人气在头"，五志过极，心火暴盛，或素体阴虚，水不涵木，复因情志所伤，肝阳暴张，引起心火，风火相煽，气血上逆发为中风和头痛。中医药治疗头痛，一般以活血化瘀、平肝息风、祛风除湿通络、化瘀通络四大治法为主。本案所用镇肝熄风汤出自《医学衷中参西录》，功效为平肝息风，滋阴潜阳。主治肝阳上亢、气血上逆之类中风。方中龙骨、牡蛎、代赭石平肝息风，潜阳镇逆；怀牛膝引血下行，折其亢阳，并能滋养肝肾；天冬、玄参、白芍、龟板滋阴柔肝，养阴配阳，使阴能制阳而肝风得息；茵陈、川楝子协助主药以清泄肝阳之有余；茵陈与麦芽同用能疏通肝气，有利于肝阳的平降；甘草和中，调和诸药，为佐使药。诸药合用，上病下取以治本，配川芎、白芷、地龙搜风通络、活血止痛以治标。

二十二、鼓胀医案

鼓胀病名最早见于《黄帝内经》，相当于现代医学病毒性肝炎、肝硬化、腹水，是中医"风、痨、鼓、膈"四大疑难重症之一。以腹大胀满，皮色苍黄，甚则腹皮青筋暴露，四肢不肿或微肿为主要特征。鼓胀的病因比较复杂，往往虚实互见。历代医家对鼓胀病因的论述，大致可以分为酒食不节、情志所伤、劳欲过度、虫毒感染、六淫侵袭及他病迁延六类。

案

周某，男，57岁，2016年9月27日初诊。

初诊：患者肝硬化腹水病史1年，高血压病史20年。现双下肢水肿1年，乏力，腹大坚满，脘腹痞满胀痛，口苦纳呆，小便短赤。舌红苔薄，脉沉。

辨证论治：《素问·至真要大论》指出："诸湿肿满，皆属于脾。"本案患者因患有肝硬化，肝失疏泄，再加之脾气亏虚，脾失健运，水液代谢失常则出现腹水；脾虚，湿邪内盛，脾受湿困，脾胃不和，中焦气机不畅则脘腹痞满胀痛、口苦纳呆；气水互结则腹大坚满；湿邪日久化热，湿热下注膀胱，膀胱气化不利则小便短赤；舌红为热象。

中医诊断：鼓胀（脾虚湿盛证）。

西医诊断：肝硬化腹水。

治法：清热利湿，消胀除满。

处方：党参 30 g，白术 20 g，茯苓 50 g，陈皮 20 g，半夏 15 g，枳壳 15 g，砂仁 15 g，猪苓 20 g，泽泻 30 g，川朴 30 g，知母 20 g，黄连 15 g，黄芩 15 g，干姜 15 g，姜黄 15 g，焦榔片 30 g，大腹皮 30 g，冬瓜皮 50 g，车前子 30 g，三棱 20 g，文术 20 g。14 剂，日 1 剂，水煎服，分早晚温服。黄葵胶囊 5 粒，日 3 次，口服。

二诊：2016 年 10 月 19 日，患者自述腹水明显好转。舌红苔薄，脉沉。原方继用 14 剂，巩固治疗。

按语：本案患者因患有肝硬化，肝失疏泄，再加之脾气亏虚，脾失健运，水液代谢失常致病。方用中满分消丸加减。中满分消丸是李东垣著名方剂，本方功用是清热利湿、消胀除满。方中人参用党参代替，一取其与人参作用相似，二是更易得，与白术相用健脾益气，去炙甘草防其甘腻之性碍胃；因"调水在肺、制水在脾、主水在肾"，则茯苓、猪苓、泽泻共用加强健脾利水渗湿之功，使泛滥之水从小便而出；又因"气行则水行，气滞则水停"，故砂仁、陈皮、半夏、川朴可行气利水，枳实易枳壳，主取其行气之功，枳实善破气，易伤正；"病痰饮者当以温药和之"，痰湿阴浊内聚日久又易蕴结湿热，以致阴阳失调，寒热错杂。治当揆度阴阳，调理寒热，寒者热之，热者寒之，寒热并施，干姜与芩连、知母并行乃因于此；"气行则血行，气滞则血凝"，为防气滞日久导致血瘀，加一味姜黄活血通络；患者全身水肿较重，故再加焦榔片利水行气，冬瓜皮、大腹皮利水消肿，三棱、文术去瘀久之水气，车前子利尿消肿。

二十三、喑痱医案

喑痱证之"喑"指舌强不能言；"痱"指足废不能用。其证为下元虚衰，虚火上炎，痰浊上泛，堵塞窍道所致。

案

张某，女，2014 年 3 月 17 日初诊。

初诊：舌强言语不利 4 天，双下肢时有麻木感，乏力，头晕，口干，口苦，夜寐欠佳。

辨证分析：肾阳虚，肾阳不能蒸化水湿，湿聚成痰；肾阴虚，阴不敛阳，虚阳上浮，痰随火升，上蒙心窍，舌者心之苗也，所以舌强言语不利；肾主骨生髓，肾虚不能主骨则双下肢乏力；痰湿阻滞经络则双下肢时有麻木感；痰蒙清窍则头晕、夜寐欠佳；口干，口苦为阴虚热象。

中医诊断：喑痱（肾虚，痰湿阻滞）。

治法：滋肾阴，补肾阳，开窍化痰。

处方：地黄 20 g，石斛 20 g，山萸肉 20 g，麦冬 20 g，五味子 15 g，茯苓 20 g，远志 20 g，桂枝 20 g，附子 15 g，巴戟天 15 g，肉苁蓉 15 g，干姜 15 g，大枣 4 枚，桃仁 20 g，红花 15 g，石菖蒲 20 g，郁金 20 g，枣仁 30 g，柏子仁 30 g。7 剂，日 1 剂，水煎服，分早晚温服。

二诊：1 周后，言语不利减轻，双下肢麻木感减轻，轻度乏力，头晕消失，口苦减轻，夜寐好转。

三诊：2 周后，无言语不利，亦无双下肢麻木感，偶有乏力，口苦无，夜寐尚可。

按语：本案患者消渴病多年，久致肾阴亏虚，阴损及阳，阴阳失衡，致言语不利，双下肢麻木，为喑痱证。地黄饮子主之，以滋补肾阴的干地黄为主。用清水微煎为饮服，取其轻清之气，易为升降，迅达经络，流走四肢百骸，以交阴阳，故名"地黄饮子"。功能滋肾阴，补肾阳，开窍化痰。主治喑痱证。

二十四、少阳证医案

案

王某，男，30 岁，2014 年 3 月 20 日初诊。

初诊：近一年来，每日午后发热，面红，体温 37.5 ℃左右，汗出较多，持续约 2 小时，热退汗止，即觉畏寒，每日如此。经多次检查，发热原因不明，治疗未见好转。现头眩晕，口苦咽干，胸胁胀满，胸中烦躁，舌质红，苔黄腻，脉弦细。

辨证分析：少阳属胆，少阳枢机不利，胆失疏泄，气郁化火而发热；少阳居于半表半里，故有恶寒发热交替出现；火热上炎，扰乱清窍则头晕；少阳枢机不利则胸胁胀满；口苦咽干，胸中烦躁，舌质红，苔黄腻，脉弦细为胆火内郁之象。

诊断：发热（少阳证）。

治法：和解少阳，调达枢机。

处方：柴胡 20 g，黄芩 20 g，法半夏 15 g，人参 10 g，甘草 7 g，知母 15 g，石膏 20 g，茯苓 20 g，陈皮 20 g。上方服 3 剂，热退，诸症悉减，嘱其停药，调养数日而愈。

按语：《伤寒论》曰："伤寒五六日，中风，往来寒热，胸胁苦满，默默不欲饮食，心烦喜呕。或胸中烦而不呕，或渴，或腹中痛，或胁下痞硬，或心下悸，小便不利，或不渴，身有微热，或咳者，小柴胡汤主之。"此患者口苦咽干，头眩晕，往来寒热，胸胁苦满，心烦，脉弦，少阳证十分明显，病虽迁延一年，正如《伤寒论》所称"柴胡证仍在者，先与小柴胡汤"。方中重用柴胡，正所以助少阳之枢转以引邪外出也。犹恐其枢转之力或弱，故又助以人参，以助其上升之力，则少阳之邪能随少阳之气透膈上出矣。用半夏者，因其生当夏半，能通阴阳、和表里，且以病本喜呕，而又升以柴胡，助以人参，少阳虽能上升，恐胃气亦因之上逆，则欲呕之证仍难愈，故用半夏降胃气兼以和胃也。用黄芩者，以其形原中空，故善清躯壳之热，且亦以解人参之偏热也，少阳证邪在半表半里，邪正交争，寒热往来，石膏、知母主清郁热。又发热汗出，口渴，舌红苔黄腻，为兼有郁热之象，故加石膏、知母以清之；又因胸胁苦满较甚，夹有湿邪，加陈皮、茯苓以渗湿化滞。

二十五、鼻衄医案

鼻衄即鼻内流血，日常生活中常见，以青少年、老年人偏多，且常以热证居多。中医学鼻衄属血证范围，脏腑病变所致鼻出血分为虚、实两大类：实证多为肺、胃、肝三脏火热偏盛、迫血妄行所致；虚证常为脾虚失摄、肾精亏虚所致。

案

刘某，女，13 岁，2012 年 7 月 6 日初诊。

初诊：鼻衄 3 月余，心烦，睡眠不佳，多梦，口渴喜冷饮，手心热，舌红苔薄，脉细数。

辨证分析：《灵枢·百病始生》云："阳络伤则血外溢，血外溢则衄血。"清代《医效秘传》："衄血，鼻中出血者是也。盖因经络热盛，阳气拥重，迫血妄行，出于鼻者，为衄也。"故衄血之因，阳热为多，鼻为肺之窍，足阳明胃之经脉上交鼻，齿龈为阳明经脉所过之处，肺胃积热，耗伤津液，热迫血行，上循鼻窍，则出现鼻衄；热扰心神则心烦、睡眠不佳、多梦；热耗肺津，不能上承，则口渴喜冷饮；手心热，舌红苔薄，脉细数为热邪偏盛之象。

中医诊断：鼻衄（肺热伤津）。

治法：清热养阴，凉血止血。

处方：生地10 g，熟地10 g，茵陈10 g，枳壳10 g，黄芩10 g，枇杷叶10 g，石斛10 g，二冬各10 g，甘草3 g，桂枝6 g，茯苓10 g，栀子10 g，茜草10 g，黄连3 g，竹叶10 g，枣仁10 g，合欢皮15 g，夜交藤15 g。7剂，日1剂，水煎服，分早晚温服。

二诊：2012年7月13日，患者自述症状明显减轻，鼻衄症状消失。舌红苔薄，脉沉细。上方加玉竹10 g，继用7剂，巩固疗效。

按语：本案方用甘露饮加减治疗，甘露饮源于《太平惠民和剂局方·卷六》，由枇杷叶、熟地、天冬、枳壳、茵陈、生地、麦冬、石斛、甘草、黄芩，共十味药物组成。其后有注"主治丈夫、妇人、小儿胃中客热，牙宣口气，齿龈肿烂，时出脓血，目睑垂重，常欲合闭，或即饥烦，不欲饮食，及赤目肿痛，不任凉药，口舌生疮，咽喉肿痛，疮疹已发、未发，皆可服之。又疗脾胃受湿，瘀热在里，或醉饱房劳，湿热相搏，致生疸病，身面皆黄，肢体微肿，胸满气短，大便不调，小便黄涩，或时身热，并皆治之。"《景岳全书·卷三一》说："衄血虽多由火，而惟于阴虚者尤多，正以劳损伤阴……"久病脏腑虚损，引起肺阴虚，即可发生出血病证。甘露饮方中所用药物，能清利肝胆而解热，补脾益胃而润肺，理肺脾而助升降，使肺金清降，布津洒陈而如甘露也。清代汪昂论述甘露饮方："所治证候，实系肝、胆、脾、胃失调影响肺而发为此症，双木化火主热，中土脾胃失运，火邪刑金犯胃，肺金化燥则生喉疮，胃热郁蒸则为口中臭，血热妄行则出血。"故此方在于调理脏腑功能，滋阴润燥。引火归原，血循于脉络，气得以统血而衄血自止。本案患者具有明显的身热、情志不畅、脾胃功能差等肺、脾阴虚证候而引发鼻衄。临床又根据主证和兼证的不同情况，辨证加减用药，体现了养阴为主，清热为辅，佐以凉血止血的配伍原则。方中用生熟地、二冬、石斛滋阴润肺养胃；黄芩、茵陈清利湿热；枇杷叶、枳壳宣肺理气以展气机，气化则湿化；茯苓健脾化湿；甘草调和诸药为使。合用栀子、茜草、黄连、竹叶以清热凉血。患者阴液不足，血脉不充，血液凝聚，运行不畅，再加热毒壅盛，故加桂枝以助通血脉，并防止清热药过于寒凉。患者睡眠不佳、多梦，故加酸枣仁、合欢皮、夜交藤以安神。

二十六、痹证医案

痹证是一种临床常见病、多发病，同时也是一种顽疾，是由于风、寒、湿、热等外邪乘虚侵袭机体，闭阻经络，气血运行不畅，导致肌肉、筋骨、关节酸痛、麻木、屈伸不利，甚至关节肿大灼热的一类疾病。

案1

佟某，女，60岁，2015年8月19日初诊。

初诊：患者有类风湿病史2年，现肩关节冷痛，前臂不能抬起，左膝肿痛，舌红苔薄干，脉数。

辨证分析：风寒湿邪致使肌肉筋脉关节气血痹阻不通，不通则痛；筋脉关节失于濡养，不荣亦痛；风寒湿邪侵袭关节则肩关节冷痛，前臂不能抬起，左膝肿痛；舌红苔薄干，脉数为风寒湿邪日久化热之象。

中医诊断：痹证（风寒湿痹）。

西医诊断：类风湿性关节炎。

治法：祛风通络，散寒除湿。

处方：当归20 g，秦艽30 g，羌活20 g，独活20 g，细辛3 g，防风20 g，川芎20 g，生地30 g，白芍20 g，肉桂20 g，茯苓20 g，桑枝20 g，牛膝20 g，杜仲20 g，木瓜20 g，穿山龙30 g，地龙20 g，青风藤30 g，海风藤30 g，川乌20 g。7剂，日1剂，水煎服，分早晚温服。

二诊：2015年8月26日，患者自述关节疼痛减轻，口干口苦，舌红苔薄干，脉沉。原方加苍术20 g，苡仁20 g，黄柏20 g，天花粉20 g，继用14剂治疗。

三诊：2015年9月16日，患者自述关节疼痛明显减轻，夜寐差，舌质淡红，苔薄，脉沉。8月26日方去天花粉继用14剂治疗。

四诊：2015年10月9日，患者自述关节疼痛已不明显，现感双下肢无力，脚跟酸软，腿沉，腿软，舌质淡红，苔薄干，脉沉。考虑患者湿热之证已去，肾精亏虚症状突显。故改方六味地黄汤加减滋阴补肾。

处方：生地30 g，山萸肉20 g，山药20 g，茯苓15 g，泽泻15 g，丹皮15 g，桃仁20 g，赤芍20 g，牛膝30 g，木瓜20 g，苍术20 g，黄柏15 g，苡仁50 g，枣仁30 g，白芍20 g，川芎15 g，当归20 g，柏子仁30 g，青风藤30 g。7剂，日1剂，水煎服，分早晚温服。

五诊：2015年10月14日，患者自述上述症状已明显减轻，现仍感腿凉，舌质淡红，苔薄，脉沉。10 月 9 日方加附子 15 g，桑枝 20 g，干姜 15 g，继用 7 剂，巩固治疗。

按语：本案为痹证之风寒湿痹，方用独活寄生汤加减。独活寄生汤出自《备急千金要方》，其主要的功能为补肝肾，补气血，祛风湿，具有标本兼治的优点。方中独活具有祛风除湿、活络通痹的作用。患者肩关节冷痛，加羌活，改桑寄生为桑枝。牛膝、木瓜、杜仲、生地可强壮筋骨、补益肝肾；川芎、当归、白芍具有补血活血的作用，防止风药燥性太过；防风、秦艽、茯苓、肉桂、穿山龙、地龙、青风藤、海风藤、川乌有助于祛除风湿。诸药合用共奏补益肝肾、强筋健骨、舒筋活血、通络止痛、祛风除湿之效，故而达到标本兼治的目的。二诊考虑病久化热，阴液亏损，故加苍术、苡仁、黄柏清热利湿，天花粉生津润燥。三诊患者热去津生，故去天花粉继服。四诊患者关节疼痛症状消失，出现下肢无力、脚跟酸软、腿沉、腿软等肾虚兼湿症状，故改方六味地黄汤滋养肾精，加苍术、黄柏、木瓜、苡仁、青风藤清热化湿，牛膝引药下行。痹证多兼瘀，加桃仁、赤芍活血化瘀，枣仁、柏子仁改善睡眠，白芍、川芎、当归补血活血，诸药合用，共奏补益肝肾、清热利湿之效。五诊患者有阳虚之象，故加附子、干姜助阳，桑枝舒筋通络。

案 2

陈某，男，46 岁，2012 年 9 月 7 日初诊。

初诊：自述关节酸痛，腰痛，伴有周身乏力，口干，口渴，性功能减退（阳痿早泄）。

辨证分析：风湿之邪致肌肉筋脉关节气血痹阻不通，不通则痛；筋脉关节失于濡养，不荣亦痛；风寒湿邪侵袭关节则关节酸痛、腰痛；经脉闭阻，周身失养则周身乏力；日久化热故见口干、口渴；湿热下注，宗筋弛纵，阴器不用则性功能减退。

中医诊断：痹证（风湿型）。

治法：祛风湿，止痹痛。

处方：独活 20 g，防风 15 g，羌活 15 g，当归 20 g，川芎 15 g，熟地 20 g，白芍 20 g，肉桂 15 g，桑枝 15 g，枸杞 15 g，杜仲 20 g，续断 15 g，桑寄生 20 g，牛膝 15 g，苍术 15 g，黄柏 15 g，砂仁 15 g，全虫 15 g，蜈蚣 2 条。14 剂，日 1 剂，水煎服，分早晚温服。

二诊：2012 年 10 月 15 日，关节痛明显好转，腰痛乏力明显减轻，阳痿早泄好转，舌淡红，苔薄滑，脉沉。9 月 7 日原方加锁阳 20 g，韭菜子

20 g，寸云 20 g，加强温肾补阳之功效，28 剂，水煎服，日 2 次。

三诊：2013 年 1 月 22 日，关节着凉后疼痛，口干眼干，舌淡红，苔薄黄，脉沉。初诊方去独活、防风、桑枝，加入菊花 20 g，女贞子 20 g，旱莲草 20 g，首乌 15 g，继而滋补肝肾、明目，30 剂，水煎服，日 2 次。

四诊：2013 年 2 月 22 日，畏寒，余症均减轻，舌淡红，苔薄滑黄，脉沉，继服巩固。

按语：本案方用独活寄生汤出自《备急千金要方》，其主要的功能为补肝肾，补气血，祛风湿，具有标本兼治的优点。本方为治疗久痹而致气血不足证之常用方，方中用独活、桑寄生祛风除湿、养血合营、活络通痹，为君药；牛膝、杜仲、熟地补益肝肾、强壮筋骨，为臣药；川芎、当归、白芍补血活血，均为佐药，使气血旺盛，有助于祛除风湿；又佐以细辛搜风治风痹，肉桂祛寒止痛，以防风祛周身风寒湿邪。在原方基础上加入黄柏、苍术、砂仁加强燥湿之效，全虫、蜈蚣通络止痛，用于风湿顽痹效果颇佳，各药合用，是为标本兼顾、扶正祛邪之剂。对风、寒、湿三气着于筋骨的痹证，为常用有效的方剂。二诊加用锁阳、韭菜子、寸云加强温肾补阳之功。三诊患者风邪已去，仍有肾虚之象，故用 9 月 7 日方去独活、防风、桑枝，加入菊花、女贞子、旱莲草、首乌，继而滋补肝肾、明目。

案 3

关某，女，53 岁，2013 年 9 月 24 日初诊。

初诊：左上肢酸痛不适、时有麻木感，乏力，头晕，恶心，口干。

辨证分析：本案患者素体气血虚弱，复因劳累汗出，风邪乘虚侵入，使血气闭阻不通导致；气虚，卫虚营弱，加之感受风邪，经脉阻滞，血行不畅，肌肤失养则肢体麻木、乏力；气虚，清窍失养则头晕；气虚致瘀，瘀血阻滞津液运行则口干。

中医诊断：血痹证（气虚血瘀型）。

治法：益气和营，通阳行痹。

处方：黄芪 75 g，桂枝 20 g，白芍 20 g，生姜 20 g，大枣 3 枚，甘草 15 g，王不留行 30 g，桃仁 20 g，红花 15 g，地龙 20 g，赤芍 20 g，当归 20 g。7 剂，日 1 剂，水煎服，分早晚温服。

二诊：1 周后，上肢酸痛感减轻，麻木感不明显，乏力轻度，头晕无，恶心无。继服 7 剂。

三诊：2 周后，上肢酸痛无，麻木感无，时有乏力。继续服药巩固。

按语：血痹出自《灵枢·九针论》，为邪入血分而成的痹证。由气血虚弱，当风睡卧，或因劳汗出，风邪乘虚侵入，使血气闭阻不通导致。《金匮要略·血痹虚劳病脉证并治》："问曰：血痹病从何得之？答曰：夫尊荣人，骨弱肌肤盛，重因疲劳汗出，卧不时动摇，加被微风，遂得之。"《诸病源候论》卷一："血痹者，由体虚邪入于阴经故也。血为阴，邪入于血而痹，故为血痹也。"证见身体不仁、肢节疼痛、脉微涩、尺脉小紧等。本案患者素体气血虚弱，复因劳累汗出，风邪乘虚侵入，使血气闭阻不通导致。方用黄芪桂枝五物汤益气温经，和血通痹，加用王不留行、桃仁、红花、地龙、赤芍、当归补血活血通经，甘草调和诸药。

二十七、汗证医案

汗证是由于人体阴阳失调，营卫不和，腠理不固，而引起汗液外泄失常的病证。根据汗出的表现，一般可分为自汗、盗汗、战汗、黄汗等。其中，不因外界环境因素的影响，而白昼时时汗出，动辄益甚者，称为自汗。寐中汗出，醒来自止者，称为盗汗。盗汗指入睡后出汗、醒来后汗自干的一种症状，是中医的病证名，每当人们入睡或刚一闭眼而将入睡之时，汗液如盗贼一样偷偷外泄。

案1

于某，男，62岁，2014年6月5日初诊。

初诊：易汗，动则汗出，乏力。腰部酸软无力，五心烦热，头部汗出严重，口中黏腻，大便不爽。舌质淡紫，苔黄腻，脉沉细无力。

辨证分析：气虚，气不摄津，津液外泄则易汗出，劳则耗气故动则汗出、乏力；肾阴不足，阴虚火旺故五心烦热；热邪上扰则头部汗出严重；腰为肾之府，肾虚腰脊失养则腰部酸软无力；口中黏腻，大便不爽，苔黄腻为湿热内蕴之象；舌淡紫，脉沉细无力为气阴两虚之象。

中医诊断：汗证（气阴两虚，湿热内蕴）。

治法：益气养阴，清热燥湿。

处方：黄芪30 g，防风15 g，白术20 g，生地20 g，山萸肉20 g，山药20 g，茯苓20 g，泽泻15 g，丹皮15 g，黄连15 g，乌梅30 g，麻黄根20 g，浮小麦30 g，当归15 g，甘草15 g。7剂，日1剂，水煎服，分早晚温服。

二诊：2014年6月14日，患者无出汗症状，明显好转。舌质淡红，苔薄白，脉沉。继上方，巩固治疗。7剂，水煎服，每日2次。

按语：汗是人体五液之一，是由阳气蒸化津液而来。如《素问·阴阳别论》所说："阳加于阴，谓之汗。"心主血，汗为心之液，阳为卫气，阴为营血，阴阳平衡，营卫调和，则津液内敛。反之，若阴阳脏腑气血失调，营卫不和，卫阳不固，腠理开阖不利，则汗液外泄。该患者易汗，动则汗出，乏力，为气虚津液不固，腰酸乏力，五心烦热，乃肾阴不足、阴虚火旺所致，湿阻中焦，湿郁化热，上蒸头面故头汗出，口中黏腻。其病机为气阴两虚，肾阴亏虚，胃肠湿热。故用玉屏风散合六味地黄汤合安胃汤加减。玉屏风散中黄芪甘温，内补脾肺之气，外可固表止汗，白术健脾益气，佐以防风走表而散风邪。六味地黄汤中地黄、山药、山萸肉滋补阴液，茯苓、泽泻、丹皮清热渗湿。安胃汤中黄连可去除中焦湿热，乌梅养阴生津、防苦寒燥湿伤阴，加以浮小麦、麻黄根止汗，血能生气，故加当归补血以求生气，甘草调和诸药。诸药合用，标本兼治。

案 2

李某，男，44 岁，2014 年 2 月 18 日初诊。

初诊：患者因胆切除术中失血过多，逐渐出现盗汗。盗汗 5 个月，无心慌。面色无华，微微恶寒，兼有自汗，口干口苦，手足凉。舌质淡红，苔薄白，脉细涩。

辨证分析：手术失血过多致血虚，血不养心，心神不宁，神气浮越则盗汗；血能生气亦能载气，血虚日久导致气虚，气血不足，故面色无华；津血同源，血虚则口干口苦；营血亏虚，营卫不和，腠理不固故自汗；阴亏日久及阳，故微微恶寒，手足凉；舌质淡红，苔薄白，脉细涩为气血两虚之象。

诊断：盗汗（气血两虚，营卫不和）。

治法：益气养血，调和营卫，疏肝行气。

处方：柴胡 15 g，枳实 10 g，白芍 15 g，炙甘草 15 g，桂枝 15 g，生姜 15 g，大枣 10 g，干姜 10 g，当归 15 g，王不留行 15 g，黄芪 20 g，白术 15 g，防风 10 g，麻黄根 10 g，浮小麦 10 g，乌梅 10 g，五味子 10 g，细辛 5 g。7 剂，日 1 剂，水煎服，分早晚温服。

二诊：2014 年 3 月 7 日，患者口干口苦，手足凉，盗汗减轻。效不更方，上方加制附子 10 g，14 剂水煎服，日 2 次。

三诊：2014 年 4 月 4 日，患者自述汗不出，手足温。继上方巩固治疗，21 剂，水煎服，日 2 次。

按语：盗汗，《黄帝内经》曰"寝汗"，通俗而言，是指人入睡后出汗，睡醒后汗止的情况。《明医指掌·自汗盗汗心汗证》云："盗汗者，睡而出，觉而收，如寇盗然，故以名之。"《医学正传·汗证》："盗汗者，寝中而通身如浴，觉来方知，属阴虚，营血之所主也。大抵自汗宜补阳调卫，盗汗宜补阴降火。"但盗汗又非全是阴虚，如张景岳《景岳全书·汗证》曾说："不得谓盗汗必属阴虚也""盗汗亦多阳虚也"。本案方用四逆散、桂枝汤、玉屏风散加减。四逆散出自《伤寒论》，本证多为外邪传经入里，气机为之郁遏，不得疏泄，阳气内郁所致。柴胡疏肝解郁，透邪外出；白芍敛阴养血柔肝，枳实理气解郁，泄热破结，与白芍相配，又能理气和血，使气血调和；甘草调和诸药，益脾和中。桂枝汤中以桂枝、白芍相须，生姜、大枣之相得，借甘草之调和阳表阴里，气卫血营，并行而不悖，是刚柔相济以为和也；因胆囊切除术失血过多，面色无华，气血两虚，故以当归、黄芪益气养血；盗汗5个月，阳随汗泄，微微恶寒，阳虚已现，故加干姜温阳散寒。玉屏风散出自《究原方》，方中黄芪内补脾肺之气，外可固表止汗；白术健脾益气，助黄芪以加强益气固表之功，防风走表散邪；麻黄根、浮小麦、乌梅加强敛汗防止伤阴；又因盗汗时间较长，考虑肺肾两虚，故加五味子敛肺止汗，滋其肾阴。二诊患者手足凉，盗汗日久损伤阳气，故加附子扶阳。

案3

曹某，男，22岁，2012年7月16日初诊。

初诊：自述阴囊潮汗，食冷或辛辣则腹泻，舌淡红，苔黄，脉沉。彩超示双侧附睾头小囊肿。

辨证分析：该患脾气虚弱，清阳之气不能生发，运化失常，故食冷或辛辣则腹泻；脾虚生湿，日久化热，湿热下注，则阴囊潮汗；舌淡红、苔黄为湿热之象，脉沉为脾气虚之证。

中医诊断：阴汗（脾气虚，湿热下注）。

治法：益肾健脾，清热利湿。

处方：党参20 g，生姜20 g，干姜20 g，白术20 g，甘草15 g，附子15 g，黄柏20 g，苍术15 g，薏苡仁15 g，牛膝15 g，蛇床子20 g，地肤子15 g。7剂，日1剂，水煎服，分早晚温服。

二诊：2012年7月24日，阴囊潮汗，腹泻好转，舌淡红，苔黄，脉沉。

处方：车前子20 g，黄柏15 g，桂枝15 g，茯苓15 g，萹蓄20 g，瞿麦20 g，滑石15 g，通草15 g，灯心草15 g，竹叶15 g，舌草20 g，地肤子

15 g，蛇床子 20 g，干姜 15 g，苍术 15 g。14 剂，日 1 剂，水煎服，分早晚温服。

三诊：2012 年 8 月 7 日，口干，无腹泻，服药后胃脘不适，阴囊潮汗减轻，舌红，苔黄，脉沉，上方基础上加入焦三仙各 20 g，鸡内金 20 g，石苇 15 g，14 剂继服。

四诊：2012 年 8 月 28 日，腹泻，肠鸣，阴囊潮汗明显减轻，舌淡红，苔黄，脉沉。

处方：栀子 20 g，黄芩 15 g，柴胡 15 g，通草 15 g，泽泻 15 g，当归 15 g，党参 20 g，甘草 15 g，地肤子 20 g，炮姜 15 g，诃子 15 g，白术 20 g，茯苓 15 g，枳壳 15 g，厚朴 20 g，吴茱萸 20 g，陈皮 15 g，焦三仙各 20 g，黄连 15 g。7 剂，日 1 剂，水煎服，分早晚温服。

五诊：2013 年 1 月 1 日，肠鸣，腹泻均好，无阴囊潮汗，阴囊有如筋聚，舌红，苔黄，脉沉。彩超示双侧附睾回声欠均，上方去吴茱萸、黄连、枳壳加香附 15 g，小茴香 15 g，橘核 20 g，川楝子 15 g，7 剂继服。

六诊：2013 年 2 月 15 日，阴囊肿痛减轻，舌淡红，苔黄，脉沉，上方去诃子加桃仁 15 g，红花 15 g，蛇床子 20 g，延胡索 15 g，21 剂巩固。

按语：附子理中丸出自《太平惠民和剂局方》，在理中丸的基础上加入大辛大热之附子，功用为温阳祛寒，益气健脾，用于脾胃虚寒证。方中附子、干姜大辛大热，温中散寒共为君药；党参甘温入脾，补气健脾为臣药；白术健脾燥湿为佐药；甘草缓急止痛，调和诸药为使药，全方和用，可使寒气去，阳气复，中气得补，共奏温中健脾之功。四妙丸出自《成方便读》，由黄柏、苍术、牛膝、薏仁四味中药所组成，主治湿热痿证。方中黄柏苦寒，可清热燥湿，其性沉降，苍术辛苦而温，其性燥烈，二药配伍，专于清泄下焦湿热；牛膝能补肝肾，强筋骨，引药下行；薏苡仁能渗湿，且舒筋缓急；在原方基础上加蛇床子燥湿止痒、地肤子清热利湿，诸药合用，使全方标本兼治，速达药效。二诊：患者下焦湿热之邪仍存，故方以清热利湿代表方剂八正散加减。三诊：患者服药后胃脘不适，故加入焦三仙、鸡内金健脾消食和胃，加石韦增强清热利湿之功。四诊：患者湿热仍在，病久气机阻滞，郁久化热，故应用以清热利湿、益气健脾消食、疏肝理气为主之中药。五诊：患者阴寒凝聚而成筋聚，去吴茱萸、黄连、枳壳，加香附、小茴香、橘核、川楝子行气散结，散寒止痛。六诊：患者阴囊仍有疼痛，阴寒仍在，加蛇床子以温肾阳；病久成瘀，故加桃仁、红花、延胡索以活血化瘀，加强消肿止痛之效。

案 4

刘某，男，32 岁，2013 年 9 月 16 日初诊。

初诊：易汗，饭后汗多，尤其吃火锅后，汗出如雨，盗汗，汗后乏力，睡眠不佳，多梦，大便不成形，手足心热。舌质淡红，舌体大，苔薄白，脉濡缓。

辨证分析：《杂病源流犀烛·诸汗源流》曰："胃热者，多于食后汗下如雨。"该患者胃有积热，故饭后汗出，且吃火锅后胃热更盛，故汗出如雨；热久伤阴，阴虚火旺，故盗汗、手足心热；津汗同源，气能生津，气能摄津，津能载气，汗出日久，气随汗耗，故汗后乏力，气不摄津，故易汗；津血同源，夺汗者无血，汗为心之液，汗出过多，心血易虚，故睡眠不佳、多梦；舌体大，脉濡缓，表脾虚，脾虚湿盛，下注大肠，且胃与大肠相表里，胃热则大肠易热，湿热壅滞故大便不成形。

中医诊断：汗证（气阴两虚，胃肠积热）。

治法：益气养阴，清胃泄热。

处方：黄芪 20 g，生地 10 g，熟地 10 g，黄连 10 g，黄芩 10 g，黄柏 10 g，当归 10 g，龙骨 30 g，牡蛎 30 g，麦冬 10 g，五味子 10 g，乌梅 20 g，桂枝 10 g，白芍 10 g，甘草 10 g，浮小麦 30 g，麻黄根 20 g，枣仁 10 g。7 剂（颗粒），日 1 剂，水冲服，分早晚温服。

二诊：2013 年 9 月 23 日，药后腹泻，舌质淡红，苔薄，脉沉。加干姜 10 g，附子 5 g，肉豆蔻 10 g，3 剂，水冲服，日 2 次。

三诊：2013 年 9 月 26 日，饭后汗出已明显减轻，已无腹泻，睡眠正常，舌质淡红，苔薄，脉沉。9 月 16 日方去枣仁，14 剂，水冲服，日 2 次，巩固疗效。

按语：本案患者为气阴两虚、胃肠积热而致。方用当归六黄汤加桂枝龙骨牡蛎汤加安胃汤化裁治疗。当归六黄汤出自《兰室秘藏》，功用为滋阴泻火，固表止汗，专为治阴虚火旺之盗汗证而设。在本案方中黄芪益气止汗，补气健脾；当归、生地、熟地滋阴清热养血；黄连、黄芩清胃肠湿热，黄柏泻火以坚阴。桂枝龙骨牡蛎汤源自《金匮要略》，用于治疗阴阳不和之虚劳失精，该案方中龙骨、牡蛎育阴固涩，收敛止汗，"卫气者……司开阖者也"，营卫失和，腠理开阖失司，则汗出过多，桂枝温经通阳，与白芍一散一敛，调于营卫，和于腠理，令玄府开阖有度，虚汗易敛。安胃汤源自李东垣的《脾胃论》，治疗因饮食汗出，日久心中虚，风邪令人半身不遂，见偏风痿痹之证。方中黄连清中焦湿热，五味子、乌梅收敛固涩止汗亦可益气生津，涩肠止泻，甘草清热生津；加麻黄根敛肺固表止汗，浮小麦甘凉，归心经，养心敛液，固表止汗；加枣仁养心安神，敛汗生津。二诊：药后腹泻，方中黄连、黄柏、黄芩苦寒伤脾，易致脾寒，故加干姜、附子、肉豆蔻，温补脾阳，防寒凉之药碍脾。

案 5

公某，男，44 岁，2014 年 1 月 17 日初诊。

初诊：盗汗，汗出则冷，嗜睡，头晕，大便正常，乏力。患有乙肝（小三阳），舌质淡红，苔薄，脉沉。

辨证分析：朱丹溪《丹溪心法·自汗》认为"盗汗属血虚、气虚。"《景岳全书·汗证》："自汗亦有阴虚，盗汗亦多阳虚也。所以自汗盗汗亦各有阴阳之证，不得谓自汗必属阳虚，盗汗必属阴虚也。"《伤寒明理论·盗汗篇》曰："盗汗者，谓睡而汗出者也……杂病盗汗者，责其阴虚也；伤寒盗汗者，非若杂病之虚，邪气在半表半里使然也。"邪居半表半里，少阳枢机不利，邪出于表，加之气虚，气不敛津则见汗出；夜间邪入里而阴气出于外，加之阴虚生热，迫津外出则见盗汗；气机阻滞，清阳不升，则嗜睡、头晕；气行则血行，气滞则血停，气机阻滞，血行不畅，周身失养则乏力。

中医诊断：盗汗（少阳枢机不利）。

治法：和解少阳，调畅气机，固表止汗，活血化瘀。

处方：柴胡 10 g，黄芩 15 g，半夏 15 g，白芍 15 g，枳壳 10 g，甘草 10 g，桃仁 15 g，红花 15 g，丹参 15 g，葛根 15 g，当归 15 g，茯苓 15 g，白术 15 g，浮小麦 30 g，麻黄根 20 g，生地 15 g，黄芪 30 g，防风 15 g，白术 15 g。14 剂（颗粒），日 1 剂，水冲服，日 2 次。

二诊：盗汗痊愈，睡眠可，无嗜睡，乏力减轻。上方继用 7 剂巩固疗效。

按语：该患者之盗汗为邪在少阳，方中柴胡苦平，入肝胆经，透泄少阳之邪，并能疏泄气机之郁滞，使少阳之邪得以疏散，黄芩苦寒，清泄少阳之热，一散一清共奏和解少阳、清郁热之功；半夏、枳壳、白芍调畅气机，配桃仁、红花、丹参活血化瘀，血行气运；肝胆郁热乘脾，清阳之气不能上荣于头，则嗜睡、头晕，且汗出伤津，故加葛根升清阳，生津液，当归与白芍相伍柔肝养血，茯苓健脾益气，再用玉屏风散（黄芪、白术、防风），一则益气，二则止汗，生地清热生津，浮小麦、麻黄根固表止汗。全方以柴胡类方为主，配以活血化瘀、益气固表之剂，共奏调畅气机、解郁活血、固表止汗之功。

案 6

王某，男，65 岁，2013 年 5 月 27 日初诊。

初诊：患者易汗，晨起汗出，动则更甚，舌质暗红，苔薄，脉沉。

辨证分析：《明医指掌·自汗盗汗心汗证》曰："夫自汗者，朝夕汗自出也。盗汗者，睡而出，觉而故，如寇盗然，故以名之。"陈无择《三因极一病证方论·自汗论治》曰："无问昏睡，浸浸自汗出者，名曰自汗……"朱丹溪认为自汗属于气虚、血虚、湿、阳虚、痰。临床上常见的自汗证型有肺卫不固、心血不足、阴虚火旺、邪热郁蒸等。气虚，气不敛汗则易汗出；动则耗气，气不摄津则汗出益甚。张仲景指出："阴弱者汗自出。"患者汗出日久，阴津亏虚，虚热内生，营阴不能内守，以致汗出；晨起阳出于阴，阴虚不能敛阳，阳携阴液外出，故晨起易汗出；动则更甚，苔薄、脉沉为气虚之象；舌质暗红为阴虚之象。

中医诊断：自汗（气阴两虚证）。

治法：滋阴泻火，益气固表止汗。

处方：黄芪 20 g，白术 15 g，防风 15 g，黄连 15 g，黄柏 15 g，生地 15 g，熟地 15 g，黄芩 15 g，乌梅 30 g，麻黄根 20 g，浮小麦 30 g。7 剂（颗粒），日 1 剂，水冲服，分早晚温服。

二诊：2013 年 6 月 3 日，患者诉服到第 5 剂时，上述症状已明显减轻，现已消失。

按语：《灵枢·本藏》云："卫气不固，开合失司，营阴不得内守，外泄而为自汗，治宜补益正气，固表止汗。"玉屏风散益气固表止汗，主治表虚自汗，方中黄芪益卫固表止汗，白术健脾益气止汗，防风祛风解表，与黄芪、白术合用相反相成，祛邪不伤正，固表而不留邪。当归六黄汤出自李东垣的《兰亭秘藏》，主要有滋阴泻火、固表止汗的作用。该案患者虽阴虚症状不明显，但汗出日久已伤阴，方中黄芩、黄连、黄柏分别泻上、中、下三焦之火，泻火坚阴；汗血同源，生地、熟地滋阴养血；原方中黄芪倍量，因其性味甘温易生热伤津故减量，同样用其补气、益气固表；因当归甘、辛、温，补血活血，易生燥伤津，故去之；乌梅酸、涩，敛汗生津，加麻黄根、浮小麦加强其固表止汗之功。全方辨证准确，配伍严谨，故疗效显著，服药

7剂即已痊愈。

二十八、腰痛医案

腰痛是指因外感、内伤或挫闪导致腰部气血运行不畅，或失于濡养，引起腰脊或脊旁部位疼痛为主要症状的一种病证。其发病常以肾虚为本，感受外邪、跌仆挫闪为标。治疗时实证重在祛邪通脉活络，虚证重在扶正，补肝肾、强腰膝等。

案

孙某，女，60岁，2014年10月28日初诊。

初诊：患者腰部酸痛，小腹坠胀，无尿频、尿急、尿痛，出汗，动则甚，纳可，大便正常。既往"糖尿病"病史4年（自行注射胰岛素，剂量不详）。高血压病史10年。冠心病病史10年。舌质淡紫，边有齿痕，苔薄白，脉沉细涩。PRO（＋）；B超显示双肾弥漫性改变，膀胱壁毛糙。

辨证论治：该患者久病及肾，腰为肾之府，肾虚腰脊失养则腰酸痛；肾虚，膀胱气化失约则小腹坠胀；肾阴不足，阴虚生热破津外出则汗出；劳则耗气，气不敛津故动则甚；脉沉细为肾虚之象；舌质淡紫，脉涩为血瘀之证。

中医诊断：腰痛（肾虚血瘀）。

西医诊断：CKD2期；糖尿病；高血压；泌尿系感染。

治法：滋阴补肾，活血化瘀。

处方：生黄芪20 g，熟地30 g，山茱萸20 g，山药20 g，茯苓20 g，泽泻20 g，丹参20 g，枸杞20 g，麦冬20 g，桃仁20 g，赤芍15 g，红花15 g，三棱15 g，白术20 g，鸡内金20 g，石韦20 g。7剂，日1剂，水煎服，分早晚温服。黄葵胶囊5粒，日3次口服。

二诊：2014年11月4日，患者述腰痛稍有好转，尿不尽，小腹坠胀好转，易汗，鼻干。舌质红，边有齿痕，苔薄，脉沉。尿常规（－）。继10月28日方，熟地改为生地，加桑叶10 g，麦冬10 g，菊花10 g，7剂。

三诊：2014年11月11日，血压205/110 mmHg。患者口干，易汗。腰仍痛。舌质红，苔薄，脉沉。PRO（＋＋）。10月28日方加双花15 g，连翘15 g，菊花10 g，7剂，水煎服。口服苯磺酸氨氯地平片、琥珀酸美托洛尔缓释片。

四诊：2014年11月18日，PRO（＋），口干，易汗缓解。腰痛减轻。

继服 11 月 11 日方，7 剂。

五诊：2014 年 12 月 2 日，PRO（＋），患者腰痛症状明显好转。10 月 28 日方加青风藤 20 g，雷公藤 20 g，当归 20 g，7 剂。

六诊：2014 年 12 月 9 日，PRO（＋），无明显不良症状。继服 12 月 2 日方 14 剂，巩固疗效。

按语：腰为肾之府，乃肾之精气所溉之域，与膀胱相表里，足太阳膀胱经循行于此，且任、督、冲、带等诸经脉络脉亦布其间，故无论内伤、外感或外伤等，伤及于肾或痹阻肾之经络，均可发生腰痛。如《杂病源流犀烛·腰脐病源流》指出："腰痛，精气虚而邪客病也。"本案方用六味地黄汤合桃红四物汤加减。方用六味地黄汤滋补肾阴；桃红四物汤以祛瘀为核心，辅以养血、行气。方中用强劲的破血之品桃仁、红花，以甘温之熟地、当归滋阴补肝、养血调经；赤芍养血和营，以增补血之力；川芎活血行气、调畅气血，使瘀血祛、新血生；加丹参、三棱行气活血止痛；配合滋补肾阴通利小便之药，标本兼治。二诊患者感受风热燥邪，故加桑叶、菊花等药祛风润肺。三诊加入清热解毒类药物以清热邪。五诊患者仍有蛋白尿，故加雷公藤、青风藤、当归，祛风活络加强疗效。

二十九、紫癜医案

紫癜性肾炎属于中医"发斑""紫斑""肌衄"等范畴。其病机多为血热内蕴，复因外感、饮食等触动，风热相搏，灼伤血络，以致迫血妄行，外溢肌肤，内迫肠胃，甚则及肾，见皮肤紫癜，腹痛频作，甚则便血、尿血等。

案 1

王某，男，30 岁，2014 年 7 月 28 日初诊。

初诊：罹患紫癜性肾炎 2 月余，皮肤紫斑，周身乏力，双下肢稍有水肿，下午肿甚，手足心热，口干，尿频，尿急，尿等待，大便正常。舌质深红，少苔，脉沉细数。既往有乙肝病史。尿常规：WBC 41.20/μL，RBC 100.60/μL，BLD（＋＋＋），PRO（＋＋＋）。泌尿系彩超示左肾结石，前列腺稍大。尿红细胞形态：正常 40%，褶皱 5%。

辨证分析：紫癜常为热入营血、迫血妄行或阴虚阳亢、虚火内扰，或阳气亏虚、摄血无力所致。其治疗则辨证施治，因于热毒者，治当清营，凉血止血。

中医诊断：紫癜（阴虚血热）。

西医诊断：紫癜性肾炎；肾结石。

治法：滋阴清热，凉血止血。

处方：生地 30 g，玄参 20 g，麦冬 20 g，白芍 20 g，牡丹皮 15 g，水牛角 30 g，紫草 30 g，茜草 30 g，藕节 30 g，生地榆 30 g，侧柏叶 30 g，贯众炭 20 g，白头翁 20 g，双花 20 g，连翘 20 g，白茅根 30 g，甘草 15 g，金钱草 50 g，鸡内金 20 g。7 剂，日 1 剂，水煎服，分早晚温服。喜炎平250 mg，每日 1 次，静脉滴注。异甘草酸镁注射液 0.1 g，每日 1 次，静脉滴注。血尿安胶囊 4 粒，每日 3 次，口服。正清风痛宁片 3 片，每日 3 次，口服。肾肝宁胶囊 3 粒，每日 3 次，口服。

二诊：2014 年 9 月 22 日，患者胃部不适，乏力症状明显，舌淡，苔薄，脉沉。尿常规：WBC 37.6/μL，RBC 142.1/μL，BLD（+++），PRO（++），WBC 3～5 个/HP，RBC：满视野。生化：TC 7.83 mmol/L，GGT 66 U/L，GLO 21.4 g/L。

处方：7 月 28 日方去金钱草、鸡内金，加山药 20 g，黄芪 30 g，党参20 g，苏叶 20 g，28 剂，水煎服，日 2 次。继续口服中成药（7 月 28 日），加：①恩替卡韦分散片 0.5 mg，日 1 次，口服；②苯磺酸氨氯地平片 5 mg，日 1 次，口服；③双嘧达莫 1 片，日 2 次，口服；④甲泼尼龙片 10 片，日 1次，口服；⑤0.9% 氯化钠注射液 100 mL，环磷酰胺 0.6 g，静脉注射。

三诊：2014 年 11 月 1 日，患者乏力症状改善，但腰部不适。舌质淡红，苔薄，脉沉细。尿常规：PRO（+），BLD（+++），RBC 65.3/μL，继 9 月 22 日方案，中药汤剂继服 28 剂。

四诊：前后调整方剂，服用中药、西药 5 个月左右，2016 年 3 月 16 日来就诊，尿常规：BLD（+），RBC 0～1 个/HP。生化检查：LDL-C 3.79 mmol/L，ALT 58 IU/L，GGT 89 U/L，BUN 4.01 mmol/L，Cr 77.1 μmol/L。

按语：紫癜常为热入营血，迫血妄行，或阴虚阳亢，虚火内扰，或阳气亏虚，摄血无力所致。其治疗辨证施治，因于热毒者，治当清营，凉血止血。上方根据《重楼玉钥》治疗白喉的养阴清肺汤化裁而来，治疗阴虚蕴热型紫癜。方中玄参、麦冬、生地滋补阴液、凉血；水牛角、牡丹皮、藕节等清热凉血散瘀；既往有结石病史，加金钱草溶石、排石；双花、连翘清热解毒；白茅根、鸡内金加强通淋作用。二诊患者脾气虚弱，胃部不适，乏力明显，加黄芪、党参、山药补益脾胃。此患者属难治性紫癜性肾炎，需要环磷酰胺冲击及足量激素加中药配合治疗。

案2

孙某，女，11岁，2013年10月16日初诊。

初诊：患者1个月前，无明显诱因出现双下肢出血点，双下肢水肿，于当地医院口服泼尼松、雷公藤总苷片，皮肤出血点消失，10天前无明显诱因又出现皮下出血点，双下肢水肿，遂到我院就诊，现皮肤出血点如米粒大小，尿色深赤，双下肢水肿，偶有腰酸痛，咽干咽痛，面部潮红，食纳可。舌红，苔黄腻，脉沉。尿常规：PRO（±），BLD（±），RBC 1～3个/HP。

辨证分析：过敏性紫癜性肾炎发病之初，多有外感病史，其病机多为患者素有血热内蕴，复因外感、饮食、药物或毒物等邪引诱，风热相搏，灼伤血络，迫血妄行，外溢肌肤、内迫肠胃、累及于肾，故有皮肤紫癜、便血、尿血等；久则耗伤肾阴，致阴虚火旺，火热灼伤肾与膀胱血络，而见紫斑、尿色深赤；肾虚，腰脊失养则腰酸痛；阴虚火旺，火热上炎则咽干咽痛、面部潮红；舌红，苔黄主阴虚血热之象。

中医诊断：紫斑（阴虚血热证）。

西医诊断：过敏性紫癜性肾炎。

治法：养阴清热，凉血止血。

处方：生地20 g，玄参20 g，麦冬20 g，白芍20 g，丹皮15 g，双花20 g，连翘20 g，白茅根30 g，海螵蛸30 g，茜草30 g，生龙骨30 g，生牡蛎30 g，地榆30 g，侧柏叶30 g，藕节30 g，水牛角30 g，紫草30 g，贯众20 g。14剂，日1剂，水煎服，分早晚温服。

二诊：2013年10月30日，患者自述初诊症状明显减轻，3天前出现口腔溃疡，BLD（±），PRO（－）。上方加黄连10 g继用14剂治疗。

三诊：2013年11月13日患者自述上述症状已不明显，舌质红，苔薄，脉数，BLD（±），RBC 2～4个/HP，细菌625.3/μL。10月30日方加白头翁20 g，蒲公英20 g，紫花地丁20 g，改贯众为贯众炭20 g，继用28剂治疗。

四诊：2013年12月11日，患者自述上述症状均已不明显，舌质红，苔白腻，脉沉。11月13日方继用28剂巩固治疗。

按语：本案用方养阴清肺汤始于《重楼玉钥》，该方重用生地甘寒入肾，养阴清热；玄参养阴生津，泻火解毒利咽，麦冬养阴清肺；丹皮清热凉血，白芍益阴养血；水牛角之苦寒清热凉血、止血；因风热毒邪的侵袭，故加双花、连翘、白茅根清热解毒；因风热迫血妄行，溢出脉外，故加茜草、藕节、生地榆、贯众、侧柏叶、紫草清热凉血、止血；海螵蛸、生龙骨、生牡蛎收敛固涩止血。二诊患者出现口腔溃疡，考虑为邪热从营血透热转气，入于气分，气分热盛，遂加黄连清气分之热。三诊患者仍有潜血，考虑为余热未清，遂加清热解毒止血之药白头翁、蒲公英、紫花地丁，改贯众为贯众炭。

案 3

潘某，男，49 岁，2013 年 9 月 9 日初诊。

初诊：患者 2 个月前双下肢出现青紫斑点，在 211 医院住院治疗，诊断为过敏性紫癜性肾炎，现双下肢仍有少许斑疹，腰酸痛，神疲倦怠乏力，劳累后加重，平素易感冒，尿频，夜尿多，舌淡红，苔薄，脉沉细。PRO（＋＋），BLD（＋＋＋），RBC 192/μL，RBC 34.6 个/HP。

辨证分析：《黄帝内经》谓"正气存内，邪不可干。邪之所凑，其气必虚。"该患者平素易感冒，此为典型气虚症状，脾气虚弱，失其统血功能，溢出于脉道之外，双下肢乃脾肾两经循行之处，故双下肢出现青紫斑点；气虚，正气不足则神疲倦怠乏力，劳则耗气故劳累后加重；肾虚，腰脊失养则腰酸痛；膀胱气化失约，则尿频、夜尿多；舌淡红，苔薄，脉沉细为气虚之象。

中医诊断：紫斑（脾肾亏虚，气不摄血证）。

西医诊断：紫癜性肾炎。

治法：健脾益肾，凉血止血。

处方：黄芪 20 g，太子参 10 g，丹参 10 g，白术 10 g，茯苓 10 g，生地 20 g，山萸 6 g，山药 10 g，泽泻 10 g，丹皮 6 g，贯众炭 20 g，血余炭 20 g，甘草 3 g。14 剂（颗粒），日 1 剂，水冲服，分早晚温服。

二诊：2013 年 9 月 24 日，患者自述初诊症状明显减轻，仍有尿频，夜尿 3 次/晚，舌质淡红，苔薄，脉沉细。BLD（＋＋＋），PRO（＋），RBC 3~5 个/HP，RBC 35.4/μL。上方继用 14 剂治疗。

三诊：2013 年 10 月 9 日，患者自述仍有少许尿频，口苦，舌质淡红，苔薄，脉沉。BLD（＋＋＋），PRO（＋），RBC 0~2 个/HP，RBC 26.7/μL。上方加青风藤 20 g，继用 14 剂治疗。

四诊：2013 年 10 月 23 日，患者自述仍有少许尿频症状，舌质红，苔薄，脉沉。BLD（＋＋＋），PRO（＋），RBC 5~7 个/HP，RBC

108.4/μL。

处方：生地 10 g，玄参 10 g，麦冬 10 g，白芍 10 g，丹皮 10 g，双花 10 g，连翘 10 g，白茅根 15 g，茜草 10 g，藕节 20 g，生地榆 20 g，侧柏叶 20 g，贯众炭 15 g，白头翁 10 g，仙鹤草 20 g，血余炭 10 g，公英 30 g，地丁 20 g。14 剂（颗粒），日 1 剂，水冲服，分早晚温服。

五诊：2013 年 11 月 6 日，患者自述上述症状不明显，出现视物模糊症状，舌质红，苔薄，脉沉细。BLD（＋＋），RBC 8～10 个/HP，RBC 53.1/μL。上方加茺蔚子 10 g，菊花 6 g，继用 21 剂治疗。

六诊：2013 年 12 月 19 日，患者自述上述症状均不明显，舌质淡红，苔薄，脉沉。尿常规（－）。予上方去茺蔚子、菊花，继用 21 剂，巩固治疗。

按语：《理虚元鉴》指出："治虚有三本，肺、脾、肾是也。肺为五脏之天，脾为百骸之母，肾为性命之根，治肺、治脾、治肾，治虚之道毕矣"。患者以紫斑为主症，辨证为脾肾亏虚，气不摄血，当以补气健脾、补肾益元为首务，故用黄芪、太子参、白术益气健脾；六味地黄汤大补肾阴，辅以玄参、麦冬以加强滋肾之效；茜草、藕节、生地榆、贯众炭、血余炭、丹参凉血止血，甘草调和诸药。肾与脾一为先天，一为后天，为人体生命之根基。上述治则以扶正为主。诸药相配，补脾益肾，佐以凉血止血药，使得诸症得解。现代药理研究证明青风藤碱具有免疫抑制作用，故加青风藤以降低尿蛋白。四诊：考虑患者气血虚弱症状减轻，紫癜日久则耗伤肾阴，致阴虚火旺，现阴虚血热之候突显，遂改养阴清肺汤加减。养阴清肺汤始于《重楼玉钥》，该方重用生地黄甘寒入肾，养阴清热；玄参养阴生津，泻火解毒利咽，麦冬养阴清肺；牡丹皮清热凉血，白芍益阴养血；双花、连翘、白茅根、公英、地丁清热解毒；加茜草、藕节、生地榆、贯众炭、侧柏叶、白头翁、仙鹤草、血余炭清热凉血、止血。五诊考虑紫癜日久，伤及肝血，使双目失去濡养，故上方加茺蔚子、菊花。

案 4

翟某，女，22 岁，2015 年 2 月 11 日初诊。

初诊：患者双下肢散在出血点 2 天，感冒 1 周，咽痛，咳嗽，咳少量痰，手心热，无腹痛，关节痛，大小便均正常，无黑便，食纳可，无口干口苦。患者 2010 年有过敏性紫癜史，海鲜过敏史。舌红，苔薄，脉沉。

辨证分析：素体阴虚，阴虚血分伏热，复感风热，风热与血热相搏，壅盛成毒，致使脉络受损，血溢脉外；风热袭肺，肺失宣降则咽痛、咳嗽、咳少量痰；阴虚火旺则手心热；关节痛、舌红为阴虚血热之象。

中医诊断：紫斑（阴虚血热）。

西医诊断：过敏性紫癜。

治法：滋阴清热，凉血止血。

处方：生地20 g，玄参10 g，麦冬10 g，白芍10 g，丹皮10 g，双花10 g，连翘10 g，茅根10 g，茜草20 g，藕节20 g，生地榆20 g，侧柏叶10 g，水牛角30 g，紫草20 g，桔梗10 g，甘草3 g，大力子10 g，小蓟20 g，木蝴蝶10 g。21剂（颗粒），日1剂，水冲服，分早晚温服。

二诊：2015年3月9日，患者自述初诊症状均减轻，因前几日着凉出现尿频症状，尿常规：WBC 135.5/μL，RBC 38.5/μL，细菌（+）。原方继用21剂治疗。加热淋清颗粒2袋，日3次，口服；诺氟沙星胶囊0.2 g，日2次，口服。

三诊：2015年3月30日，患者自述初诊症状均不明显，仍有尿频症状，舌质红，苔薄，脉沉。尿常规：WBC 28.4/μL，RBC 40.6/μL，细菌（+），细菌658.1/μL。原方去大力子、木蝴蝶，加萹蓄15 g，瞿麦10 g，竹叶10 g，大青叶30 g，继用21剂治疗。热淋清颗粒继服。

四诊：2015年4月20日，患者自述上述症状均不明显，舌质淡红，苔薄，脉沉。2月11日方去大力子、木蝴蝶，继用14剂，巩固治疗。

按语：本案方用《重楼玉钥》之养阴清肺汤，该方重用生地甘寒入肾，养阴清热；玄参养阴生津，泻火解毒利咽，麦冬养阴清肺；丹皮清热凉血，白芍益阴养血；水牛角之苦寒清热凉血、止血；因风热毒邪的侵袭，故加双花、连翘、白茅根清热解毒；因风热迫血妄行，溢出脉外，故加小蓟、茜草、藕节、生地榆、侧柏叶、紫草清热凉血、止血。患者咽痛、咳嗽，加桔梗、大力子、木蝴蝶清肺利咽；甘草调和诸药。二诊考虑外邪侵袭，湿热下注，故加口服热淋清颗粒、诺氟沙星胶囊。三诊患者表证消失，下焦湿热症状未解，遂减去大力子、木蝴蝶之清肺利咽药，加萹蓄、瞿麦、竹叶、大青叶利尿通淋、清热解毒。

案5

鞠某，女，50岁，2014年5月14日初诊。

初诊：双下肢出现青紫斑点，咽痛，神疲倦怠乏力，劳累后加重，时有心悸气短，平素易感冒，舌淡红，苔薄白，脉虚细。PRO（−），BLD（++）。

辨证分析：肺气阴不足故易感冒；久之耗气伤阴，虚热内生，虚火灼伤肌肤脉络，故双下肢出现青紫斑点；脾气虚，正气不足则神疲倦怠乏力；劳则耗气则劳累后加重；虚热上炎，上灼咽喉则咽痛；气阴两虚，心失所养加之虚热内扰故心悸气短；舌淡红，苔薄白，脉虚细为气阴两虚之象。

中医诊断：紫斑（气阴两虚，血热妄行，热客肾络）。

治法：益气养阴，凉血止血。

处方：生地 20 g，玄参 10 g，麦冬 10 g，白芍 10 g，水牛角 20 g，紫草 20 g，茜草 20 g，双花 10 g，连翘 10 g，藕节 20 g，生地榆 20 g，槐花 10 g，侧柏叶 20 g，桂枝 10 g，黄芪 20 g，蝉蜕 15 g，甘草 10 g。14 剂（颗粒），日 1 剂，水冲服，分早晚温服。

二诊：2014 年 5 月 30 日，双下肢青紫斑点未出，神疲倦怠乏力减轻，咽痛减轻，伴食欲不佳，舌质红，苔薄黄，脉沉。BLD（＋），RBC 0～1 个/HP。上方加薏米 10 g，健脾益胃，14 剂，水冲服。

三诊：2014 年 6 月 24 日，双下肢青紫斑点消失，舌红，苔薄黄，脉沉。尿检：（－）。故上方去蝉蜕，继服 14 剂巩固。

按语：《黄帝内经》谓"正气存内，邪不可干，邪之所凑，其气必虚。"本案患者肺阴不足致肾精亏虚，髓海不足，生血乏源，肾阴亏虚，虚火内动，扰动阴血，血溢脉外加之脾气虚弱，失其统血功能而使血液不循常道，溢于脉道之外发为本病。故从肺、肾、脾论治。治疗采用养阴止血方合黄芪建中汤加减。养阴止血方为养阴清肺汤化裁而来，此方始于《重楼玉钥》，共八味药，即生地、麦冬、生甘草、玄参、贝母、丹皮、薄荷、炒白芍。治疗由素体阴虚蕴热，复感燥气疫毒时邪所致白喉，治宜养阴清肺兼散疫毒，"经治之法，不外肺肾，兼辛凉而散为主"。该案中用生地之甘寒入肾，养阴清热；玄参之甘寒入肺肾，养阴生津，泻火解毒；麦冬养阴清肺；白芍益阴养血；因风热毒邪的侵袭，故加水牛角、双花、连翘、紫草；用水牛角之苦寒清热凉血、止血；双花、连翘清热解毒；紫草清热凉血、解毒；蝉蜕之甘寒入肺散风热；因风热迫血妄行，溢出脉外，故加槐花、藕节、生地榆、侧柏叶清热凉血、止血，茜草凉血止血。因该案治疗过程中多寒凉药，故用黄芪补气健脾；桂枝调和阴阳；白芍养血敛阴，与桂枝合用调和营卫；甘草调和诸药。在二诊中，患者肺脾气虚证仍在，根据《黄帝内经》中"虚则补其母，实则泻其子"，故加薏米健脾益胃；从而达到培土生金、金水相生之效。三诊诸症悉平，去蝉衣，继续再服 14 剂，巩固疗效。本案患者肺脾气血虚弱，因脾为肺之母，肺为肾之母，肾为先天之本，脾为后天之本，三者相互滋生，互为因果。三脏为母子生克关系，故治疗本病多从肺、脾、肾治之。在治疗过程中要注意扶正祛邪，标本兼顾，方能收到奇效。

案6

宋某，男，23岁，2012年7月10日初诊。

初诊：患者13个月前无明显诱因出现双下肢出血点，伴有排尿改变8个月，口干，咽部不适，扁桃体Ⅰ度肿大。舌淡，苔黄，脉细。尿常规：BLD（+++），PRO（++），RBC 8~10个/HP，RBC 138.7/μL。

辨证分析：本案患者肺阴不足致肾精亏虚，髓海不足，生血乏源，肾阴亏虚，虚火内动，扰动阴血，血溢脉外则尿色深；脾气虚弱失其统血功能而使血液不循常道，溢于脉道之外而见双下肢出血点；肺阴不足，虚热上扰则口干，咽部不适；舌淡，苔黄，脉细为气阴两虚之象。

中医诊断：紫斑（气阴两虚，血热妄行）。

西医诊断：紫癜性肾炎。

治法：滋阴补肾，凉血止血。

处方：生地20 g，玄参20 g，麦冬20 g，白芍20 g，丹皮20 g，双花20 g，连翘20 g，茅根20 g，海螵蛸30 g，茜草20 g，生龙骨20 g，生地榆20 g，侧柏叶20 g，藕节20 g，水牛角20 g，紫草20 g，青风藤30 g，生牡蛎20 g。14剂，日1剂，水煎服，分早晚温服。

二诊：服药1个月，2012年8月8日复诊，症状不明显，7月10日方继用14剂。

三诊：2012年9月10日，咽干咽痛，舌淡，苔黄，脉沉。PRO（+）。

处方：生地20 g，玄参20 g，麦冬20 g，白芍15 g，丹皮15 g，双花20 g，连翘15 g，茅根15 g，板蓝根20 g，鱼腥草20 g，大力子15 g，木蝴蝶15 g，大青叶20 g，桑叶15 g，杏仁15 g。14剂，日1剂，水煎服，分早晚温服。

四诊：2012年11月12日，皮肤紫癜反复，尿常规：BLD（++），PRO（+），RBC 2~4个/HP，WBC 3~5/HP，舌淡紫，苔黄，脉沉。7月10日原方加入公英20 g，地丁20 g，清热解毒，30剂，水煎服，日2次。

五诊：2012年2月25日，症状减轻，尿检正常，舌淡，苔黄，脉细沉。11月12日原方去双花，继服21剂巩固。

按语：《外科正宗》云："葡萄疫，其患多见于小儿，感受四时不正之气，郁于皮肤不散，结成大小青紫斑点，色若葡萄，发在遍身头面。"《张氏医通》中有"血从毛孔出者为肌衄。"本案所用养阴止血方为养阴清肺汤化裁而来，此方始于《重楼玉钥》，共八味药，即生地、麦冬、生甘草、玄参、贝母、丹皮、薄荷、炒白芍。本意是治疗由素体阴虚蕴热、复感燥气疫毒时邪所致白喉，本案患者属阴虚体质，复感外邪，辨证阴虚火旺，故病情迁延，治以滋阴益肾，凉血止血。该案中用生地之甘寒入肾，养阴清热；玄参之甘寒入肺肾，养阴生津，泻火解毒；麦冬养阴清肺；白芍益阴养血；因风热毒邪的侵袭，故加水牛角、双花、连翘、紫草；用水牛角之苦寒清热凉血、止血；双花、连翘清热解毒；紫草清热凉血、解毒；因风热迫血妄行，溢出脉外，故加藕节、生地榆、侧柏叶清热凉血、止血；茜草凉血止血；原方加青风藤祛风通络，发挥其免疫抑制作用。

案 7

张某，女，12 岁，2013 年 9 月 3 日初诊。

初诊：该患皮肤有出血点 20 余天，舌淡红，苔黄，脉沉细数。PRO（＋）。

辨证分析：肾阴亏虚，虚火内动，扰动阴血，血溢脉外而见出血点；肾络受损，肾失固摄，精微外泄则见蛋白尿；舌淡红，苔黄，脉沉细数均为气阴两虚之象。

中医诊断：紫斑（气阴两虚，血热妄行）。

西医诊断：紫癜性肾炎。

治法：滋阴补肾，凉血止血。

处方：生地 20 g，玄参 10 g，麦冬 20 g，白芍 20 g，丹皮 15 g，双花 20 g，连翘 20 g，茅根 20 g，海螵蛸 30 g，茜草 20 g，生龙骨 30 g，地榆 20 g，侧柏叶 20 g，藕节 20 g，水牛角 20 g，紫草 20 g，生牡蛎 30 g。14 剂（颗粒），日 1 剂，水冲服，分早晚温服。

二诊：患者家属代诉皮肤出血点已经消退，上方继用 14 剂巩固。

按语：本案方用《重楼玉钥》之养阴清肺汤加减，方中用生地之甘寒入肾，养阴清热；玄参之甘寒入肺肾，养阴生津，泻火解毒；麦冬养阴清肺；白芍益阴养血；因风热毒邪的侵袭，故用水牛角之苦寒清热凉血、止血；双花、连翘清热解毒；紫草清热凉血、解毒；因风热迫血妄行，溢出脉外，故加丹皮、茅根、藕节、生地榆、侧柏叶清热凉血、止血，茜草凉血止血；阴虚日久，阳气亢盛，加海螵蛸、生龙骨、生牡蛎敛阴潜阳、止血。

案 8

杨某，男，59 岁，2014 年 7 月 10 日初诊。

初诊：罹患紫癜 2 个月，短气乏力，腰部酸软，足跟痛，耳鸣。舌干红，苔白，脉沉细数。PRO（+）。

辨证分析：肾阴亏虚，虚热内生，虚火灼伤肌肤络脉，血热妄行，溢于脉外则见紫斑；腰为肾之府，耳为肾之窍，肾阴不足，腰脊失养，肾窍不充则腰部酸软、耳鸣；肾主骨生髓，肾虚则足跟痛；热邪耗气伤阴，久致气虚，故见短气乏力；舌干红，脉细数为阴虚内热之象。

中医诊断：紫斑（肾阴亏虚，血热妄行，热客肾络）。

治法：滋阴补肾，凉血止血。

处方：生地 30 g，玄参 20 g，麦冬 20 g，白芍 20 g，牡丹皮 15 g，山萸肉 20 g，山药 20 g，茯苓 20 g，泽泻 15 g，补骨脂 15 g，紫草 30 g，水牛角 30 g，蝉蜕 20 g，青风藤 30 g，甘草 15 g，藕节 30 g，槐花 30 g，白头翁 30 g。7 剂，日 1 剂，水煎服，分早晚温服。静脉滴注喜炎平 250 mg，每日 1 次，甘草酸二铵肠溶胶囊 3 粒，日 3 次，口服。

二诊：2014 年 7 月 21 日，患者反复口腔溃疡，牙痛。停药后，大便干，先硬后溏。活动后紫癜明显，手脚心红、不热。舌红苔白，脉沉细数。尿常规正常。

处方：生地 30 g，玄参 20 g，麦冬 20 g，人参 30 g，枳实 15 g，厚朴 20 g，熟大黄 10 g，火麻仁 20 g，生姜 15 g，当归 20 g，白术 20 g。7 剂，日 1 剂，水煎服，分早晚温服。

三诊：2014 年 8 月 1 日，肝区疼痛，口干口苦，大便好转。肝功化验：AST 43 U/L，TBIL 22.1 μmol/L，IBIL 16.8 μmol/L。继 7 月 21 日方加柴胡 20 g，黄芩 15 g，法半夏 15 g，龙胆草 20，虎杖 20 g，五味子 20 g，枳壳 20 g，白芍 20 g，14 剂，水煎服，每日 2 次。甘草酸二铵肠溶胶囊 3 粒，日 3 次，口服。

四诊：2014 年 8 月 16 日，肝区疼痛明显缓解，口不苦。肝功化验：TBIL 24.3 μmol/L，IBIL 18.9 μmol/L。舌质红，苔白腻，脉沉数，上方继用 28 剂。

五诊：2015 年 2 月 27 日，紫癜消失，面部潮热，眼干涩，大便黏腻，口干，乏力。舌质红，苔白，脉细数。

处方：生地 30 g，麦冬 20 g，玄参 20 g，白术 20 g，当归 20 g，人参

20 g，槟榔 15 g，柴胡 20 g，黄芩 15 g，龙胆草 20 g，紫草 20 g，连翘 20 g，枳实 15 g，大黄 5 g，芒硝 10 g，姜汁 10 g。7 剂，日 1 剂，水煎服，分早晚温服。

按语：本案方用增液汤合六味地黄汤加减。增液汤于《温病条辨》所谓"水不足以行舟，而结粪不下者"，当增水行舟，方中玄参苦咸而凉，滋阴润燥，壮水制火，启肾水；生地甘苦而寒，清热养阴，壮水生津，麦冬滋阴生津，二药助玄参滋阴之力，正如《黄帝内经》"壮水之主以制阳光。"六味地黄丸出自《小儿药证直诀》，方中生地滋肾填精，山药补脾固精，山萸肉养肝涩精，泽泻清泻肾火，茯苓淡渗脾湿，牡丹皮清泻肝火，六药合用，补中有泻，寓泻于补。本案患者足跟痛，加补骨脂补肾壮骨，再配合凉血活血、止血散瘀之品。二诊患者气阴不足，热结里实，方用新加黄龙汤加减。此方出自《温病条辨》，紫癜病机"阴虚血热"贯穿疾病始终，故用生地、玄参、麦冬滋阴凉血，共为君；人参、白术益气健脾，共为臣；枳实、厚朴、熟大黄行气宽中、荡涤肠胃湿热，共为佐；当归、火麻仁养血活血、润肠通便，共为使。方中虽用麻子仁丸，亦用新加黄龙汤，然君臣佐使已完全不同，师古不泥古，贵在变通。三诊患者肝区疼痛，口干苦，此为肝郁气滞化火，柴胡、黄芩疏肝泄热，龙胆草清肝经实火，法半夏燥湿，枳壳、虎杖、白芍理气散瘀、柔肝止痛，五味子益气生津。五诊患者紫癜消失，余热未清，乏力，面部潮热，为气阴两虚，但目干涩，肝经火盛，故滋阴益气，清肝火；大便黏腻，肠胃湿热，故用枳实导滞丸加减。

案 9

田某，男，28 岁。2014 年 12 月 31 日初诊。

初诊：患者得过敏性紫癜 2 月余，口服凝血胶囊、维生素 C。患病期间食辛辣油腻食物后，双下肢出现红色斑点。腰部酸软无力。手足心热。大便黏腻不爽。舌红苔白腻，脉细涩。

辨证分析：饮食辛辣，助湿生热，火热迫血妄行，血溢肌肤脉络之外则双下肢出现红色斑点；肾阴不足，腰脊失养则腰膝酸软；肾阴不足，阴虚火旺则手足心热；湿热蕴结大肠，大肠传导失司则大便黏腻不爽；舌红苔白腻，脉细涩为阴虚湿热之象。

中医诊断：紫癜（阴虚湿热）。

治法：清热利湿，滋阴补肾，凉血止血。

处方：生地 30 g，山萸肉 20 g，麦冬 20 g，白芍 20 g，双花 30 g，连翘

20 g，薏苡仁 30 g，茯苓 20 g，泽泻 15 g，山药 20 g，肉豆蔻 10 g，厚朴 10 g，槟榔 10 g，枳实 10 g，茜草 20 g，藕节 20 g，生地榆 20 g，侧柏叶 20 g，石韦 15 g，鸡内金 15 g，竹叶 15 g。14 剂，日 1 剂，水煎服，分早晚温服。

二诊：2015 年 1 月 20 日，紫癜全部消失，无明显症状。上方继服 7 剂，巩固治疗。

按语：湿邪郁久化热，热盛伤其阴液，湿热与阴虚同病在临床常见，在病机演化上，不仅湿热可以化燥伤阴，阴虚火旺也可蒸动湿热，治疗需清热利湿与养阴并行。方中山萸肉、山药滋补肾阴；丹皮凉血散瘀；麦冬、生地滋阴凉血；白芍敛阴养血；茜草、藕节、生地榆、侧柏叶凉血止血；又因中焦湿热明显，大便黏腻，加厚朴、槟榔、枳实行气燥湿；肉豆蔻辛温行气化湿，又可防寒凉药损伤脾胃；双花、连翘清热解毒；鸡内金、薏苡仁、茯苓健脾利湿；石韦、竹叶清热除烦、生津利尿；泽泻利水渗湿，使热从小便而走。

案 10

赵某，女，52 岁，2014 年 2 月 28 日初诊。

初诊：皮肤紫斑，手足心热，舌质淡红，苔薄白，脉沉细。

辨证分析：肾阴亏虚，虚火内动，扰动阴血，血溢脉外则皮肤紫斑；阴虚内热则手足心热；舌红为阴虚之象。

中医诊断：紫癜（阴虚内热，血热妄行）。

治法：滋阴清热，凉血止血。

处方：生地 50 g，麦冬 20 g，玄参 20 g，白芍 20 g，丹皮 15 g，紫草 30 g，水牛角 30 g，双花 30 g，连翘 20 g，藕节 30 g，茜草 30 g，生地榆 30 g，侧柏叶 30 g，槐花 20 g，蝉蜕 20 g，苦参 20 g，甘草 15 g。14 剂，日 1 剂，水煎服，分早晚温服。

二诊：2014 年 3 月 7 日，患者自述劳累后上肢皮肤有出血点，手足心热，入睡困难，面色萎黄。舌质淡，苔白滑，脉沉无力。

处方：黄芪 30 g，人参 25 g，茯苓 20 g，白术 20 g，炙甘草 15 g，川芎 15 g，当归 15 g，生地 50 g，白芍 20 g，玄参 20 g，麦冬 20 g，茜草 30 g，生地榆 30 g，藕节 50 g，槐花 30 g，侧柏叶 30 g，紫草 30 g，水牛角 30 g，陈皮 20 g，龙眼肉 20 g。14 剂，日 1 剂，水煎服，分早晚温服。

三诊：2014 年 3 月 22 日，服用上方后皮肤紫癜全部消退，睡眠稍差。

继服 3 月 7 日方，加枣仁 30 g，巩固疗效 7 剂。

按语：本案为阴虚内热、血热妄行之证，方用犀角地黄汤合归脾汤加减。紫癜治疗根本离不开滋阴凉血，同时加以补益心脾。犀角地黄汤出自《外台秘要》，主治热入血分证，即热伤血络造成的出血；具有清热解毒、凉血散瘀之功效。方中水牛角凉血清热解毒，为君药；甘苦寒之生地，凉血滋阴生津，一助水牛角清热凉血止血，二助恢复已失之阴血；丹皮清热凉血、活血散瘀。二诊患者病久脾气虚弱，病机转为脾虚失其统血功能而使血液不循常道，溢于脉道之外，故改为气血双补之归脾汤。归脾汤出自《正体类要》，具有益气补血、健脾养心之功效。《医方集解·补养之剂》："此手少阴、足太阴药也。"血不归脾则妄行，人参、白术、黄芪、甘草之甘温，所以补脾；茯神、远志、枣仁、龙眼之甘温酸苦，所以补心，心者，脾之母也；当归滋阴而养血，既行血中之滞，又助参、芪而补气。气壮则能摄血，血自归经，而诸症悉除矣。

三十、痛风医案

中医所谓"痛风"，并非单纯现代医学的"痛风"，是指由风、寒、湿、热、痰、血瘀等引起，以周身疼痛为主的一类疾病。痛风与中医学中的"历节""白虎历节风"等相类似，其走注于关节，痛势甚剧。元代朱丹溪首次提出"痛风"的病名，认为痛风的病因主要为痰、风热、风湿和血虚。后代医家将"痹证"中的"痛痹"或"行痹"统归为痛风。现代医学研究认为痛风是体内尿酸产生过多或因尿酸排泄不良而致血中尿酸升高，尿酸盐结晶沉积在关节滑膜、滑囊、软骨及其他组织中引起的反复发作性炎性疾病，属于代谢性风湿病范畴。

1. 上中下痛风汤案

案 1

李某，男，67 岁，2012 年 8 月 14 日初诊。

初诊：患者左脚跖趾关节红肿疼痛 1 周，屈伸不利，乏力，舌红苔薄，脉沉。BUN 6.6 mmol/L，Cr 163 μmol/L，UA 564 μmol/L。

辨证分析：痛风在中医古籍中属痹证范畴，又称白虎历节。朱丹溪《格致余论·痛风》曰："彼病风者，大率因血受热，已自沸腾，其后或涉冷水，或立湿地，或扇取凉，或卧当风，寒凉外抟，热血得寒，污浊凝涩，所以作痛，夜则痛甚，行于阴也。"患者较肥胖，平时多食膏粱厚味，体内湿热壅盛，久之湿聚成痰，痰湿凝于血中，污浊凝涩，阻于经络关节，不通则痛。

中医诊断：痹证（痰湿瘀阻）。

西医诊断：痛风。

治法：祛湿化痰，化瘀通络。

处方：苍术20 g，黄柏20 g，威灵仙20 g，胆南星20 g，白芷15 g，当归20 g，川芎20 g，秦艽20 g，羌活20 g，桃仁20 g，红花15 g，青风藤30 g，海风藤30 g，龙胆草30 g，土茯苓30 g，萆薢30 g，石膏30 g，制川乌15 g，细辛5 g，豨莶草20 g。21剂，日1剂，水煎服，分早晚温服。

二诊：2012年8月27日，患者自述跖趾关节无疼痛、乏力、屈伸不利症状减轻。舌质红，苔薄，脉沉。BUN 7.02 mmol/L，Cr 101.7 μmol/L，UA 371.9 μmol/L。上方继用28剂治疗。

三诊：2012年9月28日，患者自述初诊症状完全消失，关节无疼痛。舌红，苔薄，脉沉。BUN 6.05 mmol/L，Cr 91.02 μmol/L，UA 296.4 μmol/L。上方继用14剂，巩固疗效。

案2

贾某，男，56岁，2014年6月6日初诊。

初诊：患者有糖尿病史10余年，痛风史5年，现脚膝关节疼痛，无红肿，UA 742 μmol/L，舌质淡，苔薄，脉沉。

辨证分析：痛风在中医古籍中属痹证范畴，又称白虎历节，患者久患糖尿病，体内湿热壅盛，久之湿聚成痰，痰湿凝于血中，污浊凝涩，阻于经络关节，不通则痛。

中医诊断：痹证（痰湿瘀阻）。

西医诊断：痛风。

治法：祛湿化痰，化瘀通络。

处方：苍术20 g，黄柏20 g，威灵仙20 g，胆南星20 g，白芷15 g，当归20 g，川芎20 g，秦艽20 g，羌活20 g，桃仁20 g，红花15 g，青风藤30 g，海风藤30 g，龙胆草30 g，土茯苓30 g，萆薢30 g，石膏30 g，制川乌15 g，细辛5 g，豨莶草20 g。21剂，日1剂，水煎服，分早晚温服。

二诊：2014年7月1日，患者自述脚膝关节无疼痛。舌质红，苔薄，脉沉。BUN 14.5 mmol/L，Cr 183 μmol/L，UA 412 μmol/L。上方继用21剂，巩固疗效。

案 3

张某，男，27 岁，2014 年 9 月 24 日初诊。

初诊：拇指跖趾关节疼痛半个月，无红肿，伴上腹部隐痛，舌质淡，苔薄，脉沉。UA 456 μmol/L，ALT 139 mmol/L。

辨证分析：该患者体质较胖，平时多食膏粱厚味，体内湿热壅盛，久之湿聚成痰，痰湿凝于血中，污浊凝涩，阻于经络关节，不通则痛。

中医诊断：痹证（痰湿瘀阻）。

西医诊断：痛风。

治法：祛湿化痰，化瘀通络。

处方：苍术 20 g，黄柏 20 g，威灵仙 20 g，胆南星 20 g，白芷 15 g，当归 20 g，川芎 20 g，秦艽 20 g，羌活 20 g，桃仁 20 g，红花 15 g，青风藤 30 g，海风藤 30 g，龙胆草 30 g，土茯苓 30 g，萆薢 30 g，石膏 30 g，制川乌 15 g，细辛 5 g，豨莶草 20 g。14 剂，日 1 剂，水煎服，分早晚温服。护肝片 5 片，日 2 次，口服；复方二氯醋酸二异丙胺片 20 mg，日 3 次，口服。

二诊：2014 年 10 月 17 日，患者自述关节疼痛明显减轻，UA 410 μmmol/L，ALT 正常。原方加甲珠继用 1 周治疗。

三诊：2014 年 10 月 27 日，患者自述关节疼痛消失，舌质淡红，苔薄，脉沉。10 月 17 日方继用 1 周，巩固治疗。

案 4

马某，男，50 岁，2014 年 12 月 9 日初诊。

初诊：患者有膜增生性肾小球肾炎病史 4 年，高血压病史 10 年。现拇指跖趾关节疼痛，足跟痛，腰膝酸软，周身乏力，短气，舌淡红，苔薄，脉沉。尿常规：PRO（+），BLD（+）；生化：UA 560 μmol/L；血压：140/100 mmHg。

辨证分析：久病肾气不足，腰脊失养则腰酸痛；气虚则周身乏力、短气；肾主骨生髓，肾虚则足跟痛；病久体内湿邪壅盛，久之湿聚成痰，痰湿凝于血中，污浊凝涩，阻于经络关节，不通则痛，故拇指跖趾关节疼痛。

中医诊断：痹证（痰湿瘀阻）。

西医诊断：痛风。

治法：祛湿化痰，化瘀通络。

处方：苍术 20 g，黄柏 20 g，威灵仙 20 g，胆南星 20 g，白芷 15 g，当归 20 g，川芎 20 g，秦艽 20 g，羌活 20 g，桃仁 20 g，红花 15 g，青风藤

30 g，海风藤 30 g，龙胆草 30 g，土茯苓 30 g，萆薢 30 g，石膏 30 g，制川乌 15 g，细辛 5 g，豨莶草 20 g。14 剂，日 1 剂，水煎服，分早晚温服。苯磺酸氨氯地平片 5 mg，日 2 次，口服。

二诊：2014 年 12 月 31 日，患者自述关节疼痛明显减轻，UA 459 μmmol/L，PRO（＋），BLD（＋），原方继用 14 剂治疗。

三诊：2015 年 1 月 15 日，患者自述关节疼痛消失，仍有足跟痛，腰膝酸软，周身乏力，短气，舌质淡红，苔薄，脉沉。

处方：黄芪 30 g，党参 30 g，熟地 20 g，山萸肉 20 g，炒山药 20 g，茯苓 20 g，泽泻 20 g，丹参 30 g，枸杞子 30 g，女贞子 30 g，何首乌 30 g，杜仲 30 g，焦山楂 30 g，炒麦芽 30 g，神曲 30 g，鸡内金 20 g，石韦 20 g，舌草 30 g，半枝莲 20 g，鱼腥草 30 g，土茯苓 30 g，萆薢 30 g。14 剂，日 1 剂，水煎服，分早晚温服。

四诊：2015 年 1 月 28 日，患者自述上述症状均减轻，舌质淡红，苔薄，脉沉。Cr 124 μmmol/L，UA 489 μmmol/L，原方继用 14 剂巩固治疗。

案 5

田某，男，17 岁，2015 年 8 月 7 日初诊。

初诊：体检发现尿酸高，遂来门诊就医，无明显症状。尿液分析（－），BUN 6.1 mmol/L，Cr 91 μmol/L，UA 523 μmol/L。

辨证分析：该患者素体湿邪壅盛，久之湿聚成痰，痰湿凝于血中，污浊凝涩，阻于经络，影响血脉通行及代谢而致尿酸升高。

中医诊断：（痰湿瘀阻）。

治法：祛风利湿化痰，活血祛瘀通络。

处方：黄柏 20 g，苍术 20 g，威灵仙 20 g，胆南星 20 g，白芷 15 g，当归 20 g，秦艽 20 g，羌活 20 g，桃仁 20 g，红花 15 g，青风藤 30 g，海风藤 30 g，龙胆草 30 g，土茯苓 30 g，萆薢 30 g，生石膏 30 g，制川乌 15 g，川芎 20 g。28 剂，日 1 剂，水煎服，分早晚温服。

二诊：2016 年 2 月 17 日，症状不明显，UA 440 μmol/L，舌红，苔黄，脉沉，上方继服 14 剂。

三诊：2016 年 7 月 25 日，面部痤疮，UA 497.4 μmol/L，舌淡红，苔黄，脉沉，在上方基础上加入黄连 15 g，栀子 15 g，黄芩 15 g，白芷 20 g，14 剂，水煎服。

四诊：2016 年 8 月 28 日，面部痤疮明显减轻，尿酸下降到正常值，舌淡红，苔黄，脉沉，BUN 3.1 mmol/L，Cr 101 μmol/L，UA 402 μmol/L，上方继服 1 个月巩固。

按语：以上五案均为痰湿瘀阻而致病，治以祛湿化痰、化瘀通络，方用《丹溪心法》上中下痛风方，方中胆南星、秦艽祛风湿、通络止痛；黄柏泻火、燥湿、解毒；苍术燥湿健脾，祛风辟秽。苍术与黄柏同用，善治湿热下注、筋骨疼痛、足膝红肿热痛。羌活、威灵仙、白芷可祛多经之风邪；防己具有肾毒性，故改为制川乌以行气止痛。同时白芷与苍术、川乌、川芎合用可祛风寒湿痹，缓解关节疼痛、关节屈伸不利。痛风之病已涉血分，多痰瘀交阻，用桃仁、红花、川芎、当归活血去瘀，使痰去瘀化，胶结得以松解，使疼痛缓解，病程缩短。细辛连同威灵仙、羌活起到温经通络的作用，用意在于流散寒湿、宣行通利。疏风以宣于上，泄热利湿以泄于下，活血燥痰消滞以调其中，加龙胆草、土茯苓、萆薢、生石膏清热利湿，同时生石膏可以遏制川乌之热。青风藤、海风藤祛风除湿，通经络，豨莶草擅祛风湿、解毒、清湿热，全方以上中下痛风方为基础加味虚实兼顾，故取得明显疗效。案 4 中三诊患者湿热瘀阻症状已愈，脾虚、肾虚症状突显，故改参芪地黄汤加减改善症状。案 5 去辛温之细辛及苦寒之豨莶草。三诊患者热毒症状明显，故加黄连、栀子、黄芩、白芷，发挥清热解毒排脓之效。

2. 上中下痛风汤合大秦艽汤加减案
案 6

江某，男，34 岁，2014 年 10 月 22 日初诊。

初诊：患者高血压病史 7 年，发现低钾血症，于 2013 年 7 月肾皮质瘤切除后，血压正常，当时肾功能正常。2014 年 9 月 24 日检查发现肾功能不全。现足踝肿痛，屈伸不利。BUN 7.66 mmol/L，Cr 126.5 μmol/L，UA 560.8 μmol/L。B 超检查示双肾弥漫性回声改变。舌质淡红，苔白稍腻，脉沉细滑。

辨证分析：患者病久，湿邪内生，久之湿热壅盛，湿聚成痰，痰湿阻滞气机，致使气滞血瘀，痰瘀交结，经络痹阻，则足踝肿痛，屈伸不利。舌苔白腻，脉滑为痰湿之象。

中医诊断：痹证（痰湿瘀阻）。

治法：祛湿化痰，化瘀通络。

处方：秦艽 30 g，苍术 15 g，黄柏 15 g，威灵仙 30 g，龙胆草 20 g，豨莶草 20 g，青风藤 30 g，海风藤 30 g，桃仁 20 g，红花 20 g，陈皮 20 g，胆

南星 15 g，白芷 15 g，生石膏 20 g，细辛 3 g，羌活 15 g，独活 15 g，土茯苓 30 g，萆薢 20 g，甘草 15 g。14 剂，日 1 剂，水煎服，分早晚温服。

二诊：2014 年 11 月 7 日，患者症状不明显。舌质淡红，苔白，脉沉细。上方加川芎 20 g，当归 20 g，生地 20 g，14 剂，水煎服，每日 2 次。

三诊：2014 年 12 月 1 日，UA 458.9 μmol/L，GGT 88 U/L，Cr 121.4 μmol/L，继 11 月 7 日方，14 剂，水煎服，每日 2 次。

四诊：2014 年 12 月 20 日，UA 439.8 μmol/L，GGT 92 U/L，Cr 114.2 μmol/L，继 11 月 7 日方加决明子 20 g，山楂 30 g，虎杖 20 g，14 剂，水煎服，每日 2 次。

按语：此案用方为上中下痛风汤（《丹溪心法》）合大秦艽汤（《奇效良方》）加减而成，其方切中"热血得寒，瘀浊凝涩"之上中下疼痛病机，用治痹痛。方中秦艽祛一身之湿；羌活、独活、白芷可散多经之风邪；加当归、生地养血，防苦燥伤阴；石膏解肌清热；桃仁、红花活血祛瘀。本案患者足踝肿痛，屈伸不利，此为湿热下注，瘀阻经络，故用苍术、黄柏清热燥湿；龙胆草助其清热燥湿；威灵仙善于通十二经络；青风藤、海风藤使通络之力增强；豨莶草可祛风湿，利关节，除痹痛；胆南星善于化痰；土茯苓、萆薢二者共奏除湿、利关节之功；陈皮健脾燥湿。二诊加用川芎活血祛瘀，行气止痛；当归、生地滋阴补血活血。四诊考虑患者痰瘀日久，污浊凝涩，故加决明子、虎杖散瘀祛浊；加山楂健脾消食，固护胃气。

3. 大柴胡汤合枳实导滞丸加减案
案7

徐某，男，43 岁，2014 年 12 月 26 日初诊。

初诊：该患者平素口干口苦，腹部稍胀，关节红肿热痛，大便黏腻不爽，小便黄，舌质红，苔黄腻，脉沉弦滑，体型肥胖。GGT 54.2 U/L，UA 453 μmol/L，TG 3.39 mmol/L。

辨证分析：该患者素体阳盛，饮食不节，过食肥甘厚味，情志过极，脾失健运，肝失疏泄，聚湿成痰，痰湿阻滞经络为瘀，久蕴不解，酿生湿毒。肝胆湿热，肝失疏泄，则口干口苦；肝气郁滞则腹胀；湿热壅滞胃肠，热邪偏盛故大便黏腻不爽；湿热蕴结膀胱则小便黄；湿热瘀毒阻滞经络，故关节红肿热痛；舌质红，苔黄腻，脉沉弦滑为肝胆郁热、肠胃湿热、浊毒内犯之象。

中医诊断：痹证（肝胆郁热，肠胃湿热，浊毒内犯）

治法：疏肝利胆，清热利湿，降浊解毒。

处方：柴胡20 g，黄芩15 g，法半夏15 g，白芍20 g，厚朴20 g，枳实15 g，槟榔15 g，紫草15 g，连翘15 g，熟大黄5 g，山楂30 g，萹蓄20 g，瞿麦20 g，车前子20 g，黄柏15 g，茵陈20 g，通草15 g，滑石20 g，甘草15 g，双花20 g，白芷15 g，草果15 g，土茯苓30 g，草薢20 g，苏叶15 g。7剂，日1剂，水煎服，分早晚温服。

二诊：2015年1月7日，服药后腹泻，前述症状均有好转。舌质淡，苔黄腻，脉沉，上方去大黄。14剂，水煎服，每日2次。

三诊：2015年3月1日，服上方后腹泻减轻。尿频，尿急。畏冷。尿常规：WBC 134.5/μL，RBC 40.7/μL，WBC 24.2/μL，WBC（+）；肾功能检查：Cr 69 μmol/L，BUN 5.6 μmol/L，UA 312 μmol/L。舌红，苔黄腻根厚，脉沉滑数。

处方：海金沙30 g，车前子20 g，黄柏15 g，桂枝15 g，茯苓20 g，萹蓄20 g，瞿麦20 g，滑石20 g，通草15 g，竹叶15 g，灯芯草15 g，厚朴20 g，石菖蒲15 g，白芷15 g，佩兰15 g，杏仁15 g，薏苡仁30 g，白蔻仁15 g，龙胆草20 g，柴胡20 g，黄连15 g。7剂，日1剂，水煎服，分早晚温服。

四诊：2015年3月10日，大便尚可。舌红，苔黄腻，脉弦滑数。继上方加黄芩15 g，陈皮15 g，法半夏15 g，7剂。

按语：痛风多责之于湿热瘀毒。该患者肝郁湿热方用大柴胡汤、枳实导滞丸加减。二方合用此为分消走泄法。大柴胡汤出自《伤寒论》，本证多为病邪已入阳明、化热成实所致，治疗以和解少阳、内泄热结为主。方中柴胡配黄芩疏肝清热，大黄配枳实以内泻阳明热结，行气消痞，芍药柔肝，半夏和胃降逆。湿热内阻肠胃，气机不畅，故脘腹稍胀，大便黏腻，方用枳实导滞丸加减。大黄攻积泻热，使积热从大便而下，枳实、厚朴燥湿行气而除脘腹之胀满，连翘、紫草清其郁热，加土茯苓、草薢祛风通络，利关节，为治疗痛风要药。三诊患者湿热下注膀胱症状明显。湿热阻滞肾和膀胱，导致膀胱气化失常，故小便不利，尿频尿急。方用三仁汤、八正散合用清利湿热。三仁汤出自《温病条辨》，此方具有宣畅气机、清热利湿之功。方中杏仁宣利上焦肺气，气行则湿化；白蔻仁芳香化湿，行气宽中，畅中焦之脾气；薏苡仁甘淡性寒，渗湿利水而健脾，使湿热从下焦而去。三仁合用，三焦分消。滑石、通草、竹叶甘寒淡渗，加强利湿清热之功；厚朴行气化湿，散结除满；为加强芳香化浊之力，故加白芷、佩兰、石菖蒲；因患者亦有阳虚，加桂枝既可温阳化气、利小便，又可温通经脉。四诊患者舌红，苔黄腻，脉弦滑数，考虑患者痰热仍未祛除，故加黄芩、陈皮、法半夏健脾燥湿祛痰。

三十一、高血压肾病医案

高血压肾病通常是指由原发性高血压导致的肾脏小动脉或肾实质损害，临床表现以出现蛋白尿、肾功能受损为主，同时常伴有其他靶器官的损伤，集中体现为心脑血管病变，对其诊断主要基于临床表现，通常并不常规进行肾穿刺活检进行病理证实。

案

张某，男，31岁，2013年1月25日初诊。

初诊：既往有高血压家族史，糖尿病病史，因体检发现蛋白尿于门诊就医。尿常规：PRO（+），BLD（+），RBC 1~2个/HP，WBC 86.14 mg/L。舌淡紫，苔黄，脉沉。

西医诊断：高血压肾病。

治法：镇肝息风，滋阴潜阳。

处方：生龙骨20 g，生牡蛎20 g，牛膝15 g，代赭石15 g，龟板15 g，天冬15 g，玄参20 g，白芍20 g，茵陈15 g，川楝子15 g，麦芽15 g，虎杖20 g，五味子20 g，舌草20 g，半枝莲20 g，枸杞15 g，山萸15 g，生地15 g，砂仁15 g。7剂，日1剂，水煎服，分早晚温服。

二诊：服药1周后症状有所缓解，尿常规：PRO（+），BLD（+），WBC 0~1个/HP，舌淡红，苔黄，脉沉，继服前方14剂。

三诊：症状不明显，在外院化验尿常规：（−），舌淡红，苔黄，脉沉，继服前方7剂巩固，复查肝功能。

按语：镇肝息风汤出自《医学衷中参西录》，方中龙骨、牡蛎、代赭石镇肝息风、潜阳镇逆；怀牛膝引血下行，折其亢阳，并能滋养肝肾；天冬、玄参、白芍、龟板滋阴柔肝，养阴配阳，使阴能制阳而肝风得息；茵陈、川楝子协助主药以清泄肝阳之有余；茵陈与麦芽同用能疏通肝气，有利于肝阳的平降；甘草和中，调和诸药，为佐使药；方中加入地黄、山萸、枸杞、五味子以补肝肾；舌草、半枝莲、虎杖清热利湿；砂仁化湿开胃，诸药合用，使全方标本兼治，速达药效。

第二节　妇科医案

一、月经不调（月经先期）医案

月经周期提前 1~2 周，经期正常，连续 2 个月经周期以上者，称为月经先期。本病始见于《金匮要略方论》："带下经水不利，少腹满痛，经一月再见者……"

案

江某，女，39 岁，2014 年 2 月 16 日初诊。

初诊：经行前后少腹胀痛，带下黄稠，有腥味；月经先期，经量中等，色暗红伴紫块，有下坠感，伴恶心、头晕目眩、口干苦，大便干结，每日一行。现症见心烦易怒，阵发烘热汗出，腰酸困重，面色萎黄，少腹压痛，舌红，苔薄黄，舌底瘀，脉弦细。B 超示直肠子宫陷凹积液。

辨证分析：肝经之脉，自足上行，沿腹内侧入毛中，环绕阴器与冲脉相连。"女子以肝为先天"，该患者所现诸症，实系肝气郁结，肝经湿热循经下行，而为黄带；热毒蕴结，水湿滞留，久郁挟瘀，气血不畅则痛经，少腹胀痛；热迫血行则经行先期；火热内扰，则心烦易怒；火热蒸腾则汗出；舌红苔薄黄，舌底瘀，脉弦细为肝郁化火、冲任不和之象。

中医诊断：月经先期（肝郁化火、冲任不和）。

西医诊断：慢性盆腔炎。

治法：开郁清热泻火，行气活血，调理冲任。

处方：柴胡 12 g，黄芩 30 g，酒大黄 9 g，赤芍 30 g，丹皮 30 g，茯苓 30 g，莪术 30 g，车前子 30 g，椿根皮 30 g，香附 9 g。30 剂，日 1 剂，水煎服，分早晚温服。

二诊：服药 1 个月后复查 B 超示直肠子宫陷凹积水消失，服药至 20 剂时经至，痛经较前明显减轻。

按语：本案为肝郁化火、冲任不和之月经先期，治以清肝泻火为主，兼以利湿活血之法，调理冲任。方用大柴胡汤加减，大柴胡汤与小柴胡汤相比加大了血分药的比重，在治疗血分病方面力量较强，配合行气之药，为行气活血之良方。感染性疾病多为气血瘀滞，为湿热蕴结或热毒炽盛所致。大柴胡汤气血同治，既能清气分之热，又能清血分之热，在中医临床急、慢性感染性疾病治疗上有较好的疗效。若能更好地理解大柴胡汤证中蕴含的气血辨证思路，将为今后拓展大柴胡汤的应用开辟道路。方中柴胡入肝经以疏肝解郁，黄芩清肝经之热；易柔肝之白芍为赤芍，增强活血养血之功；酒大黄既可以通腑泄热，又可以活血化瘀；丹皮入血分活血、清血热，与茯苓、赤芍相配伍，为桂枝茯苓丸消癥瘕之用；加入莪术增强破血化瘀之功；车前子、茯苓利湿；椿根皮化湿止带，为治疗黄带之要药，与车前子配伍，取易黄散之意；香附为血中之气药，妇科之主帅，是行气活血、调理冲任之要药。全方以疏肝清热为主法，兼通腑、行气、活血、凉血、利湿、止带诸法为一方，药简而精，收效显著。

二、脏躁医案

脏躁一词始见于《金匮要略·妇人杂病》："妇人脏躁，喜悲伤欲哭，象如神灵所作，数欠伸，甘麦大枣汤主之。"妇女精神忧郁，烦躁不宁，无故悲泣，哭笑无常，喜怒无定，呵欠频作，不能自控者，称作脏躁。本病之发生与患者体质因素有关，脏躁者，脏阴不足也。精血内亏，五脏失于濡养，五志之火内动，上扰心神，以致脏躁。本病是以精神情志异常为主的病证，可发生于妇女各个时期。与患者的体质因素关系密切，易发于阴液不足之体，临床以虚证多见。

案

杨某，女，53 岁，2013 年 9 月 20 日初诊。

初诊：1 年来，心神烦躁，轰然汗出，心悸不寐，健忘，无力，口苦，近 3 个月月经不调，舌红，苔薄，脉细数。

中医诊断：脏躁（心阴受损，肝气失和）。

西医诊断：神经官能症。

治法：养心安神，补脾和中。

处方：炙甘草 15 g，浮小麦 18 g，茯苓 20 g，茯神 20 g，当归 20 g，煅龙牡各 20 g，珍珠母 15 g，酸枣仁 20 g，柏子仁 20 g，大枣 9 枚。7 剂，日1 剂，水煎服，分早晚温服。

二诊：1 周后，汗出减少，心悸减轻，睡眠好转，心神不宁有减轻。继续服用原方。

按语：本案患者为心阴受损、肝气失和之脏躁。方用有养心安神、补脾和中之功的甘麦大枣汤，主治脏躁。浮小麦能和肝阴之客热，而养心液，且有消烦利溲止汗之功，故以为君；甘草泻心火而和胃，故以为臣；大枣调胃，而利其上壅之燥，故以为佐。盖病本于血，必为血主，肝之子也，心火泻而土气和，则胃气下达。肺脏润，肝气调，燥止而病自除也。补脾气者，火为土之母，心得所养，则火能生土也。故加当归补血，茯苓健脾，茯神、酸枣仁、柏子仁养心安神，煅龙牡、珍珠母重镇安神。临症灵活加减，药至效达则病愈。

三、崩漏医案

崩漏是月经的周期、经期、经量发生严重紊乱的疾病，"淋漓不断名为漏，忽然大下为之崩"，其病因繁多，病机复杂。崩漏病因虽有外感六淫之邪、内伤七情之变及房室劳伤等，但归纳起来不外乎虚热瘀湿为病，病机是冲任损伤，不能制约经血，治疗上应仔细辨证，虚者补之，瘀者消之，热者清之。

案

汤某，女，43 岁，2014 年 9 月 10 日初诊。

初诊：月经淋漓不尽已 2 年。既往月经正常，2 年前因生气后诱发月经量多，淋漓不尽，此次月经 9 月 27 日来潮，经量多，色鲜红，伴心慌气短，身倦乏力，失眠，自汗，食纳一般，二便正常。查血常规示血红蛋白下降。

辨证分析：《万氏妇科》所谓"妇人崩中之病，皆因中气虚不能收敛其血"所致。患者平素体虚，久之脾肾两虚，脾主统血，脾气虚，血失于固摄故月经淋漓、经量多；失血日久致使血虚，加之肾虚，肾精不足，精不生血，心失所养则心慌气短、失眠；周身失养则身倦乏力；气虚，气不敛津则自汗；舌淡苔薄，脉缓为脾肾两虚之象。

中医诊断：崩漏（脾肾气虚，冲任不固）。

治法：健脾益气养心，养血凉血止血。

处方：黄芪 30 g，党参 30 g，白术 20 g，甘草 15 g，远志 20 g，桂圆 20 g，酸枣仁 30 g，煅牡蛎 30 g，乌贼骨 30 g，侧柏炭 30 g，地榆炭 30 g，木香 15 g，茜草 30 g，煅龙骨 30 g，当归 15 g，熟地 20 g。10 剂，日 1 剂，水煎服，分早晚温服。

二诊：2014 年 9 月 20 日，患者服用上方 6 剂，月经量明显减少，继续服用 4 剂，月经已经干净，但仍感心慌、身倦乏力，失眠，遂改用补肾健脾、养心安神之剂。

处方：黄芪 30 g，党参 30 g，白术 20 g，甘草 15 g，远志 20 g，桂圆 20 g，酸枣仁 30 g，熟地 20 g，杜仲 20 g，首乌 20 g，山药 20 g，山萸肉 20 g，当归 15 g。

三诊：2014 年 9 月 30 日，服用 10 剂后心慌、乏力好转。

按语：本案方用归脾汤加减，归脾汤是补益气血之名方，《简明中医辞典》释：归脾汤出自《妇人良方》，人参、炒白术、炒黄芪、茯苓、龙眼肉、当归、远志、炒酸枣仁各一钱，木香、炙甘草各五分。患者表现为脾肾两虚、冲任不固，故用归脾汤加减，加用煅牡蛎、乌贼骨养阴固冲以治其本，侧柏炭、地榆炭凉血止血以治其标，血止后去凉血止血之品，重用补肾健脾之品并根据月经周期调整方剂。治疗崩漏，扶补脏气虚损、调养气血是治疗的关键，只有脏腑功能协调，气血和顺，经血才能如期而至而不妄行。

四、更年期综合征（经断前后诸证）医案

更年期综合征是指多发生在 45 岁以上，具有月经不规则或闭经、潮热、出汗、心悸、易激动、失眠或抑郁等症状。中医上讲更年期综合征以肾气虚为主，《素问·上古天真论》曰："女子七岁肾气盛，齿更发长……七七任脉虚，太冲脉衰少，天癸竭……""年四十而阴气自半。"

案

葛某，女，49 岁，2013 年 3 月 15 日初诊。

初诊：盗汗，心烦，易怒，关节疼，舌淡红，苔薄，脉沉。

辨证分析：《素问·上古天真论》曰："……七七任脉虚，太冲脉衰少，天癸竭……"该患者已 49 岁，肾气由盛渐衰，天癸由少渐至衰竭，冲任二脉也随之衰弱，致阴阳失调，腠理不固，汗液外泄而致盗汗。肝肾同源，肾虚水不涵木，肝血不足，肝失调达，则心烦、易怒。《素问·六节藏象论》曰："五藏所主……肾主骨……"骨失所养故关节疼。

中医诊断：经断前后诸证（肝脾不调，肾精亏虚）。

西医诊断：更年期综合征。

治法：疏肝健脾，补肾填精。

处方：柴胡 40 g，黄芩 30 g，半夏 30 g，党参 60 g，生姜 40 g，大枣 18 枚，当归 40 g，白芍 40 g，泽泻 40 g，白术 40 g，茯苓 40 g，防风 30 g，羌活 30 g，熟地 50 g，黑芝麻 40 g。10 剂，膏方。

二诊：2013 年 6 月 15 日，上述症状明显好转，原方继用。

按语：该患者病程长，肝郁乘脾，久郁化热生湿，小柴胡汤本是治疗伤寒后邪入少阳经病，从药物分析看柴胡可疏肝理气，黄芩清热，半夏、生姜防肝气犯胃，党参、大枣益气健脾，与本案病机相符可疏肝健脾，故用之。当归芍药散本是以治疗妇人腹痛为主，而本案患者体虚故去川芎，防其升散耗血；当归、白芍可补血养肝，促肝之疏泄；泽泻、茯苓、白术可渗湿健脾，亦与本案病机相符，两方相伍可疏肝养肝，健脾益气；风能胜湿，故加归肝、肾经之防风、羌活胜湿止痛，利关节；熟地、黑芝麻补肝肾，易精血，肝肾得补，则筋骨健、经血充。本案是笔者长期临床工作中的经验用方，是原方新用的案例，虽然和原方证治不同，但只要辨证准确，病机相符，同样有很好的疗效，体现了异病同治的理念。

五、热入血室医案

热入血室这一病名首见于张仲景的《金匮要略·妇人杂病脉证病治第二十二》，热入血室为妇人所独有，其病位在胞宫。热入血室常发于经期，以发热恶寒或寒热如疟或高热，或兼有谵语如见鬼状、胸胁下满如结胸状等为主症。血室属肝经，肝与胆相表里，其证亦与少阳相类，故本证当属少阳之特殊见证。

案

李某，女，45岁，2013年11月28日初诊。

初诊：患者行经2日，受凉后身热不畅，时而恶寒，惊恐不安，入夜尤甚，如见鬼神，舌质红，苔黄腻而干，脉弦数。

辨证分析：月信至，血海空虚，外邪趁机而入，直中少阳、血海。邪居少阳，半表半里故时而恶寒；肝司血海，邪入血海则肝失疏泄、肝胆郁热，则身热不畅，入夜尤甚；肝热及心，心经火盛，热扰神明，故见惊恐不安，如见鬼神；舌质红，苔黄腻而干，脉弦数为肝胆郁热之象。

中医诊断：热入血室（肝胆郁热）。

治法：和解肝胆、清热安神。

处方：柴胡25 g，黄芩20 g，党参15 g，半夏15 g，炙甘草15 g，生姜20 g，大枣9枚，桃仁20 g，赤芍20 g，桔梗15 g，双花20 g，合欢皮30 g，夜交藤30 g。7剂，水煎服，日1剂，分早晚温服。

二诊：2013年12月5日，惊恐已除，夜寐已安，继服7剂。

三诊时已病愈。

按语：患者热入血室多为小柴胡汤证，方中柴胡、黄芩为君药，柴胡疏解肝气，提举陷入血室之外邪，使之透表外出；黄芩苦寒泄热，使半里之热邪得以内彻。党参、姜、枣等调和营卫之品，旨在扶正以鼓邪外出。前人主张在小柴胡汤中加活血药，取效尤速，因此加桃仁、赤芍活血化瘀。加入桔梗、双花清热解表，合欢皮、夜交藤养心安神。

第三节　杂病医案

一、口疮医案

口疮症见口腔、舌面、口颊生疮，溃疡疼痛。多因外感湿热，或内伤热郁，积于胃脘，损于口舌。

案

吴某，男，55 岁，2014 年 1 月 20 日初诊。

初诊：患者自述发现肾病综合征 4 个月，口服激素，每日 12 片，8 周后，现服用激素每日 8 片。口服环磷酰胺每日 3 片。肾脏病理示局灶性节段性肾小球硬化症。现发热半个月，口腔溃疡半个月，晨起头痛，腰腿酸软无力，舌质暗红，苔黄，脉沉弦细。生化：AST 51.1 IU/L，ALB 27 g/L，GGT 191.3 U/L，Na 134.5 mmol/L，TC 5.88 mmol/L，TG 3.21 mmol/L，CK 15.7 IU/L；尿常规：PRO（++），EC 19.9/μL，CAST 0.65/μL，BACT 254.7/μL。

辨证分析：患者服用激素日久，耗气伤阴，气虚则腰腿酸软无力；阴虚日久，热毒亢盛，则有发热、口腔溃疡；热毒上炎上扰清窍则头痛；舌质暗红，苔黄，脉沉弦细为热毒阴虚之证。

中医诊断：口疮（热毒阴虚）。

西医诊断：肾病综合征，继发性口腔溃疡。

治法：清热解毒，滋阴凉血。

处方：黄连 10 g，黄芩 10 g，栀子 10 g，生地 15 g，玄参 15 g，麦冬 15 g，丹皮 10 g，升麻 10 g，大黄 10 g，大青叶 30 g，板蓝根 30 g，双花 20 g，连翘 20 g，柴胡 15 g，生石膏 20 g，蒲公英 30 g，地丁 30 g。7 剂，日 1 剂，水煎服，分早晚温服。

口服奥美拉唑肠溶片每日 1 片，激素每日 8 片，环磷酰胺片每日 3 片，碳酸钙 D₃ 咀嚼片每日 1 片，双嘧达莫片每日 2 片。

二诊：2015 年 2 月 2 日，患者感冒，咳黄痰，睾丸肿痛。舌红，苔黄腻，脉弦滑数。尿常规：管型 3.84/μL，PRO（＋＋＋）。生化：GGT 89 U/L，CHE 1236 U/L。

处方：黄连 10 g，黄芩 10 g，茯苓 20 g，桔梗 10 g，杏仁 10 g，厚朴 20 g，薏苡仁 30 g，白蔻仁 15 g，萹蓄 20 g，瞿麦 20 g，滑石 20 g，通草 15 g，车前子 15 g，竹叶 15 g，灯芯草 15 g，橘核 15 g，荔枝核 15 g，川楝子 10 g，小茴香 15 g，王不留行 20 g，木瓜 15 g，甘草 15 g，桂枝 15 g。21 剂，日 1 剂，水煎服，分早晚温服。双嘧达莫片每日 2 片，激素每日 2 片，碳酸钙 D₃ 咀嚼片每日 1 片。

三诊：2015 年 4 月 13 日，患者口腔溃疡未犯，舌红，舌根黄腻，脉沉滑。尿常规：PRO（＋），草酸钙（＋）。继 2 月 2 日方案，汤药 21 剂巩固治疗。

按语：初诊方用黄连解毒汤合清胃散加减。阴虚日久，热毒亢盛，热毒上炎上扰头面，治疗以清热解毒，滋阴凉血。方中用黄连、黄芩、栀子力挫三焦火毒；生地、麦冬、玄参、牡丹皮滋阴养血；柴胡、升麻升而能散，可宣达郁遏之火，有"火郁发之"之意；双花、连翘、大青叶、蒲公英、紫花地丁等药清热解毒；大黄、生石膏清热泻火。二诊患者感冒，咳黄痰，睾丸肿痛。方用三仁汤加减合行气散结之药。本方是治疗湿温初起，湿饮内停，再感外邪，内外合邪，酿成的湿温。诚如薛生白所言："太阴内伤，湿饮停聚，客邪再至，内外相引，故病湿热。"（《温热经纬》）方中杏仁宣肺以利湿气；白蔻仁芳香化湿，行气宽中，畅中焦之脾气；薏苡仁甘淡性寒，渗湿利水而健脾，使湿热从下焦而去；通草、竹叶甘寒淡；厚朴行气化湿，散结除满。

二、阳痿医案

阳痿是指成年男子性交时，由于阴茎痿软不举，或举而不坚，无法进行正常性生活。本病的病因主要有劳伤久病，饮食不节，七情所伤。病机为肝、脾、肾、心受损，或经络阻滞，导致宗筋失养而发为阳痿。

案

刘某，男，46 岁，2014 年 12 月 22 日初诊。

初诊：患者性功能减退半年，阳痿，早泄，口干，睡眠差，偶有汗出，四肢畏冷，舌质淡红，苔薄白，脉沉迟，尺脉尤甚。糖尿病病史9年。

辨证分析：《素问·痿论》中又称为"筋痿""思想无穷，所愿不得，意淫于外，入房太甚，宗筋弛纵，发为筋痿"。肾阳虚，肾精不足致使宗筋失养而弛纵，引起阴茎痿弱不起而致阳痿。日久下元虚损，精关不固，封藏失职则早泄；肾阳虚，命门火衰，不能温养形体则四肢畏冷；肾精亏耗，肾阴不足，不能生髓上充脑海，故寐差；阴虚生内热故口干；舌淡红，苔薄白，脉沉迟为肾阳虚、肾精不足之象。

中医诊断：阳痿（肾阳虚，肾精不足）。

治法：补肾助阳，填精益髓。

处方：菟丝子15 g，枸杞子15 g，五味子15 g，女贞子20 g，车前子15 g，覆盆子20 g，地肤子15 g，蛇床子15 g，仙茅15 g，仙灵脾15 g，薏苡仁30 g，山药20 g，熟地30 g，肉苁蓉15 g，枣仁15 g，柏子仁15 g，蜈蚣2条，锁阳10 g，炮附子10 g。7剂，日1剂，水煎服，分早晚温服。

二诊：2015年1月2日，患者症状改善，效不更方，前后加减，继服28剂，获得满意效果。

按语：阳痿是由于虚损、惊恐、湿热等原因，致使宗筋失养而弛纵，引起阴茎痿弱不起，临房举而不坚，或坚而不能持久的一种病证。本案方用五子衍宗丸加减，五子衍宗丸出自《丹溪心法》此方针对肾精不足，肾阳亏虚所致阳痿，早泄皆有效果。方中枸杞子、菟丝子补肾精，壮阳道，助精神；覆盆子养真阴，固精关，起阳痿；五味子补肾水，益肺气，止遗泄；车前子利小便。因患者肾阳虚症状明显，加仙灵脾、附子、锁阳、蜈蚣、肉苁蓉等药温肾壮阳；肾精亏耗，肾阴不足加熟地、女贞子滋补肾阴；肾阴不足导致心肾不交，加枣仁、柏子仁养心安神。

三、早泄医案

早泄是指男性在性交时失去控制射精的能力，阴茎在插入阴道前或刚插入后即射精，或女性在性交中到达性高潮的频度不足50%。中医学对早泄早有论述，如《沈氏尊生书》载有"未交即泄，或乍交即泄。"《秘本种子金丹》云："男子玉茎包皮柔嫩，少一挨，痒不可当，故每次交合，阳精已泄，阴精未流，名曰鸡精。"《辨证录·种嗣门》："男子有精滑之极，一到妇女之门即便泄精，欲勉强图欢不得，且泄精甚薄。"

案 1

李某，男，35 岁，2012 年 8 月 28 日初诊。

初诊：患者早泄 5 月余，阴茎举而不坚，性欲淡漠，腰膝酸软，乏力，动则汗出，面色不华，夜尿增多，小便清长，舌质淡红，苔薄，脉沉。

辨证分析：《诸病源候论》曰："肾气虚弱，故精溢也，见闻感触，则动肾气，肾藏精，令肾弱不能制于精，故因见闻而精溢出也。"患者久病不愈，下元虚惫，精关不固，封藏失职，故早泄；气虚及阳，命门火衰，不能温养，故性欲淡漠，面色不华；肾虚，腰脊失养则腰膝酸软；气虚则乏力，劳则耗气故动则汗出；肾阳虚，膀胱气化失约则夜尿增多，小便清长；舌质淡红，苔薄，脉沉主肾阳虚、肾精不足之象。

中医诊断：早泄（肾气不固）。

治法：补肾助阳，益气固精。

处方：黄芪 20 g，党参 20 g，熟地 20 g，山萸肉 10 g，山药 10 g，茯苓 10 g，泽泻 10 g，丹皮 10 g，枸杞 10 g，金樱子 20 g，芡实 20 g，白蒺藜 10 g，韭菜子 20 g，锁阳 20 g，仙灵脾 10 g，寸云 10 g，蜈蚣 2 条。14 剂（颗粒），日 1 剂，水冲服，分早晚温服。

二诊：2012 年 9 月 11 日，上述症状明显减轻，仍有少许腰酸。舌质红，苔薄，脉沉。上方继用 14 剂。

三诊：2012 年 9 月 25 日，患者自述初诊症状明显好转，上方继用 14 剂，巩固治疗。

按语：中医认为早泄的发生与肾、心、肝、脾关系密切，主要分为肾气不固、阴虚火旺、肝经湿热和心脾两虚 4 个基本证型。若禀赋羸弱，房劳过度，手淫频繁，运动过少，或慢性疾病机体消耗太过，肾精匮乏，肾气虚衰，封藏失固，而致肾气不固型早泄。本案患者肾精匮乏，肾气虚衰，封藏失固，而致早泄，方用参芪地黄汤加减。方中党参、黄芪补益肾气，熟地滋阴补肾，填精益髓，山萸肉补养肝肾，固涩精气，山药补益脾阴，固肾涩精，三种药合用三阴并补，重在补肾；茯苓淡渗脾湿，并助山药之健运；丹皮凉血活血，并制山萸肉之温涩；泽泻利水渗湿；金樱子、芡实益肾固精；枸杞、白蒺藜滋阴补肾；韭菜子、锁阳、仙灵脾、寸云、蜈蚣补肾壮阳，共奏阴阳双补、阴中求阳之功效。

案 2

郝某，男，36 岁，2013 年 8 月 9 日初诊。

初诊：该患者早泄半年余，阴茎举而不坚，性欲淡漠，腰膝酸软，乏力，动则汗出，手足凉，手心汗出，面色不华，阴囊潮汗，大便秘结，舌质淡红，苔薄，脉沉。

辨证分析：中医认为早泄的发生与肾、心、肝、脾关系密切。该患者乏力，动则汗出，面色不华，为脾虚之象；早泄，阴茎举而不坚，性欲淡漠，腰膝酸软，手足凉，为肾阳虚衰之象；大便秘结为肠燥之象。《诸病源候论》曰："肾气虚弱，故精溢也，见闻感触，则动肾气，肾藏精，令肾弱不能制于精，故因见闻而精溢出也。"该患久病不愈，下元虚惫，精关不固，封藏失职，故早泄；气虚及阳，命门火衰，不能温养，故性欲淡漠，手足凉，面色不华；肾虚，腰脊失养则腰膝酸软；脾气虚则乏力，劳则耗气，故动则汗出；肾阴不足，阴虚生内热故手心汗出；湿热内蕴下注膀胱，故阴囊潮汗；热结大肠则大便秘结；舌质淡红，苔薄，脉沉为脾肾两虚之象。

中医诊断：早泄（脾肾两虚）。

治法：健脾益肾固精，润肠通便。

处方：黄芪30 g，党参30 g，熟地20 g，山萸肉20 g，炒山药20 g，茯苓20 g，泽泻20 g，丹参30 g，枸杞子30 g，女贞子30 g，何首乌30 g，杜仲30 g，焦山楂30 g，炒麦芽30 g，神曲30 g，鸡内金20 g，石韦20 g，白花蛇舌草30 g，半枝莲20 g，鱼腥草30 g，地肤子20 g，蛇床子20 g，仙灵脾20 g，麻子仁20 g，桂枝20 g，柴胡20 g，枳实20 g，寸云20 g。14剂（颗粒），日1剂，水冲服，分早晚温服。

二诊：2013年8月26日，患者自述体力增强，手足凉、阴囊潮汗、手心出汗症状好转，仍有大便先硬后溏，阳痿，早泄。舌质红，苔薄滑，脉沉。PRO（＋）。

处方：黄芪30 g，党参30 g，熟地20 g，山萸肉20 g，炒山药20 g，茯苓20 g，泽泻20 g，丹参30 g，枸杞子30 g，女贞子30 g，何首乌30 g，杜仲30 g，焦山楂30 g，炒麦芽30 g，神曲30 g，鸡内金20 g，石韦20 g，白花蛇舌草30 g，半枝莲20 g，鱼腥草30 g，地肤子30 g，蛇床子30 g，仙灵脾20 g，炒白术20 g，薏苡仁20 g，扁豆20 g，蜈蚣30 g。14剂（颗粒），日1剂水冲服，分早晚温服。

三诊：2013年9月9日，患者自述仍有阳痿、早泄。舌质淡红，苔薄，脉沉。PRO（－）。8月26日方去蛇床子，继用14剂。

四诊：2013年9月25日，患者自述已可过性生活，但仍有少许遗精，早泄，阴囊凉，阴囊潮汗，舌质淡红，苔薄，脉沉。

处方：菟丝子 10 g，枸杞子 10 g，车前子 15 g，覆盆子 10 g，沙苑子 10 g，蛇床子 10 g，韭菜子 10 g，女贞子 10 g，地肤子 10 g，炒山药 10 g，附子 3 g，肉桂 3 g，寸云 3 g，熟地 10 g，蜈蚣 2 g，扁豆 10 g，石斛 20 g，山萸 10 g，五味子 6 g，金樱子 10 g，芡实 10 g，炒白术 10 g，薏苡仁 10 g。14 剂（颗粒），日 1 剂，水冲服，分早晚温服。

五诊：2013 年 10 月 17 日患者自述初诊症状均进一步减轻，舌淡红，苔薄白，脉沉。9 月 25 日方继用 14 剂，巩固治疗。

按语：本案初诊用方"参芪地黄汤"出自清代名医沈金鳌的《沈氏尊生书》。该书云："或溃后疼痛为甚，淋漓不已则为气血大亏，须用峻补，宜参芪地黄汤。"其中熟地、山萸肉、枸杞子、杜仲、何首乌、女贞子补肾滋阴，黄芪、党参、炒山药健脾益气共为君；茯苓、泽泻、石韦、白花蛇舌草、鱼腥草、半枝莲清热利湿解毒共为臣；丹参活血化瘀使诸药补而不滞，仙灵脾补肾阳取"阳中求阴""壮火之源，以消阴翳"之意，二药共为佐使；焦三仙、鸡内金醒脾行气，助脾运化共为使，诸药合用共奏补脾益肾、清热利湿之效。二诊：考虑患者肠燥症状已愈，脾虚、肾虚症状明显，故前方去麻子仁、寸云，加健脾药炒白术、薏苡仁、扁豆，益肾壮阳之蜈蚣。四诊：考虑为肾阳亏虚，精关不固，应用五子衍宗丸填精补髓、补益肾气。五子衍宗丸由枸杞子、菟丝子、五味子、覆盆子、车前子 5 味药组成，具有填精补髓、补益肾气的功能。方中菟丝子温肾壮阳力强；枸杞填精补血见长；五味子五味皆备，而酸味最浓，补中寓涩，敛肺补肾；覆盆子甘酸微温，固精益肾；妙在车前子一味，泻而通之，泻有形之邪浊，涩中兼通，补而不滞；沙苑子、女贞子、石斛、熟地、山萸、山药补肾益精；扁豆、芡实、炒白术、薏苡仁健脾和胃；金樱子、蛇床子、地肤子固精缩尿；韭菜子、附子、肉桂益肾温阳；蜈蚣是一味补肾壮阳之品。现代医学认为蜈蚣可促进人体新陈代谢，具有强身健体、推陈致新的作用，用之则食欲旺盛，精气充足，身体健壮，阳痿自可痊愈。最后用甘草调和诸药。

四、阴肿医案

阴肿病名出自隋代巢元方《诸病源候论·阴肿候》。发于女子者，亦称阴户作肿、阴间肿痛、阴肿坚痛、阴门肿痛、蚌疽、阴户风肿、阴户湿肿、阴户肿痛等；发于男子者，亦称肾大如斗、阴肿大如斗等；发于小儿者，亦称蚯蚓呵肾、外肾肿硬等。概指以男女阴器肿大为主症的一种疾病。

案

郑某，男，47 岁，2014 年 3 月 26 日初诊。

初诊：患者睾丸肿痛 6 日，痛连小腹，伴腰膝酸软，盗汗，口苦，尿频、小便黄，舌红，苔黄，脉沉。

辨证分析：张子和说"治疝皆归肝经"，张景岳亦有"治疝必先治气"之说。足厥阴肝经抵于少腹，络于阴器，若寒客肝脉，气机阻滞，则可见睾丸肿痛，痛连小腹；肾阴不足，腰脊失养则腰膝酸软；阴虚生热，热邪煎津外泄则盗汗；肾阴虚，湿热内生，下注膀胱，膀胱气化失约则尿频，小便黄；舌红苔黄，脉沉为肾虚之象。

中医诊断：阴肿（寒热夹杂）。

治法：清上温下，调和寒热。

处方：滋肾通关丸合六味地黄丸合橘核丸加减。橘核 20 g，荔枝核 20 g，小茴香 20 g，川楝子 20 g，熟地 25 g，山萸 20 g，山药 20 g，茯苓 20 g，泽兰 20 g，肉桂 15 g，丹参 30 g，车前子 15 g，黄柏 15 g，王不留行 30 g，萹蓄 15 g，瞿麦 15 g，滑石 15 g，甘草 15 g，延胡索 20 g，砂仁 15 g，三棱 15 g，文术 15 g。14 剂，日 1 剂，水煎服，分早晚温服。

按语：患者出现睾丸肿痛，痛连小腹，为寒凝肝脉、气机阻滞所致。故用橘核丸，橘核、荔枝核入肝肾之经，以行外肾之滞气；川楝子、小茴香疏肝理气，能解肝之郁滞；气机阻滞，日久夹瘀，故加延胡索、三棱、文术行气止痛，软坚散结，攻除癥瘕；患者腰膝酸软，盗汗，为肾阴虚之症状，故用六味地黄丸养阴清热；患者尿频、小便黄，为下焦湿热之症状，故加萹蓄、瞿麦、滑石清热利湿，利尿通淋。滋肾通关丸又名通关丸、滋肾丸，出自《兰室秘藏·小便淋闭门》，谓"治不渴而小便闭，热在下焦血分"，由知母、黄柏、肉桂三味药组成。此案去知母，加王不留行。黄柏清热泻火、燥湿解毒；王不留行合泽兰活血通经，利尿通淋；配少量肉桂温肾阳、助气化。三方合用，体现了清温并用、清中寓养、清中寓化、以清为主的配伍特点。加延胡索行气止痛，加砂仁醒脾和胃，甘草调和诸药。

五、滑精医案

遗精是指在非性生活时精液自行泄出的一种症状。中医认为，有梦而遗精的称"梦遗"；无梦而遗精，甚至清醒时精液自流者称为"滑精"。遗精多因恣情纵欲、劳心过度、妄想不遂、饮食不节引起。遗精初起以实证为主，日久精液损耗太甚，阴损及阳，阴阳俱虚，不能阳固阴守，而致遗泄，和阴阳止遗泄当为首务。

案

刘某，男，21 岁，2013 年 12 月 30 日初诊。

初诊：患者频繁遗精一年余。一年前因学习压力大，出现遗精每周 2 次以上，逐渐加重，现至清醒时精自滑出，1~3 次/天，伴面白少华，精神萎靡，腰膝酸软，畏寒肢冷，大便溏，舌质淡红苔少，脉沉细。尿常规：BLD（+），RBC 0~1 个/HP。

辨证分析：遗精日久，肾精亏耗，下元虚惫，精关不固，封藏失职，而见遗精频作，甚至滑精；气虚及阳，命门火衰，不能温养形体，故精神萎靡，畏寒肢冷，面白少华；肾虚，腰脊失养则腰膝酸软；肾阳虚，失于温煦则大便溏；舌质淡红，苔少，脉沉细为阴阳两虚之象。

中医诊断：滑精（阴阳两虚）。

治法：调和阴阳，固涩摄精。

处方：桂枝 10 g，白芍 10 g，生姜 10 g，大枣 5 g，甘草 5 g，煅龙牡各 15 g，熟地 15 g，山萸 10 g，山药 10 g，茯苓 10 g，泽泻 5 g，丹皮 5 g，肉桂 5 g，仙灵脾 10 g，附子 5 g，金樱子 10 g，芡实 10 g，巴戟天 5 g，炒白术 5 g。7 剂，日 1 剂，水煎服，分早晚温服。

二诊：2014 年 1 月 6 日，患者自述初诊症状明显减轻，仍感少许畏寒，舌质淡红，苔薄，脉沉。上方加赤石脂 5 g，继用 7 剂治疗。

三诊：2014 年 1 月 13 日，患者自述初诊时症状已不明显，下肢略肿，舌质淡红，苔薄，脉沉。上方加乌药 10 g，冬瓜皮 15 g，21 剂巩固治疗。

按语：张仲景《金匮要略》称本病为"失精""梦失精""精自出"，云："夫失精家少腹弦急，阴头寒，目眩，发落，脉极虚芤迟，为清谷，亡血，失精。脉得诸芤动微紧，男子失精，女子梦交，桂枝加龙骨牡蛎汤主之。"本案治疗中采用桂枝龙骨牡蛎汤合金匮肾气丸加减。桂枝汤调和阴阳，龙骨牡蛎潜镇摄纳。金匮肾气丸加仙灵脾，巴戟天补肾助阳，金樱子固精缩尿，芡实、炒白术健脾止泻。如阳能固摄，阴能内守，则精不外泄，同时配合生活起居及精神因素的调理，达到事半功倍、治愈遗精的目的。二诊：考虑原方甘温固涩之力稍弱，故上方加赤石脂 5 g，继用 7 剂治疗。三诊：考虑患者仍有肾阳虚，膀胱气化不利，故加乌药温肾散寒、缩尿止遗，冬瓜皮利水消肿。

六、湿温医案

湿温出自吴鞠通《温病条辨·上焦》，曰："头痛恶寒，身重疼痛，舌白不渴，脉弦细而濡，面色淡黄，胸闷不饥，午后身热，状若阴虚，病难速已，名曰湿温。汗之则神昏耳聋，甚则目瞑不欲言，下之则洞泄，润之则病深不解。长夏、深秋、冬日同法，三仁汤主之。"

案

王某，女，43岁，2013年6月25日初诊。

初诊：初起为发热，恶寒而少汗，发热以午后为甚，头痛重胀，神疲，纳少，时感胸闷，舌质淡红，苔黄白腻。

辨证分析：湿遏卫阳，失其温煦开合之职则恶寒；湿中蕴热，热被湿遏，故发热；湿浊犯胃，胃失和降，胃纳无权，则纳少；中焦湿阻，影响肺气宣肃，则胸闷；湿邪困遏清窍则头痛重胀；舌质淡红，苔黄白腻则为湿渐化热之象。

中医诊断：湿温。

治法：芳香宣化，轻清泄热。

处方：杏仁20 g，滑石20 g，白通草15 g，竹叶15 g，白蔻仁15 g，厚朴15 g，薏苡仁20 g，法半夏15 g，茯苓20 g，炒山栀20 g，芦根25 g。3剂，日1剂，水煎服，分早晚温服。

二诊：连服3剂，发热、头痛重胀、胸闷症状减轻，原方再服7剂，诸症痊愈。

按语：湿温出自吴鞠通《温病条辨·上焦》，本案为三仁汤酌加清热解毒之品。"三仁汤方：杏仁五钱，飞滑石六钱，白通草二钱，白蔻仁二钱，竹叶二钱，厚朴二钱，生薏仁六钱，半夏五钱。甘澜水八碗，煮取三碗，每服一碗，日三服。"书中并没有对三仁汤做详细方解，只是指出"惟以三仁汤轻开上焦肺气，盖肺主一身之气，气化则湿亦化也"。当代方书对本方的解读，多从以药解方的角度，认为本方有"宣上、畅中、渗下"之功。如秦伯未在《谦斋医学讲稿》中指出："三仁汤为湿温证的通用方。它的配合，用杏仁辛宣肺气，以开其上；白蔻仁、厚朴、半夏苦辛温通，以降其中；薏苡仁、通草、滑石淡渗湿热，以利其下。虽然三焦兼顾，其实偏重中焦。"《中医治法与方剂》一书中也说："方中杏仁辛开苦降，开肺气，启上闸；白蔻仁芳香化浊，与厚朴、半夏同用燥湿化浊之力颇强；薏苡仁、滑石、通草皆甘淡渗湿之品，使湿邪从下而去；用竹叶、滑石略事清热，数药合用，则辛开肺气于上，甘淡渗湿于下，芳化燥湿于中。"方加茯苓渗湿健脾，炒山栀、芦根清热除烦利尿。

七、湿疹医案

过敏性皮炎是由于接触过敏性抗原引起的皮肤过敏反应，它主要是由IgE介导的 I 型变态反应。凡对特异性抗原有遗传的或体质上易感的人，在接触这种抗原时，可导致速发型或迟发型过敏性皮炎，主要是指人体接触某些过敏源而引起皮肤红肿、发痒、风团、脱皮等皮肤病证。具体的过敏原可以分为接触过敏原、吸入过敏原、食入过敏原和注射入过敏原四类。每类过敏原都可以引起相应的过敏反应，主要的表现为多种多样的皮炎、湿疹、荨麻疹。中医风疹、湿疹，多为风热或风湿之邪侵袭人体，浸淫血脉，内不得疏泄，外不得透达，郁于肌肤腠理之间所致，故皮肤疹出、色红瘙痒或津水流溢。

案1

赵某，女，65岁，2014年4月14日初诊。

初诊：患者周身瘙痒、周身皮肤红色丘疹，抓破后渗出津水，舌红苔薄，脉数。

辨证分析：《灵枢·五变》："肉不坚，腠理疏，则善病风。"本病系风湿之邪侵袭人体，浸淫血脉，内不得疏泄，外不得透达所致。

中医诊断：湿疹。

西医诊断：过敏性皮炎。

治法：疏风养血，清热除湿。

方药：荆芥15 g，防风15 g，牛蒡子20 g，蝉蜕20 g，苍术20 g，苦参20 g，石膏30 g，知母20 g，当归20 g，胡麻仁20 g，生地20 g，通草15 g，甘草15 g，白鲜皮30 g。7剂，日1剂，水煎服，分早晚温服。

二诊：连服7剂，周身瘙痒减轻，红色丘疹减少，原方再服7剂，诸症缓解。

案2

李某，女，5岁，2015年5月29日初诊。

初诊：臀部及双下肢出现红色丘疹，无瘙痒感，舌红苔薄，脉数。

辨证分析：《灵枢·五变》："肉不坚，腠理疏，则善病风。"本病系风湿之邪侵袭人体，浸淫血脉，内不得疏泄，外不得透达所致。

中医诊断：湿疹。

治法：疏风养血，清热除湿。

处方：当归 20 g，荆芥 15 g，防风 15 g，通草 15 g，滑石 15 g，苦参 15 g，知母 20 g，生石膏 20 g，生地 20 g，蝉蜕 20 g，大力子 20 g，甘草 15 g，黄芪 20 g，白术 20 g。7 剂，日 1 剂，水煎服，分早晚温服。

二诊：2015 年 6 月 8 日服药 7 剂后未出湿疹，舌质红，苔黄腻，脉沉，上方继服。

三诊：2015 年 10 月 15 日臀部出湿疹 4 天，扁桃体 Ⅱ 度肿大，在原方基础上加入木蝴蝶 20 g，杏仁 15 g，陈皮 15 g 继服。

四诊：2015 年 10 月 26 日，下肢皮肤瘙痒，余症明显好转，故上方去木蝴蝶、杏仁、陈皮，继服 7 剂巩固。

按语：湿疹在中医学古代典籍中湿疹相当于"粟疮"，急性湿疹则相当于"风湿疡"的范围，慢性湿疹则类似于"顽湿疡"。从这些病名不难看出，湿疹的中医发病原因与"湿"脱不了干系。湿疹皆因先天禀赋不足，风湿热长期寄存于肌肤而形成。或因脾失健运，或因营血不足，湿热凝聚，以致血虚风燥，风燥湿热郁结，肌肤失养。本案患者发病原因属于前者，则治以疏风养血，清热除湿。方用消风散加减。消风散出自《外科正宗》，方中荆芥、防风、牛蒡子、蝉蜕疏风止痒为君，以除在表之风邪；配伍苍术祛风燥湿，苦参清热燥湿，通草渗利湿热为臣；佐以知母、石膏清热泻火，当归、生地养血活血；甘草清热解毒，调和诸药为使；案 1 加入白鲜皮清热燥湿，案 2 加入黄芪、白术增强燥湿之效，共奏疏风养血、清热除湿之功。案 2 患者三诊时扁桃体 Ⅱ 度肿大，故在原方基础上加入宣肺利咽之木蝴蝶、杏仁、陈皮。

八、灯笼病医案

"灯笼病"的病名，出自《医林改错》一书，主要症状为身外凉，心里热，患者痛苦异常，可发生在其他疾病的某个时期，多因情志不畅而引起气滞，因气滞而致血瘀；血瘀久而化热，热性炎上，扰乱心神，而致心里热；内有瘀血，出现口干不欲饮，肌肤失养致皮肤粗糙，阳气郁阻不达肌肤而致身外凉。

案

王某，女，65 岁，2014 年 3 月 24 号初诊。

初诊：患者自觉发热，四肢凉，畏寒，体温不高，心烦，失眠 1 月余，舌紫苔腻，脉沉。

辨证分析：患者久病成瘀，瘀久而化热，则发热；热性炎上，扰乱心神，而致心烦、失眠；阳气郁阻不达肌肤而致四肢凉，畏寒；舌紫苔腻为瘀热之象。

中医诊断：灯笼病（瘀血阻滞）。

治法：活血化瘀。

处方：桃仁 20 g，红花 15 g，赤芍 20 g，当归 20 g，川芎 20 g，生地 20 g，柴胡 20 g，枳壳 15 g，桔梗 15 g，甘草 15 g，川牛膝 30 g，葛根 20 g，石斛 20 g，陈皮 20 g。7 剂，日 1 剂，水煎服，分早晚温服。

二诊：2014 年 4 月 1 号，自觉身热减轻，继续服用上方 7 剂。

三诊：2014 年 4 月 7 号，无身热，睡眠良好。

按语：灯笼病属中医的血瘀证范畴，治疗用血府逐瘀汤，此方出自清代王清任的《医林改错》。方中当归、赤芍、桃仁、红花、川芎活血化瘀；柴胡疏肝理气，升达清阳；牛膝通血脉，引血下行；桔梗开肺气载药上行于心中，合枳壳一升一降，开胸行气，使气行则血行；生地凉血清瘀热，合当归滋养阴血，使祛瘀而不伤正；甘草调和诸药，全方配伍即行血分瘀滞，又解气分郁结，气血双调，活血而不伤阴，祛瘀又能生新，合而用之使瘀血祛、气滞行。方加葛根清热生津，陈皮理气。灯笼病多见于 45 岁以上的患者，以女性多见，多有原发病如高血压、冠心病、糖尿病、更年期综合征、慢性胃炎等，多伴有微循环障碍、可反复发作等特点，临床只要抓住身外凉、心灼热这一主要症状，内有瘀血这一病机，就可应用此方，定能收到良好效果。

第四节　水证论治医案

水证即因病理导致的水液不能正常运行（包括生成和排泄）而表现出来的疾病。水饮既是人体脏腑生理活动异常的病理产物，又是临床疾病的常见病因，是人体津液代谢失常、水液潴留于人体的病变。水液积于人体偏虚之处，伏于脏腑经络隐僻空隙之间。溢于肌肤为水肿，聚于腹中为腹胀，上蒙清阳为癫眩，下蓄水腑为小便不利；凌于心则悸，射于肺则咳，侮于脾则泻，逆于胃则呕，犯于肝则痛，入于肾则喘。又因其水气停留的部位和临床主症的不同，而有水肿、痰饮、湿痹、结胸、奔豚等不同的病名。水证类似于现代医学的各类肾脏疾病、充血性心力衰竭、肺心病、胸腔积液、肝硬化腹水、内分泌失调及营养障碍等所引起的水肿。

一、水在肌肤的证治

"水肿"一词首见于《黄帝内经》，本义为水湿停聚体内或泛滥体表所致疾病。在《黄帝内经》中又称为"水"，并根据其不同症状分为"石水""风水""肾风"等命名。如《素问·气厥论》："肺移寒于肾，为涌水。涌水者，按腹不坚，水气客于大肠，疾行则鸣濯濯，如囊裹浆，水之病也。"《灵枢·水胀》曰："水始起也，目窠上微肿，如新卧起之状，其颈脉动，时咳，阴股间寒，足胫肿，腹乃大，其水已成矣。以手按其腹，随手而起，如裹水之状，此其候也。"为对水肿症状的详细描述。《黄帝内经》认为水肿与肺、脾、肾、三焦等脏腑相关，其中"以肾为本"。如肾气不利，水聚为肿，《素问·水热穴论》："肾者，胃之关也，关门不利，故聚水以从其类也，上下溢于皮肤，故为浮肿。浮肿者，聚水而生病也。"明代李中梓《医宗必读·水肿》："盖脾土主运行，肺金主气化，肾水主五液。凡五气所化之液悉属于肾，五液所化之气悉属于肺，转输二脏，以制水生金者悉属于脾，故肿胀不外此三经也"。清代喻嘉言亦认为水肿其本在肾，其标在肺，其制在脾。可见水肿之病都是脾、肺、肾三脏失调而后气滞为水之殃害所及。临床上此类病证多见于慢性肾炎，肾病综合征，慢性肾功能不全，营养不良性水肿，甲状腺功能减退所导致的黏液性水肿等。

案 1

魏某，男，46 岁，2012 年 9 月 10 日初诊。

初诊：该患者周身水肿，腹胀 2 周，因肺结核在胸科医院住院治疗，颜面水肿，腹水征（＋），双下肢按之深度凹陷。舌红，苔黄腻，脉沉。尿液分析：PRO（＋＋），RBC 5.84/μL，WBC 42.79/μL（3～5 个/HP）。

辨证分析：该患者特点是伴有周身水肿与腹胀难忍并见。《素问·水热穴论》曰："勇而劳甚，则肾汗出，肾汗出逢于风，内不得入于脏腑，外不得越于皮肤，客于玄府，行于皮里，传为胕肿。""故其本在肾，其末在肺。"《素问·至真要大论》又指出："诸湿肿满，皆属于脾。"肺结核属中医学的肺痨，是慢性虚弱性疾病，病机主要是阴虚。肺肾相生，肾为肺之子，肺虚肾失滋生之源，则肾易虚，肾主水，虚则气化水液之功不利；再者《素问·经脉别论》曰："脾气散精，上归于肺。"肺虚，子盗母气则脾亦虚；故肺、脾、肾皆虚，水液气化及运化失常，则出现全身水肿；肝肾同源，肾虚久后肝则易虚，肝虚失疏泄，脾虚失健运，则出现腹水腹胀。苔黄腻，脉沉，为内虚有湿热。以金元四大家李东垣《兰室秘藏》中的中满分消丸改为汤剂加减治疗。

中医诊断：水肿（脾肾两虚，水热互结）。

西医诊断：慢性肾炎。

处方：党参30 g，炒白术15 g，茯苓15 g，猪苓15 g，泽泻30 g，砂仁15 g，枳壳15 g，陈皮15 g，半夏15 g，厚朴15 g，知母15 g，干姜10 g，姜黄15 g，黄芩15 g，黄连15 g，焦榔片15 g，冬瓜皮50 g，大腹皮30 g，芦根30 g，白茅根30 g，杏仁15 g，鳖甲10 g，车前子50 g。14剂（颗粒），水冲服，日2次。

二诊：2012年9月25日，服上药后浮肿全消，腹水少量。尿液分析：蛋白：PRO（＋＋），GLU（＋＋），上方14剂继续服用，巩固治疗。

按语：中满分消丸是李东垣著名方剂，本方功用是清热利湿、消胀除满，主治湿热鼓胀，症见腹大坚满、脘腹痞满胀痛、口苦纳呆、小便短赤、大便秘结、苔黄腻、脉弦数。本案患者因患有肺痨，致阴虚体质，久之生内热，再加之脾肾亏虚，水液运化失司，致水热内蕴，溢于肌肤发为水肿，虽鼓胀为兼症，但病机相同故用之。方中人参用党参代替，一是取其与人参作用相似，二是更易得用，与白术相用健脾益气，祛炙甘草防其甘腻之性碍胃；因"调水在肺、制水在脾、主水在肾"，则茯苓、猪苓、泽泻共用加强健脾利水渗湿之功，使泛滥之水从小便出；又因"气行则水行，气滞则水停"，故砂仁、陈皮、半夏、厚朴可行气利水；枳实易枳壳，主取其行气之功，枳实善破气，易伤正；"病痰饮者，当以温药和之"，痰湿阴浊内聚日久又易蕴结湿热，以致阴阳失调，寒热错杂，治当揆度阴阳，调理寒热，寒者热之，热者寒之，寒热并施，干姜与黄芩、黄连、知母并行乃因于此；"气行则血行，气滞则血凝"，为防气滞日久导致血瘀，加一味姜黄活血通络；患者全身水肿较重，故再加焦榔片利水行气，冬瓜皮、大腹皮利水消肿；加芦根、白茅根增强其清热利尿之力；杏仁味苦降泄，肃降兼宣发肺气，则可宣肺利水；鳖甲软坚散结，祛瘀久之水气；车前子利尿消肿。本案是原方新用的典型案例，因辨证准确，配伍严谨，故效果显著。

案 2

毕某，女，54 岁，2014 年 6 月 3 日初诊。

初诊：患者双下肢水肿、乏力、嗜睡、尿少，大便日 1 次。舌质淡，舌体胖，苔薄，脉沉。

辨证分析：《诸病源候论·水肿病诸候》"水病者，由肾脾俱虚故也。肾虚不能宣通水气，脾虚又不能制水，故水气盈溢，渗液皮肤，流遍四肢，所以通身肿也""风水病者，由脾肾气虚弱所为也""夫水肿病者，皆由荣卫痞涩，肾脾虚弱所为" "身面卒洪肿者，亦水病之候，肾脾虚弱所为" "肾主水，肾虚故水妄行"可被概括为：脾肾亏虚，水液气化不利，可导致水湿渗溢肌肤，发为水肿。患者素体脾肾两虚，肾主水，脾主运化，脾肾两虚则水液代谢失常，水湿溢于肌肤则发水肿；肾主气，肾虚则乏力；水湿郁久化热，湿热上扰清窍则嗜睡；湿热下注膀胱，气化失常则尿少；舌淡胖，苔薄，脉沉为脾肾两虚之舌脉。

中医诊断：水肿（脾肾两虚，湿热内蕴）。

治法：健脾益肾，清热利湿。

处方：黄芪 30 g，党参 30 g，茯苓 20 g，生地 20 g，山药 20 g，山萸肉 20 g，泽泻 20 g，丹参 30 g，首乌 20 g，仙灵脾 30 g，女贞子 30 g，枸杞子 30 g，山楂 30 g，神曲 30 g，麦芽 30 g，石韦 20 g，鸡内金 20 g，白花蛇舌草 30 g，半枝莲 30 g，鱼腥草 30 g，冬瓜皮 30 g，大腹皮 30 g，砂仁 15 g。7 剂，水煎服，日 2 次，温服。

二诊：2014 年 6 月 10 日，药后水肿减轻、嗜睡缓解，乏力消失，尿量增多，舌质淡，苔薄，脉沉。继续服用上方 7 剂。

三诊：2014 年 6 月 18 日，无水肿，无明显不适症状。

按语：本病病机为脾肾两虚，湿热内蕴。方用参芪地黄汤加减。参芪地黄汤出自清代名医沈金鳌的《沈氏尊生书》。该书云："或溃后疼痛为甚，淋沥不已，则为气血大亏，须用峻补，宜参芪地黄汤。"组成为人参、黄芪、茯苓、熟地、山药、山茱萸、丹皮和姜枣。参芪地黄汤由六味地黄汤加补气药而成，在补肾阴的基础上加强了益气补脾的功能，构成了益气补脾滋肾、脾肾同补、先后天兼顾之剂。方中加入清湿热又能利水湿的鱼腥草、半枝莲、白花蛇舌草，增加了参芪地黄汤的清热利湿之功，又加入泽泻、茯苓、丹参、枸杞子、女贞子、白花蛇舌草、鱼腥草、半枝莲、首乌、焦三仙、鸡内金、石韦、仙灵脾、砂仁等。其中生地、山萸肉、枸杞子、首乌、女贞子补肾滋阴，黄芪、党参、山药健脾益气共为君；茯苓、泽泻、石韦、白花蛇舌草、鱼腥草、半枝莲清热利湿解毒共为臣；丹参活血化瘀使诸药补而不滞，仙灵脾补肾阳取"阳中求阴""壮火之源，以消阴翳"之意，二药共为佐使；焦三仙、鸡内金、砂仁醒脾行气，助脾运化共为使，大腹皮利水消肿；诸药合用共奏补脾益肾、清热利湿之效。

案3

王某，女，76岁，2013年9月29日初诊。

初诊：患者既往高血压病20余年，现双下肢水肿，尿中有泡沫，畏寒，手足凉，大便干燥，舌淡红，苔黄，脉沉缓。PRO（＋）。

辨证分析：《黄帝内经》认为水肿与肺、脾、肾、三焦等脏腑相关，其中"以肾为本"。如肾气不利，水聚为肿，《素问·水热穴论》："肾者，胃之关也，关门不利，故聚水以从其类也，上下溢于皮肤，故为浮肿。浮肿者，聚水而生病也。"该患者久病，久致肾阳不足，阳不化气，水湿下聚则导致双下肢水肿；肾阳虚，不能温煦机体四末则畏寒，手足凉；肾虚，肾气失司，膀胱气化无力，不能固摄精微则尿中多沫；肾阳虚弱，温煦无权，不能蒸化津液，阴寒内结，糟粕不行，凝结肠道则大便干燥；脉沉缓主肾阳虚之象。

中医诊断：水肿（肾阳虚）。

西医诊断：高血压肾病。

治法：温补肾阳，淡渗水湿。方以加味肾气丸加减。

处方：黄芪20g，生地10g，山萸10g，山药10g，茯苓20g，泽泻20g，丹参20g，附子10g，肉桂10g，桂枝10g，牛膝10g，车前子30g，桃仁10g，红花10g，王不留行20g，冬瓜皮30g，大腹皮20g，火麻仁10g，白术10g，焦三仙各20g。14剂，水煎服，日2次，温服。

二诊：2013年10月11日，水肿消，尿中泡沫少，大便干燥程度减轻，睡眠不佳，舌红，苔黄，脉沉。上方基础上加入酸枣仁10g养血安神，28剂，水冲服。

三诊：2013年11月11日，尿急，余症不明显，舌淡红，苔黄，脉沉，尿液分析：PRO（＋），WBC 20～25个/HP，WBC 152.8/μL，上方继服14剂。

四诊：2013年11月27日，余症不明显，舌淡红，苔黄，脉沉，上方继服14剂巩固。

按语：本案患者肾阳不足，阳不化水，导致水肿，治以温补肾阳，淡渗水湿。加味肾气丸出自《济生方》，由肾气丸加入车前子、牛膝组成，用于治疗肾中阳气不足之水肿证。故以温肾助阳、利水消肿为法，方中重用大辛大热之附子，温肾助阳而消阴翳，用为君药；肉桂辛热纯阳，温肾补火，与附子同用则温阳补肾之功相得益彰；桂枝则发挥温阳化气之功效；泽泻、车前子擅于利水渗湿，为治水肿、小便不利之良药；茯苓、山药、白术益气健脾，崇土制水；山萸酸温质润，擅于补精助阳，为益肾之上品；牛膝益肝肾而滑利下行，配合泽泻、车前子、茯苓则利水消肿之效益佳；同时在原方补肾阳基础上加入王不留行、桃仁、红花活血化瘀；冬瓜皮、大腹皮利水消肿；焦三仙健胃助脾之运化；火麻仁辅以润肠通便；诸药合用，使全方标本兼治，速达药效。

二、水在肌肉关节的证治

水气流注于肌肉关节，以肌肉关节沉重酸痛为主症的病证称为湿痹；名为湿痹，乃湿邪流入关节，闭阻不通之意。自《黄帝内经》提出"风寒湿三气杂至，合而为痹"之说，诸家无不守之，痹证的形成原因与风、寒、湿三种邪气有关，这已成为一种共识。《素问·阴阳应象大论》曰："地之湿气，感则害皮肉筋脉。"《素问·生气通天论》曰："因于湿，首如裹……汗出见湿，乃生痤痱……秋伤于湿……发为痿厥。"《灵枢·九宫八风》曰："犯其雨湿之地，则为痿。"《素问·气交变大论》曰："岁土太过，雨湿流行……民病……体重烦冤……甚则肌肉萎，足痿不收……脚下痛，饮发中满，食减，四肢不举。"湿性黏滞下注，阻碍气血津液的运行，不通则痛，故下肢疼痛。治疗上，《素问·至真要大论》曰："湿淫于内，治以苦热，佐以酸淡，以苦燥之，以淡泄之。""湿淫所胜，平以苦热，佐以酸辛，以苦燥之，以淡泄之，湿上甚而热，治以苦温，佐以甘辛，以汗为故而止。"提出了苦温燥湿、淡渗利湿、辛温发汗等治湿的方法。

《金匮要略》中《辨痉湿暍病脉证并治》论述了湿痹的症状、脉象及痹证初起的治法。"太阳病，关节疼痛而烦，脉沉而细者，此名湿痹。湿痹之候，其人小便不利，大便反快，但当利其小便。""湿家之为病，一身尽疼，发热，身色如熏黄"。从以上2条可知，湿痹病位在肌肉、关节，临床以发热、身重、身痛、关节疼痛而烦为主症。治当祛内湿、利小便、实大便，候里湿去、阳气通,湿痹得除。若外湿不除,而后再用微发其汗法。

案

江某,男,34 岁,2014 年 10 月 22 日初诊。

病史:2014 年 9 月 24 日体检发现肾功能不全。既往高血压 6 年,2013 年 7 月行肾皮质瘤切除术后,血压恢复正常。

初诊:现足踝肿痛,屈伸不利,头昏沉,周身困重,颜面、双下肢肿,倦怠乏力,纳差,口中黏腻,舌质紫暗,苔厚腻,脉弦涩。尿检:正常范围;血细胞分析:HGB 171 g/L;生化五项:TAG 4.13 mmol/L,BUN 7.66 mmol/L,Cr 126.5 μmol/L,UA 560.8 μmol/L;彩色多普勒超声示双肾轻度弥漫性回声改变。

辨证分析:患者风、寒、湿阻滞经络,影响经络疏通,出现足踝肿痛,屈伸不利,头昏沉,为痰蒙清窍所致;脾虚生痰,患者倦怠乏力,纳差,为脾虚的表现;周身困重,颜面及双下肢肿,此为湿邪留恋、阻遏气机、水液代谢失司所致;口黏,苔白腻皆为痰、湿两邪为患的表现;舌质紫黯,脉弦涩为瘀阻之象。

中医诊断:痹证(痰湿瘀阻型)。

西医诊断:痛风,慢性肾功能不全。

治法:祛风利湿化痰,活血祛瘀通络。

处方:秦艽 10 g,苍术 10 g,黄柏 10 g,威灵仙 12 g,龙胆草 15 g,豨莶草 15 g,青风藤 15 g,海风藤 30 g,桃仁 10 g,红花 6 g,陈皮 12 g,胆南星 10 g,白芷 10 g,生石膏 30 g,细辛 6 g,羌活 10 g,独活 10 g,土茯苓 30 g,萆薢 20 g,甘草 15 g。14 剂(颗粒),水冲服,日 2 次。

二诊:2014 年 11 月 7 日,患者自述初诊时症状已明显好转,舌质暗红,苔薄腻,脉弦。上方加川芎 10 g,当归 10 g,生地黄 10 g,14 剂,水冲服,日 2 次。

三诊:2014 年 11 月 21 日,患者自述初诊时症状已不明显,舌质红,苔薄腻,脉弦。生化五项:TAG 2.61 mmol/L,ALT 82 U/L,Cr 121.4 μmol/L,UA 458.9 μmol/L,半胱氨酸蛋白酶抑制剂 C 0.88 mg/L。守 11 月 7 日方 14 剂,水冲服,日 2 次。

按语:痛风属中医学"痹证"范畴,又称为历节病、白虎风、白虎历节、痛痹、脚气等。"痛风"病名,最早见于《丹溪心法》,有"痛风者,四肢百节走痛是也,他方谓之白虎历节风证""肥人肢节痛,多是风湿与痰饮流注经络而痛……"的描述。对于痛风的病机，各医家看法不同，如《黄帝内经》认为风、寒、湿三种邪气混杂侵袭人体是致痛风的病机，也有湿浊内蕴、外因诱发痛风，湿浊稽留、酿成毒邪而为痛风，浊毒蕴结、变生他证而为痛风者等，而本案认为风邪夹痰夹湿滞留肢体筋脉、关节、肌肉而致不通，则痛发为痛风，故治以祛风利湿化痰、活血祛瘀通络为主，故重在祛风燥湿化痰，兼以活血祛瘀，方用大秦艽汤合二妙散加减。大秦艽汤出自明代方贤的《奇效良方》，此方原功用为祛湿清热、养血活血。取秦艽祛一身之湿；羌活、独活、川芎、白芷、细辛可散多经之风邪，因风为百病之长，善夹他邪为病，且是痛风发病之源，故宜取祛风之药遏之；因祛风药过于性燥，故宜加以养血之品，当归养血，生地滋血，再加石膏可解祛风药燥热之性；桃仁、红花活血祛瘀，再借川芎活血行气之力，使活血散瘀止痛之效倍加；茯苓取健脾利湿之功。二妙散见于元代朱丹溪的《丹溪心法》，原有功用为：清热燥湿。本案患者足踝肿痛、屈伸不利，二妙散可兼治之，方中加入龙胆草助其清热燥湿之功；威灵仙善于通十二经络，《药品化义》曰："灵仙，性猛急，盖走而不守，宣通十二经脉，主治风、湿、痰壅滞经络中，致成痛风走注"；青风藤、海风藤使全方通络之力增强；豨莶草可祛风湿、利关节，可用于风湿痹痛；胆南星善于化痰；土茯苓、萆薢二者共奏除湿、利关节之效，近来，也有研究表明两药某些化学成分相结合善于治疗痛风性关节炎；陈皮取其健脾，燥湿化痰之功；甘草可缓急止痛，且使全方药性合和。临床辨治须慎思，而本案亦为有其证则用其药之典范。

案2

李某，男，67岁，2012年8月14日初诊。

初诊：患者左脚跖趾关节红肿疼痛1周，屈伸不利，乏力，舌红苔薄，脉沉。BUN 6.6 mmol/L，Cr 163 μmol/L，UA 564 μmol/L。

辨证分析：痛风在中医古籍中属痹证范畴，又称白虎历节。朱丹溪《格致余论·痛风》曰："彼痛风者，大率因血受热，已自沸腾，其后或涉冷水，或立湿地，或扇取凉，或卧当风，寒凉外抟，热血得寒，污浊凝涩，所以作痛，夜则痛甚，行于阴也。"患者较肥胖，平时多食膏粱厚味，体内湿热壅盛，久之凝于血中，污浊凝涩，阻于经络关节，不通则痛。

中医诊断：痹证（痰湿瘀阻型）。

西医诊断：痛风，慢性肾功能不全。

治法：祛湿化痰，化瘀通络。

处方：苍术 20 g，黄柏 20 g，威灵仙 20 g，胆南星 20 g，白芷 15 g，当归 20 g，川芎 20 g，秦艽 20 g，羌活 20 g，桃仁 20 g，红花 15 g，青风藤 30 g，海风藤 30 g，龙胆草 30 g，土茯苓 30 g，萆薢 30 g，石膏 30 g，制川乌 15 g，细辛 5 g，豨莶草 20 g。21 剂，水煎服，日 2 次。

二诊：2012 年 8 月 27 日，患者自述跖趾关节无疼痛，乏力，屈伸不利症状减轻。舌质红，苔薄，脉沉。BUN 7.02 mmol/L，Cr 101.7 μmol/L，UA 371.9 μmol/L。上方继用 28 剂治疗。

三诊：2012 年 9 月 28 日，患者自述初诊症状完全消失，关节无疼痛。舌红，苔薄，脉沉。BUN 6.05 mmol/L，Cr 91.02 μmol/L，UA 296.4 μmol/L。上方继用 14 剂，巩固疗效。

按语：上中下痛风方源自《丹溪心法》，方中胆南星、秦艽祛风湿，通络止痛；黄柏泻火，燥湿，解毒；苍术燥湿健脾，祛风辟秽。苍术与黄柏同用，善治湿热下注，筋骨疼痛，足膝红肿热痛。羌活、威灵仙、白芷可祛多经之风邪；防己具有肾毒性，故改为制川乌以行气止痛。同时白芷与苍术、川乌、川芎合用可祛风寒湿痹，缓解关节疼痛、关节屈伸不利。痛风之病已涉血分，多痰瘀交阻，用桃仁、红花、川芎、当归活血化瘀，使痰去瘀行，胶结得以松解，使疼痛缓解，病程缩短；细辛连同威灵仙、羌活起到温经通络的作用，用意在于疏散寒湿、宣行通利；疏风以宣于上，泄热利湿以泄于下，活血燥痰消滞以调其中，加龙胆草、土茯苓、萆薢、石膏清热利湿；同时石膏可以遏制川乌之热；青风藤、海风藤祛风除湿、通经络；豨莶草擅祛风湿、解毒、清湿热，全方以上中下痛风方为基础加味虚实兼顾，故取得明显疗效。

案 3

马某，男，50 岁，2014 年 12 月 9 日初诊。

初诊：患者有膜增生性肾小球肾炎病史 4 年，高血压病史 10 年，现拇指跖趾关节疼痛，足跟痛，腰膝酸软，周身乏力，短气，舌淡红，苔薄，脉沉。尿常规：PRO（+），BLD（+）；生化：UA 560 μmol/L；血压：140/100 mmHg。

辨证分析：久病致肾气不足，肾主一身之气，腰为肾之府，肾虚则腰膝酸软，周身乏力，短气；痰湿之邪阻滞经络，日久成瘀，不通则痛；现患者急发痛风，故先治疗痛风症状，再调理肾气虚症状。

中医诊断：痹证（痰湿瘀阻）。

西医诊断：痛风。

治法：祛湿化痰，化瘀通络。

处方：苍术 20 g，黄柏 20 g，威灵仙 20 g，胆南星 20 g，白芷 15 g，当归 20 g，川芎 20 g，秦艽 20 g，羌活 20 g，桃仁 20 g，红花 15 g，青风藤 30 g，海风藤 30 g，龙胆草 30 g，土茯苓 30 g，萆薢 30 g，石膏 30 g，制川乌 15 g，细辛 5 g，稀莶草 20 g。14 剂，水煎服，日 2 次，口服。苯磺酸氨氯地平片 5 mg，日 2 次，口服。

二诊：2014 年 12 月 31 日，患者自述关节疼痛明显减轻，UA 459 μmol/L，PRO（＋），BLD（＋），原方继用 14 剂治疗。

三诊：2015 年 1 月 15 日，患者自述关节疼痛消失，仍有足跟痛，腰膝酸软，周身乏力，短气，舌质淡红，苔薄，脉沉。

处方：黄芪 30 g，党参 30 g，熟地 20 g，山萸肉 20 g，炒山药 20 g，茯苓 20 g，泽泻 20 g，丹参 30 g，枸杞子 30 g，女贞子 30 g，何首乌 30 g，杜仲 30 g，焦山楂 30 g，炒麦芽 30 g，神曲 30 g，鸡内金 20 g，石韦 20 g，白花蛇舌草 30 g，半枝莲 20 g，鱼腥草 30 g，土茯苓 30 g，萆薢 30 g。14 剂，水煎服，日 2 次，口服。

四诊：2015 年 1 月 28 日，患者自述上述症状均减轻，舌质淡红，苔薄，脉沉。Cr 124 μmmol/L，UA 489 μmol/L，原方继用 14 剂巩固治疗。

按语：患者服上中下痛风方后湿热瘀阻症状已愈，脾虚、肾虚症状突显，故改参芪地黄汤加减改善症状。参芪地黄汤出自清代名医沈金鳌的《沈氏尊生书》。其中熟地、山萸肉、枸杞子、杜仲、首乌、女贞子补肾滋阴，黄芪、党参、山药健脾益气共为君；茯苓、泽泻、石韦、白花蛇舌草、鱼腥草、半枝莲、土茯苓、萆薢清热利湿解毒共为臣；丹参活血化瘀，使诸药补而不滞；焦三仙、鸡内金醒脾行气，助脾运化共为使，诸药合用共奏补脾益肾、清热利湿之效。

案 4

黄某，男，43 岁，2013 年 8 月 30 日初诊。

初诊：脚膝关节疼痛 1 周，无红肿，UA 660 μmol/L，诊为高尿酸血症，有高血脂病史，舌红，苔薄，脉沉。

辨证分析：元代朱丹溪《格致余论·痛风》曰："彼痛风者，大率因血受热，已自沸腾，其后或涉冷水，或立湿地，或扇取凉，或卧当风，寒凉外抟，热血得寒，污浊凝涩，所以作痛，夜则痛甚，行于阴也。"该患者较肥胖，平时多食膏粱厚味，体内湿热壅盛，久之凝于血中，污浊凝涩，阻于经络关节，不通则痛，故用朱丹溪《格致余论》中的上中下痛风方加味治疗。

中医诊断：痹证（痰湿瘀阻证）。

西医诊断：痛风。

治法：祛湿化痰，化瘀通络。

处方：秦艽 15 g，黄柏 15 g，苍术 15 g，半夏 15 g，桂枝 10 g，白芷 15 g，威灵仙 20 g，桃仁 15 g，羌活 15 g，防己 15 g，川芎 15 g，神曲 20 g，青风藤 30 g，海风藤 30 g，地龙 10 g，透骨草 30 g，豨莶草 30 g，怀牛膝 15 g，黄芪 30 g，炒白术 15 g，防风 15 g。7 剂（颗粒），水冲服，日 2 次，口服。

二诊：2013 年 9 月 13 日，服上药 1 周脚膝关节疼痛明显缓解，UA 466 μmol/L，舌质淡，苔薄，脉沉。上方 14 剂继用，水冲服，日 2 次。

按语：痛风属中医学"痹证"范畴，又称为历节病、白虎风、白虎历节、痛痹、脚气等。"痛风"病名，最早见于《丹溪心法》，有"痛风者，四肢百节走痛，方书谓之白虎历节证是也""肥人肢节痛，多是风湿与痰饮流注经络而痛……"的描述。对于痛风的病机，各医家看法不同，如《黄帝内经》认为风、寒、湿三种邪气混杂侵袭人体是致痛风的病机，也有湿浊内蕴、外因诱发痛风，湿浊稽留、酿成毒邪而为痛风，浊毒蕴结、变生他证而为痛风者等。本案认为风邪夹痰、夹湿滞留肢体筋脉、关节、肌肉，致不通则痛发为痛风，故治以祛风利湿化痰、活血祛瘀通络为主。上中下痛风汤源自《格致余论·痛风》，方中因南星有毒，故改为性味辛平之秦艽，祛风湿、通络止痛；黄柏泻火、燥湿、解毒；苍术燥湿健脾，祛风辟秽。苍术与黄柏同用，善治湿热下注，筋骨疼痛，足膝红肿热痛。防己除湿行水；羌活、威灵仙祛百节之风；白芷祛头面之风。痛风之病已涉血分，多痰瘀交阻，用桃仁、川芎活血去瘀，俾痰祛瘀化，胶结得以松解，使疼痛缓解，病程缩短；桂枝连同威灵仙、羌活起到温经通络的作用，用意在于疏散寒湿、宣行通利；神曲消中焦积气，固护胃气；疏风以宣于上，泄热利湿以泄于下，活血燥痰消滞以调其中，加秦艽通经络、清湿热；青风藤、海风藤、地龙、透谷草祛风除湿、通经络；豨莶草擅祛风湿、解毒、清湿热；怀牛膝活血化瘀。因风能盛湿，玉屏风散本治气虚、肺卫不固等虚证，痛风在中医范畴中又属于慢性疾病，久病则虚，黄芪、炒白术益气健脾利湿，防风祛风胜湿，全方以痛风汤为基础加味虚实兼顾，故取得明显疗效。

三、水在五脏论治

水液流注于脏腑经络，致临床症状繁杂的病证称之为痰饮；《金匮要略·痰饮咳嗽病脉证并治》中首次创立"痰饮"一词，并把广义的痰饮分为痰饮、悬饮、溢饮、支饮四类，并进行了详细阐述："其人素盛今瘦，水走肠间，沥沥有声，谓之痰饮；饮后水流在胁下，咳唾引痛，谓之悬饮；饮水流行，归于四肢，当汗出而不汗出，身体疼重，谓之溢饮；咳逆倚息，短气不得卧，其形如肿，谓之支饮。"从对四饮的描述不难看出，该篇是以"水"为重点围绕四种饮来论述水饮的。其常见症状有呕、咳、喘、满、痞、痛、肿、悸、眩、小便不利等。若水在五脏，导致五脏功能失职，则心阳不振，寒凝水停，水气凌心则心悸怔忡；肺失宣降，则水道壅阻，毛窍闭郁；行走四肢和肌肤的水饮，不能化为汗液排出体外，郁于肌膜，则形成溢饮；肝失疏泄，气滞血阻，津行不畅，则津液停滞，聚饮生痰；脾失健运，则湿邪内盛，凝聚为痰、为饮，横溢肌肤；肾阳虚衰，则蒸化失职，导致全身津液代谢运行失常，水饮停滞内聚。治法上当遵循"病痰饮者，当以温药和之"。饮为阴邪，得阳则消，发汗、利水、行气、攻逐等为祛除饮邪以抑阴复阳，皆属温药和之，临床运用中在上述各法中往往也包含健脾、温肾等以温阳化饮为主的治本之法。在水饮病标证极甚之时，仲景治疗痰饮选用甘遂半夏汤逐饮散结，己椒苈黄丸导饮下行；治疗悬饮选用十枣汤破结逐水；治疗溢饮选用大青龙汤、小青龙汤发汗去饮；治疗支饮选用木防己汤通阳利水，葶苈大枣泻肺汤泻肺逐饮等。临床上慢性心力衰竭、肺气肿、肺心病、胸腔积液等均可表现为此类病证。

案1

易某，女，57 岁，2013 年 6 月初诊。

初诊：患者周身水肿反复 2 个月，胸闷气短，喘促，不能平卧，入夜尤甚，咳嗽，咳白色泡沫样痰，口唇紫黯，食少腹胀，腰酸乏力，尿少。

辨证分析：患者久病，加之年过半百，脾肾阳虚，导致水湿内停，水气凌心则胸闷气短；水饮射肺，肺失宣肃则喘促，不能平卧，入夜尤甚，咳嗽，咳白色泡沫样痰；心血运行不畅则口唇暗紫；脾虚运化失司则食少腹胀；肾虚腰脊失养则腰酸乏力；水湿停于体内，泛溢于肌肤则周身水肿，尿少。

中医诊断：支饮（脾肾两虚，水湿内停）。

西医诊断：糖尿病肾病；慢性肾衰竭；心功能不全3级。

治法：健脾补肾温阳，泻肺利水平喘。

处方：党参30 g，黄芪30 g，生地15 g，山药20 g，山萸肉15 g，泽泻20 g，茯苓20 g，丹参30 g，砂仁20 g，仙灵脾20 g，车前子20 g，桂枝15 g，川牛膝20 g，附子10 g，葶苈子20 g，大枣5枚，瓜蒌20 g，薤白20 g。5剂，水煎服，日2次，口服。

二诊：双下肢水肿减轻，喘息减轻，夜间胸闷气短减轻，可以平卧，但时有憋醒，精神略有好转。上方，续服5剂，喘减大半，能平卧，眼睑水肿消退，双下肢仍肿。

按语：心衰属于中医学心悸、喘证、水肿。中医认为该病的发生发展与心、肺、脾、肾有关。因为肺主一身之气，心主一身之血，司呼吸、通调水道；脾主运化水湿；肾主水、主温煦，肾阳上升温养于心，故四脏关系密切。如《素问藏气法时论》之"腹大胫肿，喘咳身重"，《素问·水热六论》"水病下为浮肿大腹，上为喘呼不得卧者，标本俱病"。《金匮要略·水气病》云："心水者，其身重而少气，不得卧、烦而躁，其人阴肿"，又"心下坚，大如盘，边如旋杯，水饮所作"。《金匮要略》云："病痰饮者，当以温药和之。"故治以健脾补肾之参芪地黄汤加入温阳之品，以温化水饮，加入葶苈子、大枣泻肺平喘，瓜蒌、薤白宽胸散结理气，砂仁、仙灵脾行气健脾，疗效较满意。

案2

张某，女，63岁，2016年7月27日初诊。

初诊：患者双下肢水肿1周，腰酸乏力，排尿无力，服排便药后大便日行1次，烦躁易怒，口干口苦，舌淡苔黄腻，脉沉。

辨证分析：患者因情志不遂，郁怒伤肝，致肝胆疏泄失常，肝失条达，横乘脾土，脾失健运，湿浊内生，郁结化热。肝郁脾虚，土不制水，水溢肌肤则双下肢水肿；肝胆郁热，肝失条达则烦躁易怒，口干口苦；脾虚，脾失健运，不能运化水谷精微，周身失养则腰酸乏力；湿热下注，膀胱气化无力则排尿无力；热结大肠则大便不通；苔黄腻为肝胆郁热之象。

中医诊断：水肿（肝胆郁热，肝郁脾虚）。

治法：疏肝泄热，渗湿健脾。

处方：柴胡20 g，黄芩20 g，半夏15 g，枳实20 g，厚朴30 g，大黄5 g，茯苓20 g，当归20 g，川芎20 g，白术20 g，生地20 g，泽泻20 g，白

芍 20 g, 仙鹤草 30 g, 珍珠母 30 g, 黄芪 30 g, 甘草 15 g, 公英 30 g, 地丁 30 g。7 剂, 水煎服, 日 2 次, 口服。

二诊: 水肿消失, 余症明显减轻, 舌淡红, 苔黄, 脉沉, 上方继服 14 剂。

三诊: 服药后大便可以自主排便, 胃痛, 舌淡红, 苔薄黄腻, 脉沉, 上方加入焦三仙各 20 g, 健脾和胃, 上方继服 14 剂。

四诊: 胃痛明显好转, 余症消失, 舌淡红, 苔黄, 脉沉, 上方继服 28 剂巩固。

按语: 患者因情志不遂, 郁怒伤肝致肝胆郁热, 肝郁脾虚, 方用大柴胡汤合当归芍药散加减。大柴胡汤出自《金匮要略》, 原功用为和解少阳, 内泄热结, 主治少阳阳明合病。该案中则用柴胡苦平之性, 疏泄气机, 黄芩苦寒, 和解清热, 枳实行气消痞, 半夏和胃降逆, 大黄泻下通便, 甘草调和诸药。当归芍药散出自《金匮要略》, 原主治妇人肝脾不调所致的腹痛。本案亦有肝脾不调之证, 故用方中当归、白芍养血疏肝, 白术、茯苓, 黄芪健脾利湿, 泽泻淡渗利湿, 川芎活血行气, 加厚朴增强行气利水之力, 仙鹤草解毒消肿, 公英、地丁利尿通淋。三诊中加入焦三仙健脾和胃, 以助后天生化之源, 气血得充。水肿多与肺、脾、肾三脏相关, 与肝脏亦因果相依, 临床须慎思以辨, 而本案亦为有其证则用其药之典范。

案 3

孙某, 男, 49 岁, 2014 年 4 月 8 日初诊。

初诊: 患者咳嗽, 咳痰清稀, 喘息不能平卧, 胸闷满胀, 双下肢水肿。有肺心病病史。

辨证分析: 患者久咳致喘, 迁延日久伤肺, 肺不布津, 饮邪留肺致病。饮邪犯肺, 肺失宣降, 则咳嗽, 喘息不能平卧, 胸闷满胀; 水谷津液不归正化, 停蓄成饮, 则咳痰清稀; 水饮停于体内, 下溢于肌肤则双下肢水肿。

中医诊断: 痰饮 (支饮)。

治法: 温肺化饮平喘。

处方: 葶苈子 15 g, 大枣 6 枚, 射干 15 g, 麻黄 20 g, 生姜 20 g, 细辛 3 g, 五味子 15 g, 杏仁 15 g, 浙贝母 15 g, 金银花 20 g, 连翘 20 g。3 剂, 水煎服, 日 2 次, 口服。

二诊: 3 天后, 咳嗽减轻, 咳痰减少, 时有胸闷胀满, 双下肢浮肿减轻, 喘息减轻, 时有夜间坐起。上方继服 7 剂。

随诊：1 周后，咳嗽、咳痰偶有，胸闷减轻，喘促无，可以平卧，食纳可。继续服上方巩固疗效。

按语：支饮为四饮之一。《金匮要略·痰饮咳嗽病脉证治》曰："咳逆倚息，短气不得卧，其形如肿，谓之支饮。"系饮邪停留于胸膈之间，上迫于肺，肺失肃降所致。主要症状为胸闷短气，咳逆倚息不能平卧，外形如肿，或兼见头晕目眩，面色黧黑，心下痞坚等。治以温肺化饮平喘为主，方用射干麻黄汤、葶苈大枣泻肺汤等。本案患者有多年肺心病，久致心衰，表现"咳逆倚息，短气不得卧，其形如肿"，水饮停于胸膈间，为支饮。方用葶苈大枣泻肺汤以泻肺行水，祛饮平喘，方中葶苈子辛苦寒，泻肺中之水气，佐大枣防苦甚伤胃。水饮阻碍肺气宣降而心气不宁，则见咳逆倚息、短气不得卧。依其症见为寒饮郁肺，辅以射干麻黄汤温肺化痰平喘，方中射干、麻黄开痰结，宣肺气；生姜、细辛温肺蠲饮；五味子收敛肺气；杏仁、浙贝母化痰平喘；金银花、连翘宣肺止咳。诸药共用共奏温肺化饮平喘之功。

案 4

吴某，男，7 岁，2012 年 9 月 20 日初诊。

初诊：主诉有肾病综合征病史 3 年，反复发作 4 次。现症见：双眼睑水肿，食少腹胀，乏力肢倦，大便不成形，日行 2～3 次，小便量少，双下肢轻度水肿，舌质淡，苔薄白，脉沉细弱。尿液分析：PRO（＋＋），BLD（＋＋），RBC 15～20 个/HP；24 小时尿蛋白定量 1.7 g；血浆白蛋白 33.7 g/L。

辨证分析：患者病久，中阳不振，健运失司，气不化水，水湿内停，以致水邪泛滥，泛溢肌肤则眼睑及双下肢水肿；脾虚运化无力则食少腹胀，大便不成形；脾虚气血生化乏源，则乏力肢倦；阳不化水，水湿内停则小便量少；舌质淡，苔薄白，脉沉细弱为脾气亏虚、水湿不运之象。

中医诊断：水肿（脾气亏虚，水湿不运）。

治法：益气健脾，渗湿消肿。

处方：党参 20 g，黄芪 30 g，白术 30 g，茯苓 30 g，山药 30 g，扁豆 20 g，砂仁 15 g，薏苡仁 30 g，莲子肉 20 g，炙甘草 7 g，芡实 20 g，焦三仙各 30 g，大腹皮 30 g，冬瓜皮 30 g，侧柏炭 20 g。14 剂，水煎服，日 2 次，口服。

二诊：水肿基本消退，活动后下肢偶有轻度水肿，食纳尚可，乏力减轻，大便基本成形，日行 1~2 次，尿量增多。尿常规：PRO（＋），BLD（＋），RBC 8~10 个/HP，效不更方，继服 14 剂。

三诊：诸症渐失，复查尿常规：PR（＋），BLD（－），RBC 2~3 个/HP，24 小时尿蛋白定量 0.82 g，原方去冬瓜皮、大腹皮、侧柏炭，加仙灵脾 20 g，杜仲 20 g，继服 14 剂。

四诊：患者无明显不适症状，尿常规正常，24 小时尿蛋白定量 0.2 g，前方继服 14 剂。随访 1 年，未见复发。

按：临床上小儿肾病综合征的主要表现为脾虚湿盛之证候，出现食少腹胀、腹泻、尿少、水肿等症状，其病理一方面因脾虚水液不循常道，升降失常，脾虚湿盛则腹泻；另一方面脾虚土不制水，水湿内停，泛滥肌肤，则为水肿。《素问·至真要大论》云："诸湿肿满，皆属于脾。"脾位居中，为气之枢，能斡旋气机，承上启下，主运化，是水液代谢最关键的脏器之一。张景岳云："水唯畏土，故其制在脾。"方用参苓白术散化裁，以党参、黄芪、白术、山药、炙甘草益气健脾；茯苓、薏苡仁渗湿利水；扁豆、砂仁芳香醒脾，开胃进食；莲子肉甘涩，既可补脾，又可固摄蛋白；芡实补脾止泻；焦三仙化瘀消食，既可健运脾胃，又可防止气虚血液瘀滞；大腹皮、冬瓜皮行气消胀，利水消肿；侧柏炭凉血止血。诸药相伍，除脾胃之湿，调脾胃之气，行脾胃之滞，使虚得复、湿得化、气得顺、滞得去，全方共奏补脾调中、渗湿利水之功，使诸症尽除，症未再发。

案 5

丛某，女，26 岁，2014 年 5 月 19 日初诊。

初诊：胸闷，善叹息，大便正常，乏力，目干。患慢性肾炎 2 个月，舌质红，苔薄白，脉沉滑。PRO（＋＋），BLD（＋），RBC 1~3 个/HP。

辨证分析：患者肾虚，肾为水脏，肾虚不能主水，水气上逆于心，心阳不振，故胸闷；水饮阻滞气机，气机不畅故善叹息；气为血之帅，气行血行，气机阻滞血行，肝开窍于目，饮邪流注于肝，肝血不得上乘于目，故目干；水饮内停，脾受湿困，脾失运化，气血不得化生，故乏力；苔薄白，脉沉滑为水饮之象。

中医诊断：胸痹（水气凌心）。

治法：利水降逆，行气散结。

处方：瓜蒌 20 g，薤白 20 g，半夏 15 g，桂枝 20 g，茯苓 20 g，白术 20 g，甘草 15 g，柴胡 20 g，香附 20 g。7 剂，水煎服，日 2 次，口服。雷

公藤总苷片 30 mg，日 3 次，口服；肾肝宁胶囊 4 粒，日 3 次，口服。

二诊：2014 年 5 月 29 日，症状均明显减轻。舌质淡红，苔薄白，边有齿痕，脉沉。PRO（+），BLD（±），RBC 3 ~ 5 个/HP，继服上方用14 剂。

按语：水气凌心证指凡因脾肺气虚，饮停不化，阻遏心阳，或脾肾阳虚，水停下焦，而致水气上逆凌心所引起的心悸、咳喘、神疲乏力、全身或局部水肿等症状。常见的有饮阻于心和水湿上泛两类证候，分别用苓桂术甘汤和真武汤治疗。本案主要以水气凌心、气机阻滞为主要临床表现。治以利水降逆，行气散结，方用瓜蒌薤白半夏汤合苓桂术甘汤加减。瓜蒌薤白半夏汤出自《金匮要略》，有行气解郁、通阳散结、祛痰宽胸的功效。由瓜蒌、薤白、半夏组成。主治：痰盛瘀阻型胸痹。症见胸中满痛彻背、背痛彻胸、不能安卧者，短气，或痰多黏而白，舌质紫黯或有黯点，苔白或腻，脉迟。在本案中用瓜蒌宽胸散结，薤白通阳散结，行气导滞，两药合用振奋心阳，行气散结；水气内停，易生痰湿，半夏燥湿化痰，消痞散结。苓桂术甘汤出自《金匮要略》，由茯苓、桂枝、白术、甘草组成，具有温阳化饮、健脾利湿的作用，主治中阳不足之痰饮。胸胁支满，目眩心悸，短气而咳，舌苔白滑，脉弦滑或沉紧。方中茯苓健脾利水，渗湿化饮，桂枝通阳化气，平冲降逆，治水气上逆于心，白术健脾燥湿益气，甘草合桂枝辛甘化阳，合白术益气健脾，调和诸药。香附、柴胡疏肝理气，肝气舒则气机调达，血得以上乘。本案用其药，非用其方，用瓜蒌薤白散的宽胸散结之功治其标，苓桂术甘汤利水降逆治其本，标本兼治，且整体从患者本身的病情出发，以病推证，辨证施治，亦取得明显疗效。

四、水在腑论治

水饮的生成当首责于胃。胃为水谷之海，饮水先入胃，津液代谢也自胃始，即"饮入于胃，游溢精气"。如果胃气不能化水为精气而将其转输于脾，则水气直接停于胃中，仲景称为"心下有水气"。《金匮要略·痰饮咳嗽病脉证治》在谈及痰饮病的成因时说："病人饮水多，必暴喘满。凡食少饮多，水停心下，甚者则悸，微者短气。"胃阳虚衰，无力行水是水饮发病的首要环节，饮聚于胃，寒留则水液不行，或停心下，或渍肠间。《医门法律》云："一由胃而下流于肠，一由胃而旁流于胁，一由胃而外出于四肢，一由胃而上入于胸膈，始先不觉，日积月累，水之精华，转为混浊，于是遂成痰饮……痰饮之患，未有不从胃起者矣。其深者，由胃上入阳分，渐及于心肺。由胃下入阴分，渐及于脾肝肾。"指出胃阳虚衰，暴饮水浆，则胃中的水液可以循胃脘的经脉渗入不同部位的腔隙和肌肤间。饮停胃脘，胃气不降，出现脘痞；胃气上逆，出现呕吐；胃不行水，则泄泻、肠鸣，停滞于胃中的水液还可渗于胸腔和纵隔，形成悬饮和支饮，导致诸如喘、悸、眩、痛等症状。《素问》："膀胱者，州都之官，津液藏焉，气化则能出矣。"若膀胱气化不利，则津液运化过程中的环节失常，既不能使"水精四布，五经并行"，也不能使废弃之物排出于体外，致使水道出入失常而停于膀胱，变为水气，称为水蓄膀胱。

案 1

任某，女，64 岁，2014 年 4 月 2 日初诊。

初诊：自觉时有气从小腹上冲，难受欲死，打嗝，胃胀，头晕，口苦，双下肢水肿，手出汗。舌红，苔黄，脉弦数。尿检：细菌 682.6/μL，细菌（＋），WBC 1~2 个/HP。

辨证分析：患者因肝胆郁热上乘于口，故口苦，热达四末，故手汗出；肝气犯胃，胃气失降不舒，故打嗝、胃胀；肝胆不利，疏泄失常，三焦气机失常，水道不利，且肝经循行于下肢，故双下肢水肿；水气上逆，气机不畅，则自觉时有气从小腹上冲，难受欲死。《素问·至真要大论》曰："诸湿肿满，皆属于脾。"肝气犯脾，脾气不健，运化水湿失司，水液内停。内有郁热，故舌红，苔黄，脉弦数。

中医诊断：奔豚证（肝胆郁热，脾失健运，水湿内停）。

治法：清肝利胆，健脾利水消肿。

处方：柴胡 10 g，半夏 15 g，黄芩 15 g，龙胆草 15 g，生姜 30 g，黄连 15 g，干姜 10 g，当归 15 g，白芍 15 g，茯苓 30 g，白术 15 g，泽泻 30 g，川芎 15 g，厚朴 15 g，枳壳 15 g，大腹皮 30 g。7 剂（颗粒），水冲服，日 2 次，口服。

二诊：2014 年 4 月 10 日，水肿减轻，手出汗略减，服药后口干，舌红，苔黄，脉沉。上方去干姜，7 剂，水冲服，日 2 次，口服。

三诊：2014 年 4 月 18 日，胃胀，口干，水肿减轻，手出汗减轻。舌紫，苔黄，脉沉。4 月 2 日方加牛膝 10 g，红花 10 g，王不留行 10 g，香附 10 g，焦三仙各 10 g，金钱草 20 g，14 剂，水冲服，日 2 次，口服。

四诊：2014 年 5 月 16 日，水肿消，4 月 18 日方 7 剂，水冲服，日 2

次，口服。

按语：患者为肝胆郁热，肝气犯脾，脾失健运，水湿内停而致之奔豚，治以小柴胡汤与生姜泻心汤及当归芍药散加减治疗。小柴胡汤出自《伤寒论》，原功用为和解少阳，该案中则用柴胡苦平之性，疏泄气机，黄芩之苦寒，清泄肝胆之郁热，半夏和胃降逆，龙胆草清利肝胆湿热。生姜泻心汤亦出自《伤寒论》，主治水热互结之痞证，患者内有郁热而致水液内停，生姜气薄，性辛温，功偏宣散，能开胃气，散水气；干姜辛热可行气，因患者服后口干，故去之；黄连、黄芩苦寒，清热降逆而和胃。当归芍药散出自《金匮要略》，原主治妇人肝脾不调所致的腹痛。本案亦有肝脾不调之证，故用方中当归、白芍养血舒肝，白术、茯苓健脾利湿，泽泻淡渗利湿，川芎活血行气；加厚朴、枳壳、大腹皮增强行气利水之力；牛膝活血、通经、利水；红花、王不留行活血通经，香附行气活血，焦三仙健脾和胃，以助后天生化之源，气血得充；金钱草利水消肿。水饮证多与肺、脾、肾三脏相关，与肝脏亦因果相依，临床须慎思以辨，而本案亦为有其证则用其药之典范。

案2

赵某，女，65岁，2013年5月9日初诊。

初诊：患者周身水肿半年，腹胀，大便干燥，喘促，晨起畏寒，舌质淡，苔黄，脉沉。

辨证分析：患者病久阳气虚衰，阴寒凝聚，水液内停则周身水肿；《金匮要略》曰："正水，其脉沉迟，外证自喘。"肾阳不足，阳虚而水聚于内，上射于肺，可见腹满而喘；肺与大肠相表里，肺气不降，则大便不通；有一分恶寒就有一分表证。

中医诊断：水肿（阳虚阴凝，水饮内停）。

处方：桂枝15 g，炙麻黄15 g，细辛5 g，附子10 g，柴胡20 g，黄芩15 g，生姜15 g，大枣10 g，枳实10 g，厚朴15 g，大黄5 g，茯苓15 g，白术15 g，泽泻15 g，猪苓15 g，大腹皮30 g，冬瓜皮30 g。7剂（颗粒），水冲服，日2次，口服。

二诊：2013年5月15日，水肿明显减轻，腹胀，大便正常，喘促，舌质淡红，苔黄，脉沉。上方加木香10 g，服7剂。

三诊：2013年5月29日，水肿明显减轻，腹胀，喘促减轻，舌质淡红，苔黄，脉沉，5月9日方加木香20 g，王不留行20 g，厚朴20 g，葶苈子20 g，苏子20 g，杏仁20 g，莱菔子20 g，7剂。

四诊：2013 年 6 月 5 日，轻度水肿，腹胀、喘促明显减轻，手遇冷则肿胀，舌质淡，苔白，脉沉，继续 5 月 29 日方，21 剂，加以巩固。

按语：本案患者以阳气虚衰、阴寒凝聚、水液内停为病，以《金匮要略》中桂枝去芍药加麻辛附子汤加五苓散加减治疗。桂枝去芍药加麻辛附子汤证出自《金匮要略·水气病》，曰："气分，心下坚，大如盘，边如旋杯，水饮所作，桂枝去芍药加麻辛附子汤主之。"本以治气分病证，病机为阳气虚衰，阴寒凝聚，水液内停，因与本案病机基本一致，故用之。方中桂枝、生姜、大枣辛甘温以行阳化气，因恶寒不重，故把麻黄易为炙麻黄，防其辛燥伤阴；细辛、附子与之和用温阳散寒，化气行水，且麻黄可宣肺平喘，利水消肿。桂枝与麻黄合用可发汗解表，使表证从汗解；两方合用可通彻表里，使阳气通行，气化有常，水肿消。《素问·灵兰秘典论》："膀胱者，州都之官，津液藏焉，气化则能出矣。"《素问·至真要大论》："诸湿肿满，皆属于脾。"五苓散利水渗湿，温阳化气，方中茯苓、泽泻、白术、猪苓健脾利湿；桂枝温阳化气兼解表；冬瓜皮、大腹皮加强利水消肿之力。因水湿内停日久易郁而化热，故苔黄，且肺与大肠相表里，肺气不宣，大肠腑气不通，故用大柴胡汤泄阳明之热结，使大便通，内热清。《本草求真》云："木香，下气宽中，为三焦气分要药。然三焦又以中为要……中宽则上下皆通，是以号为三焦宣滞要剂。"故加木香行气下气，腹胀、喘促明显缓解，再加厚朴、王不留行增强其行气之力，杏仁、苏子、葶苈子、莱菔子降气平喘，药准力专，故疗效显著。本案是原方新用的又一成功案例，体现了异病同治的理念，只要病机相符，辨证准确就能取得显著疗效。

五、水在三焦论治

由于邪热入里，水与热结于三焦，而致胸腹硬痛为临床症状的病证称为结胸。《素问·灵兰秘典论》曰："三焦者，决渎之官，水道出焉。"《灵枢·五癃津液别》："故三焦出气，以温肌肉，充皮肤，为其津；其流而不行者，为液。"讲的是三焦对体液的调节作用。《灵枢·邪气脏腑病形》指出："三焦病者，腹气满，小腹尤坚，不得小便，窘急，溢则水留，即为胀。"《灵枢·五癃津液别》说："三焦不泻，津液不化……留于下焦，不得渗膀胱，则下焦胀，水溢则为水胀。"

结胸证见于《伤寒论·辨太阳病脉证并治下第七》，是因太阳病表证未解而误下，致使水饮与热邪结于胸中而成的病证。原文："其病心下坚满，按之如石，硬而痛，项强如柔状，其脉寸口浮，关上尺中皆沉，或沉紧，名曰结胸也。"《伤寒论·辨太阳病脉证并治》第 138 条："小结胸病，正在心下，按之则痛，脉浮滑者，小陷胸汤主之。"第 135 条"伤寒六七日，结胸热实，脉沉而紧，心下痛，按之石硬者，大陷胸汤主之"，论述了伤寒六七日，表邪内传，因机体阳气偏盛而从阳化热，热与水互结于胸膈，即太阳病未经误下，亦能形成热实结胸证。《伤寒论》中治疗热实结胸的有大陷胸丸、大陷胸汤、小陷胸汤和文蛤散四方。此证多类似现代医学之急腹症，如常见的急性胆道感染、胆石症、胰腺炎、肠梗阻、反流性食管炎、急慢性胃炎、胃与十二指肠溃疡、胃窦炎、胃神经官能症等，以及渗出性胸膜炎、胸腔积液、冠心病、心绞痛等。

案

翟某，女性，74 岁，2012 年 12 月 18 日初诊。

初诊：患者 2012 年 11 月末外感后出现双下肢水肿，又因外出劳累水肿加重，继则腹胀明显，恶心食少，就诊前在当地医院诊治。PRO（＋＋＋），ALB 14.0 g/L，诊断为"肾病综合征"，给予抗凝、利尿、改善肾脏血流等方法治疗，症状无明显好转，Cr 107 μmol/L。现患者胃脘胀满明显，按之硬满，呕吐不能进食，饮水即吐，双眼流泪明显，头颈酸楚不适，乏力，咳嗽，咳少量白痰，尿量约 800 mL/24 h，大便日行 1 次，偏干，量少。舌质淡，苔薄腻，脉沉细。

中医诊断：结胸证（水热互结）。

西医诊断：肾病综合征；肾功能不全。

治法：泄热逐水，破结通便。

处方：大黄 20 g，芒硝 20 g，葶苈子 20 g，燀苦杏仁 20 g，法半夏 30 g，生姜 30 g，瓜蒌 30 g，陈皮 30 g，茯苓 30 g。1 剂（颗粒），水冲服。

二诊：2012 年 12 月 19 日，晨起排便两次，偏稀，晨起明显感觉胃胀满减轻，仍恶心时有呕吐，不能进食，余症状同前，尿量约 1100 mL/24 h。胃脘部按之满，较前日按之软，舌质淡，苔黄腻，脉沉。前方加入大枣 1 袋，再服 2 剂。

三诊：2012 年 12 月 21 日，患者口服上方后大便每日 5～6 次，偏稀，泄后胃脘胀满明显减轻，自觉非常舒服，现虽有胃脘部胀满，但程度较前明显减轻，呕吐基本缓解，仍有恶心，不欲饮食，流泪明显缓解，饮水量少，尿量约 800～1000 mL/24 h，舌质淡，苔黄腻，脉沉。前方再服 3 剂。

按语：本证是水热互结，停聚于上所致。《伤寒论》述："结胸者，项
亦强，如柔痉状，下之则和，宜大陷胸丸。"本方主治结胸，是以胸满短
气、胸痞塞不通、大便秘结、脉沉实为辨证要点；结胸有大小，邪结有高
下。本证是大结胸，邪偏于高位，邪偏上者宜缓，邪偏下者宜速，本证邪偏
于上，故宜丸不宜汤，以大陷胸丸下之则和。本条的"结胸者"，是指具有
结胸的胸中结硬证候而言。"项亦强，如柔痉状"，是指其人项背强急，俯
仰困难，而好像"柔痉"的症状，反映出不独胸中水热胶结，而且邪阻津
液，失于濡润，以致经脉不利，颈项强急。治用大陷胸丸峻药缓攻，逐水破
结，可使上部津液通达，项强变柔，故曰"下之则和"。盖热痰结盛非峻药
不能逐饮破结，而邪居上位，又非缓剂不能搜尽上之邪，故遵"在上者，
治宜缓"之意，变大陷胸汤为丸剂，以荡涤之体，为缓和之用，所以本方
是峻药缓攻的代表。方后注曰："一宿乃下，如不下，更服，取下为效。"
这与大陷胸汤方后注曰"得快利，止后服"相比，显然有汤峻而丸缓之意。

四诊：2012 年 12 月 24 日患者状态有所好转，仍有胃脘胀满，食少，
时有恶心，乏力，大便 5～6 次，便稀，尿量约 600 mL/24 h，舌质淡，苔黄
腻，脉沉。胃脘部按之软。生化：TAG 2.16 mmol/L；HDL-C 2.38 mmol/L；
LDL-C 7.82 mmol/L；TP 39.9 g/L；ALB 15.3 g/L；BUN 15.23 mmol/L；Cr
232.0 μmol/L；UA 516.9 μmol/L；CO_2CP 28.1 mmol/L；K 3.2 mmol/L；Ca
2.03 mmol/L；尿液分析 + 尿沉渣定量：RBC 112.40/μL；RBC（高倍视
野）：20.2 个/HP，BLD（+ + +），PRO（+ + +）；WBC 6～8 个/HP；
RBC 10～12 个/HP；WBC 47.60/μL。

处方：黄芩 15 g，姜半夏 15 g，党参 30 g，大枣 10 g，生姜 10 g，大黄
10 g，白芍 15 g，麸炒枳壳 15 g，姜厚朴 15 g，陈皮 30 g，瓜蒌 15 g，柴胡
10 g，槟榔 15 g。7 剂（颗粒），水冲服，日 2 次，口服。

按语：《伤寒论》第 11 条云："病腹中满痛者，此为实也，当下之，宜
大承气、大柴胡汤。"第 13 条云："腹满不减，减不足言，当下之，宜大柴
胡、大承气汤。"第 165 条云："伤寒发热，汗出不解，心中痞硬，呕吐而
下利者，大柴胡汤主之。"此条首先提出了呕吐、发热的症状，这是少阳病
的特点。仲景本论"伤寒中风，有柴胡证，但见一证便是，不必悉具"
（《伤寒论》第 101 条），又言"呕而发热者，小柴胡汤主之"（《伤寒论》
第 379 条），今症见呕吐、发热，舍小柴胡汤而用大柴胡汤，何故也？盖因
此条尚有"心中痞硬"与"下利"两症。对于此二症，后世医家多根据成

无己"呕吐而下利，心下痞硬者，是里实也"的注释，断定本条兼有阳明腑实证。然《素问·阴阳应象大论》云："清气在下，则生飧泄；浊气在上，则生䐜胀。此阴阳反作，病之逆从也。"可见"心中痞硬"与"下利"并见实乃清阳不升、浊阴不降所致。联系"呕吐、发热"两症，可知此条所论之证是胆腑郁热较甚，影响中焦气机升降，以致气机壅滞，痞结中焦，清阳不升，浊阴不降。则上可见呕，中则见痞，下可见利。其证较小柴胡汤证为重，故舍小柴胡汤，而用大柴胡汤治疗。综上所述，本证虽可见中焦气机壅滞，升降失常之痞证，但却并非因于脾寒胃热相错杂，而是缘于少阳枢机不利，胆腑郁热较甚，故其病标虽在脾胃，病本却在少阳。因其病机与大柴胡汤证病机相同，故可将之视为大柴胡汤证。

五诊：2012 年 12 月 31 日服用前方后仍有腹胀，主要以食后明显，食纳渐佳，乏力减轻，每日排便 1~2 次，尿量约 1000 mL/24 h。舌质淡，苔薄黄，脉沉细。生化：BUN 7.06 mmol/L；Cr 113.0 μmol/L；UA 328.9 μmol/L；K 3.5 mmol/L；尿液分析 + 尿沉渣定量：RBC 42.40/μL；RBC（高倍视野）：11.2/HP，BLD（+++），PRO（+++）；WBC 6~8 个/HP；RBC 6~8 个/HP；WBC 47.60/μL。

处方：黄芩 15 g，姜半夏 15 g，党参 30 g，大枣 10 g，生姜 15 g，大黄 10 g，白芍 15 g，麸炒枳壳 15 g，姜厚朴 15 g，陈皮 30 g，瓜蒌 15 g，柴胡 10 g，槟榔 15 g，党参 15 g，黄芪 15 g，茯苓 15 g。7 剂（颗粒），水冲服，日 2 次，口服。

在原方基础上酌加健脾益气之品，患者继服 7 剂后自觉状态良好，食纳夜寐均可，诸症悉除，嘱患者继服 7 剂，以巩固疗效。

按语：中医关于"水证"的理论提出已几千年了，水液的正常运行离不开肺、脾、肾、三焦、膀胱等脏腑的气化，任何原因引起以上脏腑功能失调，均可能导致气不化水，水停为饮。《黄帝内经》中水饮病的治则为"开鬼门，洁净府，去菀陈莝"，而仲景则提出治疗上要遵从"病痰饮者，当以温药和之"的宗旨。调和阴阳，畅达气机，水饮必去，此亦论中"阴阳自和者，必自愈"之意。

第五节 陷胸汤类方治疗水肿病策论

陷胸汤类方治疗水肿病属"分消走泄法"之我见

分消走泄法是治疗湿热病的常用方法，自叶天士以来，经薛生白、吴鞠通、王孟英的发挥，形成温病一大治法，至今仍有效地指导着临床实践。叶天士提出分消走泄法的代表方是温胆汤，认为和解表里法亦属分消走泄法，其治疗主证为伤寒少阳证，代表方为小柴胡汤；俞根初在《通俗伤寒论》中芩连二陈汤一方，治疗湿热郁阻中焦，以致三焦气滞；吴鞠通在《温病条辨》中对三焦湿热病的治疗，于分消走泄法亦颇多发挥，其代表方为三仁汤。后世医家也对分消走泄法及其代表方进行颇多研究，现代温病大家刘景源老师对分消走泄法有精辟全面的阐述，而笔者就个人临床体会，认为陷胸汤类方当属分消走泄法治疗水肿病，试论如下。

一、陷胸汤类方与分消走泄法在理论基础上同源异流

陷胸汤类方是东汉时期张仲景《伤寒杂病论》所载，分消走泄法是清代湿热病的治法，二者虽年代相差久远，但同源异流。《伤寒杂病论》明确指出是撰用《素问》《九卷》《八十一难》，而清代吴鞠通所著《温病条辨》中也首列《原病篇》，并列《黄帝内经》原文十九条为立论依据，这就说明，伤寒学派与温病学派的理论基础都源于《黄帝内经》，伤寒与温病理论基础相同，故属同源异流。《素问·热病论》曰："今夫热病者，皆伤寒之类也。"这里把所有的外感热病都归于伤寒，皆属广义伤寒，温病也不例外。《难经·五十八难》记载："伤寒有五，有中风，有伤寒，有湿温，有热病，有温病。"前者伤寒为广义伤寒，湿温、热病、温病都属其中。后者伤寒为狭义伤寒，与湿温、热病、温病并列。由此得出，广义伤寒包括温病，二者是隶属关系，狭义伤寒则不同于温病，二者是并列关系。这些足可证明，伤寒与温病原本同属一类病证，即外感热病。

二、陷胸汤类方与分消走泄法在病邪性质的相同性

陷胸汤类方是治疗结胸证的系列方剂，出自《伤寒论·辨太阳病脉证并治》。"结胸者，项亦强，如柔痉状。下之则和，宜大陷胸丸。""太阳病，

脉浮而动数，浮则为风，数则为热，动则为痛，数则为虚，头痛发热，微盗汗出，而反恶寒者，表未解也。医反下之，动数变迟，膈内拒痛，胃中空虚，客气动膈，短气躁烦，心中懊憹，阳气内陷，心下因鞕，则为结胸，大陷胸汤主之。”“伤寒六七日，结胸热实，脉沉而紧，心下痛，按之石硬者，大陷胸汤主之。”“伤寒十余日，热结在里，复往来寒热者，与大柴胡汤。但结胸，无大热者，此为水结在胸胁也。但头微汗出者，大陷胸汤主之。”“太阳病，重发汗，而复下之，不大便五六日，舌上燥而渴，日晡所小有潮热，从心下至少腹，硬满而痛，不可近者，大陷胸汤主之。”“小结胸病，正在心下，按之则痛，脉浮滑者，小陷胸汤主之。”误治变证发微即“太阳病二三日，不能卧，但欲起，心下必结，脉微弱者，此本有寒分也。反下之，若利止，必作结胸；未止者，四日复下之，此作协热利也。”“太阳病下之，其脉促，不结胸者，此为欲解也。脉浮者，必结胸；脉紧者，必咽痛；脉弦者，必两胁拘急；脉细数者，头痛未止；脉沉紧者，必欲呕；脉沉滑者，协热利；脉浮滑者，必下血。”“病在阳，应以汗解之，反以冷水灌之，若灌之，其热被劫不得去，弥更益烦，肉上粟起，意欲饮水，反不渴者，服文蛤散。若不差者，与五苓散。寒实结胸，无热证者，与三物小陷胸汤，白散亦可服。”主证论述 7 条，变证发微 3 条。陷胸汤类方之病因，张仲景重点论述的是“病发于阳，而反下之”导致“阳邪内陷”是热实结胸的主要成因。张仲景说的“发于阳”强调的是感受外邪（如风雨寒暑），并由此形成具有“发热恶寒”特点的外感病证，其治法理应“发于阳者，可攻其外，发于阴者，宜温其内。发表宜桂枝汤，温里宜四逆汤。”若下之或误用水疗，致使阳邪内陷于里，如与机体既有病理产物如痰、水、食、瘀等（即仲景所曰“此本有寒分也”）互结，而形成结胸证。综上，结胸证包括水热互结之结胸证和痰热互结之结胸证。大陷胸汤主治水热互结之结胸证，小陷胸汤主治痰热互结之结胸证，二者治疗病证虽不同，但方药均属陷胸汤类方。

分消走泄法治疗的病邪叶天士虽以外感湿热为主，但经后世医家的变通痰饮水湿亦可用此法治疗。如温胆汤，唐代孙思邈《备急千金要方·卷第十二胆腑·胆虚第二》原文曰：“胆虚寒，左手关上脉阳虚者，足少阳经也，病苦眩厥痿，足趾不能摇，躄不能起，僵仆，目黄失精肮肮，名曰胆虚寒也。治大病后，虚烦不得眠，此胆寒故也，宜服温胆汤方。”其病邪为胆属木，为清净之腑，喜温和而主升发，失其常则木郁不达，胃气因之不和，进而化热生痰。温胆汤所治病邪是热与痰互结。"分消走泄法"中的所谓"分消",是指将病邪分部消解和(或)分别消散的方法。具体而言,"分消"包括两方面含义:一是分部分消,即从人体内不同层次、不同部位同时祛除病邪的方法;二是病邪分消,即当两种或两种以上病邪相合致病时,针对其中每一种病邪分别采取相应治疗措施的方法。陷胸汤类方所治的陷胸证是"水热互结""痰热互结",所以在病邪性质上是相同的,都是两种以上病邪夹杂为病,治法上属分消走泄法中的病邪分消。

三、陷胸汤类方与分消走泄法在病位的一致性

分消走泄法治疗半表半里、三焦之湿热,如叶天士云:"再论气病有不传血分,而邪留三焦,亦如伤寒中少阳病也。彼则和解表里之半,此则分消上下之势,随证变法,如近时杏、朴、苓等类,或如温胆汤之走泄。"结胸证名为结胸,实则病位在三焦。结胸证的病机理是水热互结或痰热互结于胸膈,是太阳病变证之一,太阳病误下或外邪传变,邪热内入与痰水相结,形成结胸证。如"心下因鞕"是结在心下,"如柔痓状"是上结于胸,"膈内拒痛,胃中空虚,客气动膈""水结在胸胁"是旁结左右,"从心下至少腹鞕满而痛不可近"是结下腹并外联腹壁等。诸症联串,各部汇通,则结胸之部位在胸腹腔界已跃然可见。就大陷胸汤而言,尤怡在《伤寒贯珠集》中曾说:"大陷胸汤与大承气,其用有心下、胃中之分。以愚观之,仲景所云心下者,正胃之谓,所云胃中者,正大小肠之谓也。胃为都会,水谷并居,清浊未分,邪气入之,夹痰杂食,相结不解,则成结胸。大小肠者,精华已去,糟粕独居,邪气入之,但与秽物结成燥粪而已。大承气专主肠中燥粪,大陷胸并主心下水食;燥粪在肠,必借推逐之力,故须枳、朴;水饮在胃,必兼破饮之长,故用甘遂。且大承气先煮枳、朴,而后纳大黄,大陷胸先煮大黄而后纳诸药。夫治上者制宜缓,治下者制宜急,而大黄生则行速,熟则行迟,盖即一物,而其用又不同如此。"间接言明结胸之病位在中焦及下焦。

陷胸汤类方之病位,区域广泛,其虽曰心下,但亦可上布达胸、旁及两胁、中连贯膈、下延至腹。其内涉及肺、心、胃、肠等多个脏器,已广涉上、中、下三焦。如"短气躁烦""心中懊憹"是向上邻迫肺扰心,治疗上焦应宣发肺气,通调水道;"正在心下,按之则痛"属居中干及胃腑,治疗中焦应健脾开胃,理气行滞;"不大便五六日,日晡所小有潮热"是延下邻涉肠道,治疗下焦应荡涤肠胃,泄热结,使病邪从大便而出,因势利导。

四、陷胸汤类方与分消走泄法在用药的相通性

湿热为病，非一朝一夕而成。犹如清代戴麟郊所云："譬之为势如抽蕉剥茧，层出不穷。"治之不可汗、不可下、不可润。经清代医家吴鞠通的个人体会将分消走泄法引申为"轻可去实"法，"轻可去实"法是用轻清疏解的药物以治疗风温初起表实证的一种治法。但后世温病学家的临床体会，却扩大了应用范围。凡湿浊及湿热为病，均可选用之，如辛凉清上、辛开苦降、芳香化浊、淡渗清利、辛寒通利及辛温通阳等法。依据温病学家的经验，其用药规律如下：①上焦湿热，重在开肺气，选轻清辛味之品，如杏仁、枇杷叶、瓜蒌皮、桔梗、桑叶、旋覆花、苇茎、紫菀、薄荷、苏叶、竹叶等。方如杏苏饮、桑杏汤、小陷胸汤、三仁汤等。②中焦湿热，重在运脾气，可选辛苦或芳香之品，如半夏、厚朴花、佛手、藿香、佩兰、砂仁、石菖蒲、麦芽。方如藿朴夏苓汤、藿香正气散、温胆汤，或半夏泻心汤等。③下焦湿热，重在通利膀胱，可选淡渗通利之品，如茯苓、猪苓、泽泻、滑石、瞿麦、白茅根、冬瓜皮、通草、萆薢等。或可加入温化肾气之品，如肉桂、附子，方如五苓散、宣通导浊汤等。

分消走泄法所用的药物有辛温宣透、芳香化湿药，辛温开郁、苦降燥湿药，淡渗利湿药，健脾醒胃药，理气行滞药等。陷胸汤类方包括开肺泻肺逐水法（大陷胸丸、三物小白散）、清热涤结消痰法（小陷胸汤）、泻热攻逐水法（大陷胸汤）。三方的组成药物包括大黄、甘遂、芒硝、葶苈子、杏仁、半夏、黄连、瓜蒌实等。大黄苦寒，泄热结，荡涤肠胃，推陈致新；芒硝咸寒，软坚化结；甘遂泄水；三药结合泄水之凝结，荡涤水邪，排出体外，属于"走泄"。葶苈子泄肺，杏仁利肺，利肺即利胸，治胸中之水邪，属于"分消"。黄连苦寒，能泄心下热结；半夏辛温，善涤心下痰饮；瓜蒌实甘寒滑润，除能荡热涤痰、导痰开结以下行之外，尚可助黄连清热，协同半夏化痰。三药配合，相得益彰，使痰热各自分清，结滞得以开散。半夏、黄连、瓜蒌实加强分消走泄的作用。故陷胸法所用药物具有分消走泄法中的走动泄邪之性。

五、病案例证

案1

李某，女，69岁，2014年4月24日初诊。

初诊：该患者心下痞硬、但头汗出、心中懊恼、小便不利、下肢肿、便秘、脉浮滑。

辨证分析：《伤寒论》第 134 条曰："太阳病，脉浮而动数，浮则为风，数则为热，动则为痛，数则为虚，头痛发热，微盗汗出，而反恶寒者，表未解也；医反下之，动数变迟，膈内拒痛，胃中空虚，客气动膈，短气躁烦，心中懊憹，阳气内陷，心下因鞕，则为结胸，大陷胸汤主之；若不结胸，但头汗出，余处无汗，剂颈而还，小便不利者，身必发黄。"患者久病水湿痰热互结于胸中，则心下痞硬，水热互结于里则但头汗出、心中懊恼、小便不利、便秘。治以大陷胸汤合小陷胸汤加减。

西医诊断：冠心病，糖尿病肾病。

中医诊断：结胸证（痰热互结水湿内停）。

治法：清热化痰，泻下逐水。

处方：熟大黄 6 g，芒硝 10 g，黄连 3 g，半夏 6 g，瓜蒌 10 g，葶苈子 20 g，大枣 30 g，陈皮 12 g，甘草 3 g。3 剂，水冲服，分早晚二次，空腹温服。

二诊：2014 年 4 月 27 日，心下痞、汗出缓解，大便正常，双下肢水肿减轻，脉弦。患者停用此方。

按语：大陷胸汤证治病在太阳，虽邪有入里之兆，但表仍未解。太阳病，脉浮而动数，浮脉主表，动脉为阴阳相搏而主痛，数为阳盛主热。动数之脉与浮并见，为风邪在表，说明表证未解，盗汗亦为营卫不和所致。而表证误下，形成结胸的机制及证治。表证误下后，胃中空虚，外邪陷入胸膈，热与水结，气机不通则膈内拒痛；邪结在胸，气机受阻，呼吸不利则短气；邪热内扰，心神不安则躁烦懊憹；热与水结，为有形之邪阻塞所致，故"心下因鞕"。总因表邪内陷，邪结于内，故原来动数之表脉亦变为迟而有力的里脉。治当泄热逐水，用大陷胸汤。若热入中焦，与湿相聚而发黄。湿热郁蒸于上，则"但头汗出"；湿热不得外越则身无汗，"剂颈而还"；湿热不得下行，则小便不利。热不得外越，湿不得下泄，湿热蕴结于中，熏蒸肝胆，而为发黄之证。小陷胸汤证是热实结胸轻证。其证多由表邪入里，或表证误下，邪热内陷，与心下之痰饮相结而成。胀满部位正在心下，比大结胸的范围要小。按之则痛，不按不痛，结聚程度比大结胸要轻。脉浮滑反映痰热结聚之象，故用小陷胸汤清热涤痰开结。患者为久病痰热水湿互结与胸中所致，治疗应以清热化痰、泻下逐水为主，方用大陷胸汤合小陷胸汤加减，熟大黄、黄连泄热，芒硝软坚，半夏化痰，瓜蒌既能清热化痰又能散结，加用葶苈子化痰逐水，陈皮化痰，大枣、甘草调和诸药，使患者诸症得以缓解。

案2

孔某，女，67岁，2014年10月28日初诊。

初诊：患者颜面及双下肢水肿，心下痞硬，大便不通，手足心热，口渴。

辨证分析：《素问·汤液醪醴论》中提到："平治于权衡，去菀陈莝、开鬼门、洁净府。"患者素体脾肾两虚，肾虚水液代谢失常，水湿溢于肌肤则颜面双下肢水肿，脾主运化，脾虚运化失常，水湿郁久化热，热与水结于胸胁证见心下痞硬，湿热阻滞阳明实热则大便不通，湿热灼伤阴液则口渴，舌淡苔黄、脉沉属热结之象。

中医诊断：水肿（水热互结）。

治法：荡涤水热实邪。

处方：大陷胸汤合小陷胸汤加减。大黄6g，葶苈子20g，芒硝10g，杏仁20g，半夏6g，黄连3g，瓜蒌20g。3剂，日1剂，水冲服，分早晚温服。

二诊：2014年10月31日，颜面及双下肢水肿减轻，无心下痞硬，大便通畅，手足心热减轻，继续服用上方4剂。

三诊：2014年11月上述症状消失。

按语：大、小陷胸汤均出自《伤寒论》，其中大陷胸汤用苦咸寒之大黄、芒硝，泄热破结，为本方之主药；葶苈子泻肺，杏仁利肺，使肺气开豁疏利，水之上源通畅，其凝结于高位的水热之邪，随气泻下，而荡涤无余。小陷胸汤具有辛开苦降、清热涤痰散结之功。其中黄连苦寒，能泄心下热结；半夏辛温，善涤心下痰饮；瓜蒌甘寒滑润，除能荡热涤痰、导痰开结以下行之外，尚可助黄连清热，协同半夏化痰。三药配合，相得益彰，使痰热各自分清，结滞得以开散。

六、结语

笔者在临床中治疗肾病综合征顽固性水肿，属水热互结型，纠正了低蛋白血症，用大量利尿剂后水肿不下，用分消走泄法、淡渗利湿法、健脾补肾利水法、活血化瘀法等中药方剂均未见其效，后用陷胸类方效如桴鼓。分析分消走泄法中温胆汤的痰热从清肝利胆分消而去；三仁汤的湿热从小便而去，而陷胸汤水热则是从肺与大肠泄出体外，认为陷胸汤类方治疗水肿病属分消走泄法，为水肿的治疗提供了有效途径，扩大了分消走泄法的应用范围，补充了用方用药，师古而不泥古，赋古方予新意！

参考文献

1. 黄帝内经 [M].北京：人民卫生出版社，1956.

2. 张仲景．金匮要略 [M].北京：中国古籍出版社，1997.

3. 张仲景．伤寒论 [M].北京：中国古籍出版社，1997.

4. 吴鞠通．温病条辨 [M].北京：人民卫生出版社，1955.

5. 缪希雍．神农本草经疏 [M].北京：中医古籍出版社，2002.

6. 秦越人．难经集注 [M].北京：商务印书馆，1956.

7. 宋太平．太平惠民和剂局方 [M].北京：人民卫生出版社，2007.

8. 巢元方．诸病源候论 [M].沈阳：辽宁科学技术出版社，1997.

9. 成无已．伤寒明理论 [M].上海：上海卫生出版社，1957.

10. 陈言．三因极一病证方论 [M].北京：人民卫生出版社，1957.

11. 陈自明．校注妇人良方 [M].上海：上海卫生出版社，1956.

12. 陈实功．外科正宗 [M].北京：人民卫生出版社，1956.

13. 汪绮石．理虚元鉴 [M].北京：人民卫生出版社，1988.

14. 贾所学．药品化义 [M].北京：中国中医药出版社，2013.

15. 李时珍．本草纲目 [M].北京：人民卫生出版社，1982.

16. 张介宾．景岳全书 [M].北京：人民卫生出版社，2007.

17. 吴昆．医方考 [M].北京：人民卫生出版社，2007.

18. 皇甫中．明医指掌 [M].北京：人民卫生出版社，1982.

19. 沈金鳌．杂病源流犀烛 [M].北京：人民卫生出版社，2006.

20. 严用和．济生方 [M].北京：人民卫生出版社，1956.

21. 张从正．儒门事亲 [M].上海：中华书局，1991.

22. 李东垣．脾胃论 [M].北京：人民卫生出版社，1957.

23. 李东垣．兰室秘藏 [M].北京：中国中医药出版社，2012.

24. 朱丹溪．丹溪心法 [M].上海：上海科学技术出版社，1959.

25. 朱丹溪．格致余论 [M].北京：人民卫生出版社，1956.

26. 孙一奎．医旨绪余 [M].北京：中国中医药出版社，2008.

27. 喻嘉言．医门法律 [M].上海：上海卫生出版社，1957.

28. 吴谦．妇科心法要诀 [M].北京：中国医药科技出版社，2012.

29. 张璐，王忠云．千金方衍义［J］．北京：中国中医药出版社，1995．

30. 沈金鳌，田思胜．沈氏尊生书［M］．北京：中国医药科技出版社，2011．

31. 郑梅涧．重楼玉钥［M］．北京：人民卫生出版社，2006．

32. 李用粹．证治汇补［M］．北京：人民卫生出版社，2006．

33. 汪昂．本草备要［M］．北京：人民卫生出版社，2012．

34. 汪昂．医方集解［M］．北京：中国医药科技出版社，2011．

35. 尤在泾．伤寒贯珠集［M］．太原：山西科学技术出版社，2006．

36. 陈修园．医学三字经［M］．上海：上海卫生出版社，1956．

37. 何梦瑶．医碥［M］．上海：上海科学技术出版社，1982．

38. 叶天士．医效秘传［M］．上海：上海科学技术出版社，1963．

39. 王士雄．温热经纬［M］．北京：中国中医药出版社，2007．

40. 黄宫绣．本草求真［M］．上海：上海科学技术出版社，1959．

41. 秦伯未．谦斋医学讲稿［M］．上海：上海科学技术出版社，1964．

42. 陈潮祖．中医治法与方剂［M］．北京：人民卫生出版社，2009．